最新 女性心身医学

New Textbook of Women's Psychosomatic Medicine

監修 本庄英雄
編集 日本女性心身医学会

Psychosomatic Obstetrics and Gynecology

ぱーそん書房

執筆者一覧

●監修
本庄　英雄（京都府立医科大学　名誉教授、一般社団法人日本女性心身医学会　理事長）

●編集
一般社団法人日本女性心身医学会ワーキンググループ（五十音順）
　　内出　容子（東京女子医科大学精神医学）
　　相良　洋子（さがらレディスクリニック　院長）
　　中澤　直子（JCHO東京新宿メディカルセンター産婦人科　主任部長）
　　端詰　勝敬（東邦大学医学部心身医学講座　教授）
　　松本　珠希（四天王寺大学教育学部教育学科保健教育コース　教授）
　　宮田　智子（新小岩さくらクリニック）

●執筆者（執筆順）
本庄　英雄（京都府立医科大学　名誉教授、一般社団法人日本女性心身医学会　理事長）
坊　　裕美（東邦大学医療センター大森病院心療内科）
坪井　康次（東邦大学医療センター大森病院心療内科　教授）
川村　　諭（東京慈恵会医科大学精神医学講座　講師）
森　　美加（東京慈恵会医科大学精神医学講座）
菊地　裕絵（国立精神・神経医療研究センター精神保健研究所心身医学研究部　心身症研究室長）
舘野　　歩（東京慈恵会医科大学附属第三病院精神神経科　診療部長）
中山　和彦（東京慈恵会医科大学精神医学講座　教授）
武田　　卓（近畿大学東洋医学研究所　所長・教授）
加茂登志子（東京女子医科大学附属女性生涯健康センター　所長）
牧野真理子（牧野クリニック　診療部長）（東京都中野区）
望月　善子（獨協医科大学医学部産科婦人科　教授）
坂入　洋右（筑波大学人間総合科学研究科体育系　教授）
甲村　弘子（こうむら女性クリニック　院長）（大阪市）
内山　　真（日本大学医学部精神医学系　主任教授）
横瀬　宏美（日本大学医学部精神医学系）
降籏　隆二（日本大学医学部精神医学系）
端詰　勝敬（東邦大学医学部心身医学講座　教授）
臼井　幸治（東邦大学医療センター大森病院心療内科）
相良　洋子（さがらレディスクリニック　院長）（東京都品川区）
松本　珠希（四天王寺大学教育学部教育学科保健教育コース　教授）

大坪　天平（JCHO東京新宿メディカルセンター精神科 主任部長）
森村　美奈（大阪市立大学大学院医学研究科総合医学教育学 准教授）
針田　伸子（足立病院産婦人科）（京都市）
大川　玲子（国立病院機構千葉医療センター産婦人科）
渋井　幸裕（キネマアートクリニック 院長）（東京都大田区）
小笹　由香（東京医科歯科大学医学部附属病院看護部 副師長）
江川真希子（東京医科歯科大学大学院医歯学総合研究科小児・周産期地域医療学講座）
尾林　　聡（東京医科歯科大学周産・女性診療科 准教授）
松島　英介（東京医科歯科大学大学院医歯学総合研究科心療・緩和医療学分野 教授）
齋藤　益子（帝京科学大学医療科学部看護学科 教授）
岡野　禎治（三重大学保健管理センター・三重大学大学院医学系研究科環境社会医学 教授）
笠原　麻里（駒木野病院児童精神科 診療部長）（八王子市）
寺内　公一（東京医科歯科大学大学院医歯学総合研究科女性健康医学講座 准教授）
金野　倫子（日本大学医学部精神医学系精神医学分野 准教授）
小川真里子（東京歯科大学市川総合病院産婦人科 講師）
髙松　　潔（東京歯科大学市川総合病院産婦人科 教授）
内出　容子（東京女子医科大学精神医学）
氏家　由里（東京女子医科大学附属女性生涯健康センターメンタルケア科）
中島　聡美（国立精神・神経医療研究センター精神保健研究所成人精神保健研究部 犯罪被害者等支援研究室長）
岩橋　和彦（麻布大学健康管理センター センター長・麻布大学生命環境科学部 教授）

序　文

　わが国で産婦人科心身症研究会が発足して40年あまり、日本女性心身医学会として新たなスタートを切ってから間もなく20年、という大きな節目の時期に、本学会の発展を象徴するかのような、この最新テキストブックの発刊が実現したことは、われわれにとって望外の喜びである。21世紀は心の時代といわれ、また、性差医学の重要性が取り沙汰されて久しいが、それらをはるかに遡る半世紀以上前から、女性の心と身体の相関をめぐる諸問題を解明しようとする試みは、熱心な研究者・臨床家先輩諸氏によって地道に脈々と受け継がれ、現在に至っている。しかし、それが1つの体系的かつ重要な領域として注目されるようになり、多彩な分野の専門家同士が積極的な交流をもつようになったのは、近年になってからであり、本学会の歩みは、まさにその足跡とともにあるといえる。

　本学会は、かつて、国際女性心身医学会の主催を控えた2006年に、『TEXT BOOK 女性心身医学』を出版した実績があり、それまでにない視点から女性特有の心身医学的諸問題を網羅的に解説した成書として、現在もさまざまな分野で活用されているものと思う。今回の『最新 女性心身医学』は、その後の目まぐるしい時代の変遷の中で新たにクローズアップされてきた諸問題や最新の研究成果も取り入れ、より体系的な、それでいて初学者や身体診療科の医療者にも理解しやすい、手元で実践的に使用できるコンパクトな指南書を、というコンセプトのもとに、まったく新たに編纂されたものである。これはまさに、近年、本学会が700余名の会員を擁し、産婦人科周辺領域のみならず心身医学・精神医学・心理学・看護学・助産学・教育学等々の多岐にわたる分野の専門家が一堂に会する組織へと成長したことによって、達成できた成果といえる。本書の執筆者は、学会の主要メンバーを中心に、今まさに日本の女性心身医学領域を、各方面から牽引している実力者ばかりであり、非常に密度の濃い内容となっているうえ、この領域が少しでも広く認知され活用されていくことを願う各執筆者の熱い思いが、ひしひしと伝わってくる書籍となった。

　第Ⅰ章の総論では、女性心身医学の歴史を概説するとともに、心身医学的あるいは精神医学的な診断・検査・治療法の基礎を、専門外の初学者にもわかりやすい非常に具体的な記述で解説している。第Ⅱ章の各論では、思春期・性成熟期・更年期・老年期という女性の複雑なライフステージと、内分泌学的変化・月経・妊娠出産・閉経・加齢・身体疾患・社会とのかかわりといった具体的諸事象とが交錯して生じる女性特有の心理社会的問題を、さまざまな角度から詳説している。この領域が包含する課題は、非常に複雑かつ多岐

にわたるため、いまだ研究途上の部分も多い。よって、各項目間でやや内容の重複している部分も見受けられるが、むしろそれは、現時点での各研究者の独自の視点からの多様な見解として記述されているものであり、読者諸氏が、今後の研究・実践の中でさらに発展・統合していってくださることを切に望むものである。

　われわれは、本書が、女性とかかわるさまざまな研究者・臨床家にとって真に役立つ座右の書となり、1人でも多くの女性の生涯にわたる心身の健康に資することを心から願ってやまない。

　そして最後に、刊行にあたり、多忙を極めながら惜しまぬご尽力をくださった執筆者各位の熱意と、発案・企画から1年半という出版計画を見事に達成してくださったぱーそん書房の山本美惠子氏の昼夜兼行の実行力に、改めて深い感謝の念を捧げたいと思う。

　2015年初夏

日本女性心身医学会『最新 女性心身医学』編集ワーキンググループ代表

中澤 直子

● 目　次 ●

I. 総　論

1 女性心身医学の歴史と方向性 ──────────────（本庄英雄）3
　　I．国際女性心身医学会…4
　　II．日本女性心身医学会…5
　　III．現況と将来…9

2 心身医学的診断法 ──────────────（坊　裕美、坪井康次）11
　　I．医療面接とは…11
　　II．面接時の基本的姿勢…12
　　III．面接の場面設定…13
　　IV．面接の導入…14
　　V．現病歴の聴取…15
　　VI．生育歴の聴取…17
　　VII．病態仮説の作成…20
　　VIII．精神疾患の除外…22

● Column-1 ● 境界性パーソナリティ障害と発達障害　（川村　諭）24

3 心理検査の活用 ──────────────（森　美加）26
　　I．心理検査の目的…26
　　II．心理検査の種類…26
　　III．心理検査実施における留意点…28
　　IV．心身医学の現場で役立つ心理検査…29

4 精神療法 ── 一般心理療法と心身医学の三大治療法（交流分析、自律訓練法、行動療法）
──────────────（菊地裕絵）44
　　I．精神療法…44
　　II．交流分析…46
　　III．自律訓練法…50
　　IV．行動療法…53

5 その他の治療法 ────────────────────── 56
　1. 認知療法、森田療法 ……………………………（舘野　歩、中山和彦）56
　　I．認知療法…56
　　II．森田療法…59

Ⅲ．認知行動療法と森田療法の違いについて…64

2．漢方治療、代替医療　　　　　　　　　　　　　　　　　　　　　　　（武田　卓）66
　　　Ⅰ．漢方治療…66
　　　Ⅱ．代替医療…74

Ⅱ．各　論

1 女性のライフサイクルとメンタルヘルス　　　　　　　　　　（加茂登志子）79
　　　Ⅰ．日本の女性のライフコースの構成要素…79
　　　Ⅱ．日本の女性のライフコース上のストレス…81

2 摂食障害　　　　　　　　　　　　　　　　　　　　　　　　　（牧野真理子）86
　　　Ⅰ．疫学…86
　　　Ⅱ．発症要因…86
　　　Ⅲ．臨床像…90
　　　Ⅳ．診断…92
　　　Ⅴ．治療…94
　　　Ⅵ．症例とその対応…99
　　　Ⅶ．予後…102

● **Column-2** ●無月経への対応　（望月善子）　104

● **Column-3** ●女性アスリートのメンタル課題　（坂入洋右）　107

3 思春期の性行動と避妊　　　　　　　　　　　　　　　　　　　（甲村弘子）109
　　　Ⅰ．性行動の実態…109
　　　Ⅱ．人工妊娠中絶と避妊…111
　　　Ⅲ．10代の妊娠・出産…113
　　　Ⅳ．10代の性感染症…114
　　　Ⅴ．性被害…116

4 性と気分障害、不安障害、睡眠障害　　　　　（内山　真、横瀬宏美、降籏隆二）120

1．気分障害、不安障害　　　　　　　　　　　　　　　　　　　　　　　　　　120
　　　Ⅰ．気分障害…121
　　　Ⅱ．不安障害…125

2．睡眠障害　　　　　　　　　　　　　　　　　　　　　　　　　　　　　　　130
　　　Ⅰ．不眠症（不眠障害）…130
　　　Ⅱ．睡眠時無呼吸症候群…135
　　　Ⅲ．周期性四肢運動障害とレストレスレッグス症候群…135

Ⅳ．ナルコレプシー…136

5 女性と身体症状症および関連症群 ────────（端詰勝敬、臼井幸治）139
　　Ⅰ．身体症状症および関連症群の概要…139
　　Ⅱ．身体症状症および関連症群の治療…145
　　Ⅲ．薬物療法…146

● Column -4 ● 月経関連片頭痛　（端詰勝敬）　147

6 月経困難症 ────────────────────────（相良洋子）149
　　Ⅰ．定義と頻度…149
　　Ⅱ．リスク因子と心理社会的要因の関与…150
　　Ⅲ．治療における心身医学的アプローチの可能性…153
　　Ⅳ．子宮内膜症に伴う心身医学的問題…155
　　Ⅴ．子宮筋腫に伴う心身医学的問題…156

7 月経前症候群（PMS） ──────────────────（松本珠希）158
　　Ⅰ．定義と診断基準…159
　　Ⅱ．症状の種類と出現様式…161
　　Ⅲ．疫学的知見…162
　　Ⅳ．病因…163
　　Ⅴ．診断…166
　　Ⅵ．治療…167

8 月経前不快気分障害（PMDD） ───────────────（大坪天平）170
　　Ⅰ．PMSの診断と歴史…170
　　Ⅱ．PMDDの歴史…171
　　Ⅲ．PMDDの症状と診断…172
　　Ⅳ．PMDDの疫学…173
　　Ⅴ．PMDDの発症機序…173
　　Ⅵ．PMDDとうつ病の異同…175
　　Ⅶ．PMDDの危険要因・関連要因…175
　　Ⅷ．PMDDの治療…175

9 慢性骨盤痛と外陰痛 ─────────────────（森村美奈、針田伸子）178
　　Ⅰ．慢性痛とは…178
　　Ⅱ．骨盤痛患者における心身症…180
　　Ⅲ．慢性痛の発現機序…180
　　Ⅳ．診断…180
　　Ⅴ．治療…183
　　Ⅵ．慢性骨盤痛と外陰痛の治療例…185
　　Ⅶ．疼痛の性差…186
　　Ⅷ．心身症としての慢性痛の診療における留意点…186

10 セクシュアリティと性機能障害 ―――――――――――――――――（大川玲子） 188
- I．セクシュアリティと女性心身医学…188
- II．性反応と性機能障害…189
- III．性機能障害の診断と治療…191

11 不妊症とメンタルケア ―――――――――――――――――――（渋井幸裕） 198
- I．不妊治療患者の特徴…198
- II．不妊治療患者の求めているもの…199
- III．今後の生殖医療とメンタルケア…202

12 妊娠と遺伝カウンセリング ―――――――――――――――――（小笹由香） 206
- I．妊娠中の遺伝カウンセリングとは…206
- II．これからの遺伝子検査が出生前診断にもたらす課題…212
- III．子どもとして受け入れること＝自分を受け入れること…213

13 妊娠中のメンタルケア ── 精神疾患合併の妊娠管理および流産・死産と心理反応
―――――――――――――――――――――――――（江川真希子、尾林　聡） 216
- I．妊娠前の留意事項…217
- II．うつ病…218
- III．統合失調症…219
- IV．パニック障害…220
- V．双極性障害…221
- VI．産科異常（流産、死産）に対する心理反応…222

● **Column-5** ●妊娠中の向精神薬の使い方　（松島英介）　226

14 周産期のメンタルヘルス ――――――――――――――――――――――― 230

1．産後のメンタルケア、育児ストレス ―――――――――――――（齋藤益子） 230
- I．産後の母親の心理状態…231
- II．産後の母親のストレス状態の評価…232
- III．産後の母親の精神心理的生活の評価…232
- IV．産後のストレスを軽減する支援…236
- V．産後の母親へのメンタルケアの基本…238
- VI．行政で行われている具体的な育児への支援…240
- VII．母子に対する支援者の方向…244

2．周産期のうつ病、その他の精神疾患 ―――――――――――――（岡野禎治） 246
- I．周産期の精神疾患…247
- II．新生児喪失に関連した精神病理…249
- III．産褥期の精神疾患…250

● **Column-6** ●乳幼児虐待と世代間連鎖　（笠原麻里）　257

15 更年期のメンタルヘルス ────────(寺内公一) 259
- Ⅰ．更年期障害の病態…259
- Ⅱ．更年期の精神症状…261

16 高齢女性をめぐる諸問題 ────────(金野倫子) 275
- Ⅰ．老年期・寿命・身体疾患…275
- Ⅱ．老年期・精神疾患・女性…279

● **Column-7** ● 百寿女性の心身の健康　(金野倫子)　289

17 婦人科腫瘍とメンタルケア ────────(小川真里子、髙松 潔) 291
- Ⅰ．婦人科腫瘍のメンタルケア…291
- Ⅱ．婦人科悪性腫瘍の緩和ケア…296

18 有職女性の心理社会的問題 ────────(内出容子) 303
- Ⅰ．女性の労働状況…303
- Ⅱ．有職女性の心理社会的問題…309
- Ⅲ．有職女性の健康支援の在り方…312

19 女性と暴力被害 ────────(氏家由里、加茂登志子) 314

1．DV被害の実態と精神科的治療 ──────── 314
- Ⅰ．DVの形態…314
- Ⅱ．DVの実態…315
- Ⅲ．精神健康被害…316
- Ⅳ．DV被害者への対応…319

2．性暴力被害 ──────── 323
- Ⅰ．性暴力の形態…323
- Ⅱ．性暴力被害の実態…323
- Ⅲ．精神健康被害…324
- Ⅳ．性暴力被害者への対応…325

20 女性のトラウマとPTSD、複雑性悲嘆 ────────(中島聡美) 327
- Ⅰ．女性における心的外傷的出来事の体験とPTSD…327
- Ⅱ．女性における死別体験と複雑性悲嘆…334

21 女性と依存症 ────────(岩橋和彦) 342
- Ⅰ．依存症の概要…342
- Ⅱ．依存症と発達障害・気分障害…346
- Ⅲ．買い物依存…351
- Ⅳ．タバコおよびアルコール依存…352

I 総論

1 女性心身医学の歴史と方向性

●はじめに

　ルネ・デカルト(René Descartes, 1596〜1650)の心身二元論(「人間論」1633？)により、身体を物として取り扱うことによって、解剖学や人体構造を重視した西洋近代医学は大いなる発展を遂げた。

　一方、精神医学は20世紀に入り、ジーグムント・フロイト(Sigmund Freud, 1856〜1939)の精神分析学などにより、ようやく本格的な発展をみせた。フロイトは無意識を取り扱った。彼の精神分析的治療はよい結果を示し、いくつかの症例は完全な回復に至った。授乳で深刻な問題をもった婦人は何回かの催眠療法を受け、ついには授乳に成功した。この催眠療法は多くのヨーロッパ、北米の精神分析者に受け入れられ、今日でもさまざまな形で使われている[1]。

　心と身体を一元論的[2]に捉え、各々の病態が相互に相関し起こる心身症(psychosomatic disease)、そしてそれらの心身医学(psychosomatic medicine)も20世紀初頭より発展してきた。これはドイツに始まり欧米へと広がった。2つの世界大戦を機に心身症が多発し、既存の診断や治療では対応できず、心身医学が発展していった。

　1950年代からMichael Balintがいわゆる全人的医療を提唱・実践した。彼は精神分析医として、ロンドンの著名な精神療法センターに勤めていたが、この要職を捨てて開業医となり、開業医仲間とともに全人的医療を開発・実践していった。彼の有名な著書に"Doctor as a Medicine"(医者という薬)という本がある。1977年にアメリカの精神科医George L. Engelが、それまでの主流であった生物医学的(biomedical)モデルでは病人のニーズに応えられないことを指摘し、これを改善するものとして身体・心理・社会的(bio-psycho-social)モデルを提唱した。患者の健康や不調は、身体・心理・社会的因子の総合的な結果として現れること、しかもこれらの要素は相互に影響し合っていることを指摘した。心身医学は、この身体・心理・社会的因子を総合して患者をみる医学として発展した[3]。

　心身症の治療はヒトの心の内面に深く介入する心理療法を行って、症状の改善を図るものであるが、個人生活への社会的要因の介入はカウンセリングや心理療法を必要とするようになった。1960年代に始まった女性運動の影響を受け、女性の心身医学へと導入されていった[4]。

　女性心身医学(psychosomatic obstetrics and gynecology)は内科的な心身医学に基本を置きながらも女性の生殖機能にかかわる心身医学が求められ、月経、性交、避妊、出産、

育児などの生殖機能を家族、夫、仕事および雇用などの人間関係の中で深くかかわりながら対応しなければならなくなった。

Helene Deutschをはじめとする数多くの著名な心身医学と精神療法の実践者が以下の問題に取り組んだ[1]。

・Psychosomatic illness(e.g. neurodermitis, asthma bronchiale)
・Somatoform symptoms(e.g. heart neurosis, pelvic pain without organic problems)
・Somatopsychic disturbances(e.g. reactions following cancer diagnosis)
・Psychoneurosis(e.g. depressive, compulsion, hysteric symptoms, reactions of fear)
・Posttraumatic stress disorders(e.g. after sexual abuse)
・Behavioral disturbances(e.g. addiction, autoaggressive behavior)
・Personal disturbances(e.g. borderline-structure)

1972年よりドイツでは心身医学が医学教育のカリキュラムに組み込まれ、精神療法が保険診療の対象となった。

I 国際女性心身医学会

フェミニズム運動とともに新しい考えをもつ女性の学者たちと、女性の心身医学的配慮を実践している産婦人科医師など[4]、約200名が参加し[1]、1962年パリにて国際女性心身医学会(The International Society of Psychosomatic Obstetrics and Gynecology；ISPOG)が組織された。これまでの国際女性心身医学会を**表1**に示す[5]。第3回国際女性心身医学会(ロンドン、1971年)以来の日本からの発表演題は参考文献6)に詳しい。

1982年、学会雑誌Journal of Psychosomatic Obstetrics & Gynecology(JPOG)が創刊された。これは、産科医、婦人科医、精神科医、心理学者、その他、女性の健康に関して心、身体、社会(の相関)に興味を抱く学術専門家などに開かれた雑誌で、現在インパクトファクターは2013年1.226である。2003年ISPOGの各国の重要テーマを**表2**に示す[5]。

21世紀初頭にはドイツ、フランスの国際女性心身医学会の会員が最も多く、その国際学会(International Congress of The International Society of Psychosomatic Obstetrics and Gynecology)の多くがヨーロッパで開かれた。2007年に第15回国際女性心身医学会を京都でメイントピック「東洋と西洋」として、アジアで初めて開催させて頂いた。3年ごとに開催され、第16回は2010年にイタリア、ベニスで、メイントピック「Posttraumatic stress disorders」として行われた。第17回は2013年にドイツ、ベルリンで、メイントピッ

表1● History of ISPOG (Congresses)

	year	location	president/chairman	theme
1st	1962	Paris, France	Chertok	Psychosomatic Obstetrics
2nd	1965	Vienna, Austria	Husslein	Abortion, Contraception
3rd	1971	London, England	Morris	Psychosomatic Symptoms in Gyn.
4th	1974	Tel Aviv, Israel	Hirsch/Serr	The family, psychosomatic Obstetr.
5th	1977	Roma, Italy	Carenza/Zichella	Emotions and Endocrinology
6th	1980	West Berlin, West Germany	Prill/Stauber	Women in a changing world
7th	1983	Dubline, Ireland	de Senarclens/Stronge	The young woman
8th	1986	Melbourne, Australia	Dennerstein	Hormons and Behaviour
9th	1989	Amsterdam, Netherlands	Van Hall/Evereard	The Free woman
10th	1992	Stockholm, Sweden	Ursing/v. Schoultz	Reproductive Life
11th	1995	Basel, Switzerland	Bitzer/Stauber	New Thinking in Obstetrics and Gyn.
12th	1998	Washington DC, USA	David Baram & Nada L. Scotland	Women in the 21st Century
13th	2001	Buenos Aires, Argentina	Carlos A. Gurucharri	Psychoanalysis, Global Ethics
14th	2004	Edinburgh, Scotland	Elizabeth Alder	Pelvic pain, Psychosocial Issues
15th	2007	Kyoto, Japan	Hideo Honjo	Psychosomatics in East and West
16th	2010	Venice, Italy	Andrea R. Genazzani	Posttraumatic stress disorders
17th	2013	Berlin, Germany	Heribert Kentenich	History of ISPOG (50 years), Obstetr.
18th	2016	Málaga, Spain	Carlos Damonte Khoury	

表2● Overview of crucial issues within the national societies of ISPOG

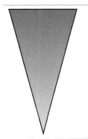

- Sterility-modern reproductive medicine
- Sexual disorders
- Psychooncology
- Psychosomatic obstetrics
- Family planning
- Menopausal disorders
- Delivery preparations
- Pregnancy loss, miscarriage
- Chronic pelvic pain
- Abortion, pregnancy conflicts

ク「History of ISPOG (50 years), Obstetr.」として行われた。第18回は2016年にスペイン、マラガで、第19回は2019年に韓国、ソウルで開催が予定されている。

II 日本女性心身医学会

　元来、日本人は心身一如の如く、心身一元論を受け入れやすい[6]。第二次世界大戦後、アメリカ留学から帰国された九州大学の池見酉次郎教授は心身一如の理念のもと、心身医学の普及と専門医の養成を行われた。さらに、精神科医の慶應義塾大学三浦岱栄教授らとと

もに、日本での心身医学の学術的発展の基礎をつくられた。それに伴い、一部の産婦人科医にも心療産婦人科への関心が深まっていった[4]。女性の社会進出、人権や教育の平等、核家族および家族関係の脆弱化など、女性の役割が固定されていた時代から多様化した時代への転換は、女性の心身症を多様化した。女性のホルモン動態測定が可能となり、女性の心身への影響も明らかになってきた。

わが国の女性心身医学会は、玉田太朗日本女性心身医学会前理事長のご説明によると、1951年に慶應義塾大学産婦人科松本寛助教授が、「産科と婦人科」誌上に「精神肉体病とその診断治療について」というタイトルでアメリカの文献に現れた psychosomatic disease を紹介し、自験例を発表されたことにより始まるとされている。

1972年、日本女性心身医学会の前身である産婦人科心身症研究会の第1回研究会が、松本寛助教授によって開催された。表3に歴代の研究会・学術集会を示した。引き続き九州大学をはじめ北海道大学、東北大学、および鹿児島大学などを中心に研究会が開催されてきた。

研究テーマは主に月経異常や自律神経を中心とする疾患の発表が多く、また精神分析的アプローチによる症例の発表が主流を占めていた。池見酉次郎教授に学んだ方々が多く精神分析的見解に基づかれ、一般の産婦人科医師にとってはやや難解であった。当時の論文では生殖機能異常、いわゆるヒステリー、更年期や産後の血のみち症などに心因の介在を推察していた[4]。

1980年代に入り、女性心身医学を日本に根づかせるため郷久鉞二先生は国内の日本心身医学会を、堀口文先生は国際心身産婦人科学会を担当、互いに若い研究者に参加を勧められた。1985年、堀口文幹事の提案—会員の構成を産婦人科の医師のみでなく、すべての医師、助産師、看護師、心理学および社会学などの専門職を会員とすること—が了承された。研究会の正確な内容も発行されるに至った。

1985年、産婦人科心身症研究会の名称を日本産婦人科心身医学研究会と改称した。当時討議された内容は、産後うつ病、神経性食欲不振症、性機能障害、心身症における専業主婦と有識者主婦の相違点、更年期と心理社会的要因など、そのテーマは新鮮で極めてレベルも高かった[4]。

1988年の第18回の研究会は産業医科大学で汎パシフィック心身産婦人科学会と同時に開催された。1990年の第20回は堀口文先生を会長として開催され、看護や心理からの演題もあり新しい風が入っていった。1992年頃より国際女性心身医学会と同じく、伝統的に行われた研究、臨床に加え、社会のニーズに適した研究が注目されるようになった。1994年には橋本正淑教授、郷久鉞二先生により「女性の心身医学」が出版されている。

表3 ● 日本女性心身医学会学術集会の歴史

回数	開催日時	学術集会会長		開催場所	テーマ	備考
第1回	1972(昭和47)年	慶應義塾大学	松本 寛			精神身体医学から産婦人科心身症研究会へ
第2回	1975(昭和50)年4月					
第3回	1976(昭和51)年7月24日					
第4回	1977(昭和52)年5月					
第5回	1978(昭和53)年4月10日					
第6回						
第7回		日本大学	馬島秀麿			
第8回		日本大学	馬島秀麿			
第9回	1980(昭和55)年5月8日	日本大学	馬島秀麿	都市センター		
第10回	1981(昭和56)年5月10日	秋田大学	長谷川直義	オークラホテル新潟		
第11回	1982(昭和57)年4月4日	豊中市立病院	井上一正	神戸文化ホール		
第12回						
第13回	1984(昭和59)年	東北大学	安部徹良			
第14回	1985(昭和60)年	産業医科大学	岡村 靖			日本産婦人科心身医学研究会と改称
第15回	1986(昭和61)年3月30日	獨協医科大学	堀口 文	新宿NSビルチバガイギー会議室		
第16回	1986(昭和61)年9月27日	産業医科大学	岡村 靖	産業医大ラマツィーニホール		
第17回	1987(昭和62)年	産業医科大学	岡村 靖	松柏園グランドホテル		
第18回	1988(昭和63)年11月12〜13日	産業医科大学	岡村 靖			
第19回	1989(平成元)年9月9日	札幌医科大学	郷久鉞二			
第20回	1990(平成2)年8月4日	獨協医科大学	堀口 文	慶應義塾大学新棟講堂		
第21回	1991(平成3)年8月4日	北海道大学	藤本征一郎	札幌市医師会館		
第22回	1992(平成4)年7月18〜19日	東京女子医科大学	武田佳彦			
第23回	1993(平成5)年9月18日	大阪市立大学	荻田幸雄			
第24回	1994(平成6)年10月22日	九州大学	中野仁雄			
第25回	1996(平成8)年2月11日	自治医科大学	玉田太朗	雪印乳業本社会議室		
第26回	1997(平成9)年8月31日	永井病院	永井 宏	仙台国際センター		日本女性心身医学会と改称
第27回	1998(平成10)年5月16日	高知医科大学	相良祐輔	高知城ホール		
第28回	1999(平成11)年7月17日	慶應義塾大学	野澤志朗	慶應義塾大学医学部新教育研究棟	中高年女性のメンタルヘルス	
第29回	2000(平成12)年7月15日	秋田大学	田中俊誠	秋田県総合保健センター	21世紀の女性の心身医療	
第30回	2001(平成13)年7月15日	京都府立医科大学	本庄英雄	京都府立医科大学図書館ホール他	女性心身医学とホルモン	
第31回	2002(平成14)年8月26日	東京医科歯科大学	麻生武志	東京ウイメンズプラザ	女性の生涯における心と身体の調和	
第32回	2003(平成15)年6月22日	琉球大学	河野伸造	沖縄県女性総合センターてぃるる	社会環境と女性の心身の健康	
第33回	2004(平成16)年7月10〜11日	獨協医科大学	稲葉憲之	栃木県総合文化センター	今、摂食障害を再考する	第17回日本心理医療諸学会連合大会と同時開催
第34回	2005(平成17)年8月28日	岐阜大学	玉舎輝彦	長良川国際会議場	女性心身医学を再考する	

表3●続き

回数	開催日時	学術集会会長		開催場所	テーマ	備考
第35回	2006(平成18)年7月9日	獨協医科大学越谷病院	大蔵健義	大宮ソニックシティ	性差医学の視点から女性のうつ病について考える—更年期と月経前期を中心にして—	
第36回	2007(平成19)年5月13〜16日	京都府立医科大学	本庄英雄	国立京都国際会館	東洋と西洋における心身医学	第15回国際女性心身医学会
第37回	2008(平成20)年7月19〜20日	東京女子医科大学	太田博明	東京女子医科大学弥生記念講堂	性差医学の視点から女性のうつ病について考える	
第38回	2009(平成21)年6月6〜7日	東邦大学	坪井康次	東京国際フォーラム	女性のライフサイクルにおけるストレスと心身医学	第1回日本心身医学5学会合同集会として開催
第39回	2010(平成22)年8月6〜7日	防衛医科大学校	古谷健一	大宮ソニックシティ	これからの女性心身医学におけるサイエンスとその展望：分子レベルから臨床医学まで	一般社団法人日本女性心身医学会に改組認定制度スタート
第40回	2011(平成23)年7月23〜24日	東京慈恵会医科大学	中山和彦	東京慈恵会医科大学	痛みと女性	
第41回	2012(平成24)年8月4〜5日	東京医科歯科大学	久保田俊郎	東京医科歯科大学M&Dタワー他	癒しと医療	
第42回	2013(平成25)年7月27〜28日	日本大学	内山 真	JA共済ビルカンファレンスホール	女性をはぐくむリズムとハーモニー	
第43回	2014(平成26)年8月9〜10日	京都府立医科大学	北脇 城	京都府立医科大学図書館ホール他	ライフステージとストレス	
第44回	2015(平成27)年7月25〜26日	東京女子医科大学	石郷岡純	ソラシティカンファレンスセンター	女性性とレジリアンス	

　1996年、玉田太朗教授が理事長に選出され、1997年に日本産婦人科心身医学研究会を日本女性心身医学会(Japanese Society of Psychosomatic Obstetrics and Gynecology)と改称された。1996年に学会雑誌「女性心身医学(Journal of Japanese Society of Psychosomatic Obstetrics and Gynecology)」が刊行され、2015年には第20巻を発行する。1998年は森田療法や外来診療における心身医学的アプローチなど心身医学領域からの演者も含め急激な展開をみせていった。1990年代はライフサイクルを中心とした心身医学的研究が多かったが、その後看護領域からの研究発表が増え、研究方法の多くは質問紙法や心理テストなどにより、意識や不安などを尋ねるもので、統計的、疫学的考察がなされている。対象は月経周期や妊娠、出産に関するものが主流であるが、精神障害へと範囲が広がっている。治療法は広く、漢方、代替療法などの研究が増えている[4]。

　2007年、第36回日本女性心身医学会学術集会と合同で、京都において第15回国際女性心身医学会(The XV International Congress of The International Society of Psychosomatic Obstetrics and Gynecology, ISPOG 2007)が開催された。

Ⅲ　現況と将来

　1972年、産婦人科心身症研究会はわずか数人の小グループで始まった。先駆者たちの初心は途絶えることなく、20名、100名、そして学会組織になって会員数は200名、500名へ、第15回国際女性心身医学会開催後には709名へと発展した。2014年5月31日の専門分野別会員内訳を見ると図1のようになる。産婦人科が43.5％、看護学が19.4％、精神科が7.7％、心理学が7.4％、心身医学・心療内科が5.2％、看護・助産が4.6％などとなっている。

　無月経、月経困難症、更年期障害の心身症には指導料が算定できる。月経困難症を適応症とする利尿薬系のピル［ドロスピレノン配合（ヤーズ®）］に血栓症―死亡症例が報告されている。カナダ産婦人科学会によると低用量ピル使用中の死亡率は10万人あたり1人以下と報告されている。凝固系などの検査を行うが、月経前症候群、月経前不快気分障害を含め、心身症としての対応がより重要となっている。

　神経性やせ症/神経性無食欲症（anorexia nervosa）は大きなテーマで、緊急救命、心身医学的加療、月経再開―妊孕能回復などで一定のコンセンサスを得るに至らず、斯学の発展、確立が望まれる。

　厚生労働省の児童虐待の報告で、平成23年度1年間に死亡した子どもは0歳児が25名で、主たる加害者は実母が56.9％であった。妊婦健診未受診、望まぬ妊娠、10代の妊娠あるいはマタニティーブルーズ、産後うつ病など周産期のメンタルヘルスケアは、その後の育児の不安、ストレスを含め、女性心身医学だけでなく広く社会的対応が求められる[7]。

　女性の晩婚化によって、子宮内膜症、不妊症、高齢出産などがより大きな問題となっている。

　日本人女性の年代別子宮頸がん罹患率の推移をみると、1982年では50歳代にピークがあったが、2005年になると30～50歳代へと移っている。初交経験の低年齢化も指摘されている。一方、子宮頸がん予防ワクチン（HPVワクチン）接種後の疼痛や運動障害は局所疼痛や不安などが心身の反応を起こしたことは否定できないとされ、治療に認知行動療法などが考えられている。

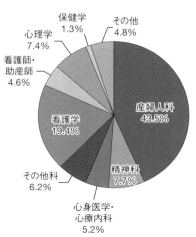

図1●専門分野別会員内訳

女性の社会進出の一般化、社会の多様化とともに、慢性骨盤痛症候群、うつ状態―うつ病、パニック障害などにも全人的ケアが大切である。原発性不眠症およびうつ病、あるいはがん性疼痛などの併存不眠症に対しても認知行動療法が勧められている[8]。さらに認知症およびその介護には社会的支援も重要となっている。

　超高齢化の進展とともに悪性新生物の罹患率も高くなり、診断当初よりの心のケアが治癒率を上げ、延命効果を果たすものとして重要な医療となっている[9]。全人的な緩和ケアが重要となる。女性に多い乳がん、卵巣がんなどの＜がん＞心身医学の―手術、治療による女性性の喪失感への対応をはじめとして―発展、普遍が望まれる。

　わが国の65歳以上の高齢者は既に2007年に21％を超え（2014年9月25.9％）、超高齢社会となり、百寿者も5万人となった。その中の大部分を女性が占めるが健康度は男性より低い。アンチエイジング（抗加齢）よりもサクセスフルエイジング（よく老いる）あるいはハッピーエイジング（幸せな老い）が求められる[10]。高齢者の女性の心身医学―より高く幸福学をも含めた―の発展が望まれる。

● おわりに

　前述に加え、性同一性障害、自殺、更年期障害、排尿障害、女性性の問題等々、女性心身医学の対象はかなり広い。本書の具体的、最新の診断方法、治療テクニックなどを活用され、1人でも多くの患者様が健康になられること、また斯学の発展を期待致します。

（本庄英雄）

■文献

1) Stauber M：Psychosomatic obstetrics and gynecology in the West. TEXT BOOK 女性心身医学，日本女性心身医学会（編），pp9-15，永井書店，大阪，2006.
2) 中井吉英，福永幹彦，竹林直紀：全人的医療. TEXT BOOK 女性心身医学，日本女性心身医学会（編），pp25-30，永井書店，大阪，2006.
3) 玉田太朗：保健・看護・医療職のための「女性心身医学」入門．pp1-36，特定医療法人仁寿会，茨城，2014.
4) 堀口　文：日本における女性心身医学の歴史．TEXT BOOK 女性心身医学，日本女性心身医学会（編），pp16-22，永井書店，大阪，2006.
5) Stauber M：History of ISPOG-50 years Psychosomatic Obstetrics and Gynaecology-17th Congress of the International Society of Psychosomatic Obstetrics and Gynaecology（ISPOG）. Key Note Lecture, Berlin, 2013.
6) 郷久鉞二：心身医学の国際潮流における日本の役割．TEXT BOOK 女性心身医学，日本女性心身医学会（編），pp31-38，永井書店，大阪，2006.
7) 木下勝之：周産期のメンタルヘルスケアと児童虐待の予防：会長講演要旨．日本産婦人科医会報 66(2)：2-3, 2014.
8) 岡島　義：併存不眠症に対する認知行動療法．心身医 54(3)：258-265，2014.
9) 吉内一浩：女性がん患者における心のケア．第18回日本女性心身医学会研修会，宇都宮，2014.
10) 三村　将：サクセスフルエイジングと女性のメンタルヘルス．第18回日本女性心身医学会研修会，宇都宮，2014.

2 心身医学的診断法

●はじめに

　一般的に身体科における診察では、身体症状についての現病歴、身体所見、臨床検査所見によって、横断的な根拠(evidence)に基づいた診断がなされる。一方、心身医学的診断は、これに心理社会的な所見を加え、縦断的に個人の歴史としての物語的な部分(narrative)を引き出し、患者を全人的に理解し、心身相関の視点で診断しようとするものである(図1)。ここでは、心身医学的診断の主要な部分となる医療面接(medical interview)の方法について述べていく。

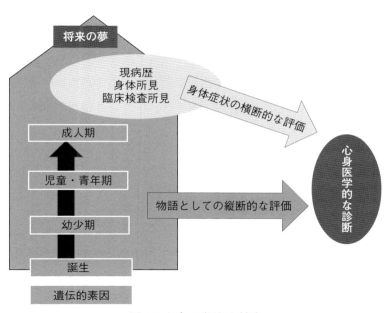

図1●心身医学的診断法

I　医療面接(medical interview)とは

　医療の基本的機能を遂行するために必要な基本的コミュニケーション技術である[1]。
　従来型のいわゆる「問診」は面接者が主導となり必要な事項について面接者の質問に患者が答える形式で、診断のための情報収集という位置づけである。面接者が欲する情報を短時間で聴取できる利点があるが、患者の伝えたいことが面接者には伝わらない欠点があり、医療者が患者の疾患像をつくり上げて自己満足に陥ったり、患者の満足度が下がり信頼関

係が築けず治療への協力や動機づけが得られない可能性がある。

　一方「医療面接」では、面接者は聞き手となり患者主体で情報収集を行うため、①全人的な情報の収集、②医療者-患者関係の確立と患者感情への対応、③患者教育と治療への動機づけ、という複数の位置づけがあり、幅広い情報を詳細に得ることができるうえに患者の満足度も高く、治療への動機づけを得やすい。しかし、患者主体であるために話題が拡散しやすく面接が必要以上に長くなりがちで、患者主体でありながら要領よく情報を聞き出すための技術を要する。

II　面接時の基本的姿勢

1　ラポールの形成

　心身相関の診断は、臨床検査により特定することができず、面接により得た情報から診断するしかない。そのため、いかに関連した情報を収集できるかが診断の鍵となり、患者が安心して話せるような患者-面接者間の親しみのこもった信頼関係（ラポール；rapport）を早い段階で形成することが、面接において最も重要なポイントとなる。

　患者が治療者に信頼関係をもつ条件としては、豊富な知識や優れた医療技術だけではなく「自身の訴えや希望を十分に聞いてもらえた」という満足感が必要である。そのためには、面接者の基本的な姿勢として受容・傾聴・共感的な態度を示すことが重要である。

　受容・傾聴とは、患者の話をできるだけ遮らず、価値観を否定せず、面接者の意見を控え、患者の話をひたすら聞き、受け入れることである。患者の対応が明らかに不適切と感じても、この段階では批判や指導的な態度は控え、患者の身になってあくまでも受容的に聞くことが肝要である。

　共感的な態度とは、適度なアイ・コンタクトや頷き、患者の言葉を待つ沈黙などの非言語的技術を用いたり、「それはおつらいですね」など実際に言葉として伝えることで、患者の苦悩や経験を自らの経験として捉え患者の感情面に配慮することである。

2　記録の仕方

　面接中は、ラポールの形成に努めるため、適度に患者と目線を合わせる必要がある。カルテに目線が集中しないよう記録はメモ程度にとどめておき、面接後にカルテ記載を行うのが望ましい。

3 話題の選び方

すべてにわたって聞き漏らさないように面接を行うことも大事であるが、面接の初めから症状とあまり関係のないような情報を細かく聴取することは、体調の悪い患者の負担となったり面接者への不信感につながったりすることもあるため、面接の進行を急がず複数回に分けて聴取することを検討した方がよい。

III 面接の場面設定

1 場　所

プライバシーが保護され、患者が安心して話せる場を設定することがまず必要である。面接室は、静かで明る過ぎず閉塞感のない場所がよい。

2 位置と姿勢

患者が話しやすい雰囲気をつくるための距離感の設定が重要である。対面形式では、正面から見つめられることで緊張し落ち着いてゆっくり話せない患者も多いが、協同形式(180°)や会談形式(90°)では適度に目線を合わせて話ができるため、どちらかに設定することが望ましい(図2)。

3 問診票などの利用

面接に先立って、問診票記載時に抑うつ評価尺度の記入も行ってもらうと、精神症状を

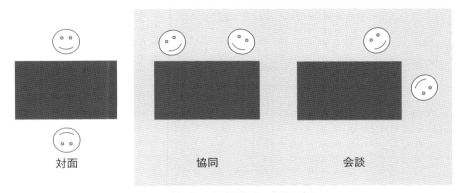

図2● 面接時の座席配列の主なパターン
協同か会談型が望ましい。

前もって調査することができる。東邦大学医療センター大森病院心療内科では初診患者全例にベック抑うつ質問票(Beck Depression Inventory-second edition；BDI-Ⅱ)による評価を行っている。また現病歴に加えて学歴や職業などの社会的な情報を質問項目として問診票に加えておくと、心理・社会面の情報を聞き出すきっかけとなりうる。

Ⅳ 面接の導入

1 自己紹介

　患者を呼び入れた際には、入室後にフルネームの確認を行う。着席を促し、挨拶と自己紹介を行う。

2 目的の共有

　心身症の患者の中には、心理社会的な背景と身体症状を結びつけることに抵抗があり、心理社会的な情報を聞き出されることで、「精神的な問題を疑われているのではないか」と不信感を抱く患者もいる。なんのための面接であるか、開始前に目的を明確にする必要がある。「身体症状に直接関係しないかも知れませんが、今後の治療計画を立てるうえで参考になりますので、生活背景も含めて聞かせてください。心療内科を受診される皆さんにお伺いしています」というように面接の目的を説明し、患者の同意を得たうえで面接を開始する。

3 同伴者の扱い

　家族や友人、会社の上司が同伴した場合、診察に同席させることで同伴者ばかりが発言してしまったり、本人が本心を話せなかったりして、十分な情報が聴取できない可能性もある。同伴者を伴って来院した場合は、まず本人のみを呼び入れ、同伴者の同席を望むかどうかを確認し、本人が望まない場合は本人のみの診察とし、終了後に同伴者を入室させることが望ましい。しかし、認知機能の低下や精神疾患が疑われ本人からの情報収集が難しい場合は、本人が望まない場合でも面接者の判断で同伴者を呼び入れる必要がある。

V 現病歴の聴取

1 主訴

「今日はどうなさいましたか」のような、焦点を絞らない開かれた質問(open-ended question)を行い、どんな問題を強調して話したらよいかを患者自身に委ねるのがよい。問診票に既に主訴の記載がされていても、改めて open-ended question で尋ねることで、本人が一番困っていることは何かを把握することができる。

2 現病歴

主訴についての詳細を聞き出す。より多く情報を得るためには主訴同様「その症状についてもう少し詳しく話してください」といった open-ended question を用いて、患者に話す内容を委ねるとよい。自由に話をするよう促す技法として、「それで？」「続けて」といった言葉による促しや、頷きや注意深い沈黙、患者の言葉の繰り返しやわかりやすい言い換えといった技法を用いる。患者がある程度話し終えたところで面接者が主導となり、症状の特徴を捉えるための焦点を絞った質問(open-to-closed question)を行う。「はい」「いいえ」で答える形式の閉ざされた質問(closed-ended question)も必要に応じて用いる。夢中になって話しているうちに大事なことを言い忘れる患者もいるため、最後に面接者が現病歴を1つの話にまとめ上げ、患者が伝えようとしている内容と面接者側の理解が一致しているかどうかの確認を行うとよい。確認を行うことで患者自身が問題を明確化するのを一層促進できる。

3 自己解釈モデル

身体症状の原因、病態、経過、重症度、必要な検査、治療、予後という一連の事柄について患者がどのように考えているかは、治療方針を決める前に把握しておきたい。症状に関連した心理社会的な背景が表出したり、良好なラポールを継続しながら治療を行うために注意すべきことが見えてくる。「なぜこの段階で受診をしようと思いましたか？」「ご自分としては病気の原因として何か思い当たることはありますか？」「どのような検査や治療を受けたらいいとお考えですか？」といった open-ended question を用いて患者に自由に話させるとよい。

4 心理社会的背景の聴取

　心身相関の診断において、最も重要な部分である。前述の自己解釈モデルの中で、身体症状に関与する心理社会的因子が表出される場合は、その事柄について重点的に情報収集を行うと心身相関が捉えやすい。自己解釈モデルの中で心理社会的なことに触れなかった場合も「この症状があるために生活上できなくて困っていることは何かありますか？」といった質問で尋ねていくと、問題が見えてくる場合もある。しかし「すべてができない」「ただ不安だ」といった返答で、困っていることをうまく表現できない患者も多いため、そのような場合は**表1**[2)]の内容を順に聴取していく。

　HolmesとRaheの作成した社会的再適応評価尺度によると、**表2**に示すようなストレッサーが社会生活において存在する[3)]。マイナスの体験だけではなく、昇進、結婚、出産、引っ越しなどが誘因になることもあるが、その人にとって喜ばしいことであっても、環境や状況の大きな変化がストレスとなるからである。専業主婦の場合は子どもの独立が

表1●心理社会的背景の聴取

Ⅰ．家族
　1．両親は健在か
　2．兄弟姉妹の有無
　3．結婚歴（未婚者は恋人の有無）
　4．子どもの有無
　5．現在同居している家族の構成

Ⅱ．ライフスタイル
　1．仕事
　2．睡眠
　3．食行動
　4．休日の過ごし方
　5．趣味

Ⅲ．生活習慣
　1．喫煙
　2．飲酒
　3．常用薬物

Ⅳ．人生観
　1．信仰宗教の有無
　2．生活目標
　3．将来の展望

表2●HolmesとRaheの社会的再適応評価尺度

ライフイベント	得点	ライフイベント	得点
配偶者の死	100	息子や娘が家を離れる	29
離婚	73	親戚とのトラブル	29
夫婦別居生活	65	個人的な輝かしい成功	28
拘留	63	妻の就職や離職	26
親族の死	63	就学・卒業	26
個人のけがや病気	53	生活条件の変化	25
結婚	50	個人的習慣の修正	24
解雇・失業	47	上司とのトラブル	23
夫婦の和解・調停	45	労働条件の変化	20
退職	45	住居の変更	20
家族の健康上の大きな変化	44	学校を変わる	20
妊娠	40	レクリエーションの変化	19
性的障害	39	教会活動の変化	19
新たな家族構成員の増加	39	社会活動の変化	18
仕事の再構築	39	1万ドル以下の抵当（借金）	17
経済状態の大きな変化	38	睡眠習慣の変化	16
親友の死	37	団欒する家族の数の変化	15
転職	36	食習慣の変化	15
配偶者との口論の大きな変化	35	休暇	13
1万ドル以上の抵当（借金）	31	クリスマス	12
担保、貸付金の損失	30	些細な違反行為	11
仕事上の責任の変化	29		

ストレスとなったり、キャリアウーマンとして社会で活躍していた人が専業主婦になったことがストレスとなったりするなど、立場や生活スタイルの違いでまったく異なった事象がストレスとなりうるため、患者の立場に立って、その事象がストレスとなりうるかを考えながら話を引き出す必要がある。

また、経済状況はしばしば重要なポイントとなるので、現在の収入源は何か、住宅ローンなどの多額の借金はないかも聞き出しておくとよい。無理のある家計運営の場合、過労や気苦労が引き金となって心身症が発症することもある。

また、交通事故や労災の場合、入院すると支給される傷病手当や生命保険の給付金をあてにして「お金ももらえて仕事も復帰しなくていい」という疾病利得が存在する可能性がある。疾病利得が存在すると、症状の改善は容易ではないため、治療費の支払者が誰であるか、加害者への怒りや憎しみがどの程度のものであるかを明確にして、疾病利得の有無について考慮する必要がある。

5 既往歴・家族歴

患者・家族共に、一般的な身体疾患の既往歴に加え、親族を含めての心療内科・精神科通院歴、入院歴の有無を確認する必要がある。

VI 生育歴の聴取

1 診断における位置づけ

Lazarusは、人生上の出来事のみならず、日常生活上の些細な出来事をストレス因子と捉えたうえで、心理的レベルでのストレス対処(stress coping)の重要性を指摘している[4]。すなわち、先行条件としてのストレス因子によって一様にストレス反応が引き起こされるのではなく、ストレス対処の如何によって適応の結果が異なるとしている。

人は子ども時代の発達を通じて、ストレスに満ちた出来事に対処するための防衛機制を発達させ、大人になってからもさまざまな人生経験を積む中でさらに防衛機制を発達させる。その過程や程度はその人によって異なるため出来事への脆弱性もその人によって異なり、ストレス反応の程度が異なってくる。そのため、心身症の診断においては、患者を取り巻く現在の心理社会的背景だけではなく、どのような環境でどのように育ってきたか、その中で経験されるストレッサーの存在の有無や、そのストレスへの対処方法、性格傾向などを把握し病態評価を行うことが、現在の症状に対する病態仮説を立てるうえで重要と

なってくる。

2 具体的な進め方

　第三者が聞いても状況を理解できるよう、具体的な事柄を患者に話させる工夫が必要である。そのためには患者の話の内容を面接者が疑似体験しながら、自分ならどう感じ、どう行動するかを考えるように心がけるとよい。その中で、イメージできない部分について「それはどのようなことですか？　そのときはどのような気持ちでしたか？」などと質問を加えていくと、より深く情報が得られるようになる。

　生育歴の聴取法に決まりはないが、Erikson EH のライフサイクル論[5]を念頭におき経年的に生育歴を追っていくと、評価項目の抜け落ちが少なくなる。生涯発達心理学の先駆者である Erikson は、全体を 8 つの段階に分け、1 つの段階から次の段階へ進むごとに人はいろいろな心理社会的危機に直面し、その危機をどのように解決していくかがそれ以降の段階における危機の対処法を決定するとした（**表3**）。

1 ■ 幼少期

　幼少期では、家族構成と各人の性格や患者とのかかわり、特に母親や同胞との関係を聴取する。ストレス対処能力は、生育歴の中の人間関係、特に親子関係に大きく影響を受け、幼児期の体罰や虐待は成人期の抑うつや神経症的傾向、または心身症を発症しやすい。

　まず、胎児期や出生時のトラブルの有無、出生時体重、主な養育者、出生当時の父親の

表3● Erikson のライフサイクルとストレッサー

ライフサイクル		課題と不成功			重要な対人関係	ストレス因子
乳児期	0～1歳	基本的信頼	⇔	不信	母親、養育者	愛情・スキンシップ不足、見捨てられ不安など
早期児童期	1～3歳	自律性	⇔	恥・疑惑	親的人物（複数）	両親の不和、厳しい躾、放任など
遊戯期	3～6歳	積極性	⇔	罪悪感	家族	兄弟姉妹葛藤など
学童期	7～11歳	勤勉性	⇔	劣等感	家族、学校	両親の不和、厳しい躾、友人や教師との関係、学業など
青年期	12～20歳	同一性	⇔	同一性拡散	仲間集団と外部集団、指導者	親からの自立（依存・独立の葛藤）、学業成績、受験の失敗、友人・異性関係など
初期成人期	20～30歳	親密	⇔	孤独	友情・性・競争・協力の相手	就職、仕事への適応、結婚など
成人期	30～65歳	生殖性	⇔	停滞	家庭での分業、共同	子育て、転居、人事異動、失業、経済的不安など
成熟期	65歳～	自我統合性	⇔	絶望	人類全体	子どもの独立、退職、自身の病気など

職業や母親の就業の有無、祖父母や同胞など同居者との関係、健康状態を尋ねる。

　幼児期では、保育園や幼稚園の通園の有無や園での様子、家族関係、両親や祖父母による躾の特徴を聞き出す。患者が最も古い記憶として残っている出来事も尋ねる。この時期の情報については、家族からも聴取することが不可欠である。

2 ■ 学童・青年期

　学童・青年期では、学業成績や課外活動がその後の人生の決定的な因子になる。家族だけではない社会との交流が広がり、所属する集団での適応や異性関係が問題となる時期である。また、家族に対する反抗が突如として生じたり、両親への愛着が弱まり自己への関心が増大し、両親から徐々に距離を取り始めるのが通常の成長過程ではみられる。

　ここでは、通学した小学校・中学校・高校・大学・大学院・専門学校などの校名をすべて聞き出し書き留めておく。各々の就学中における健康状態、交友関係、学業成績、得意な科目と苦手な科目、クラブ活動、習い事、通学状況および当時の家族関係（両親との距離感、同胞葛藤の有無）、経済状況を聞き出す。転校や進学時の不適応の有無、進路選択は誰の意見を重視したか、それに対し葛藤はあったか、受験の成功・失敗、抱いていた将来の夢なども聞き出す。

3 ■ 成人期

　青年期の流動性が一段落し、その人らしさ（personality）や自己同一性（identity）が確立する。成人期では就労状況や異性との関係を聞き出すことによって、社会適応を測ることができる。

　まず最終学歴卒業後の就労状況を聞き出す。職業選択の理由、就職決定の理由、会社名、業種、職務内容、就職して何年目か、1日の就労時間、残業・出張・転勤の有無、仕事に対する熱意や不満、職場での人間関係などを聞き出す。転職をしている場合は、前職についても同様に聞き出し、転職の経緯や理由も尋ねる。

　また、恋愛の有無、結婚歴について聞き出す。結婚している場合は、配偶者の年齢・職業、結婚をした年齢や、結婚に至るまでの経緯、障害の有無、結婚後の夫婦関係や経済状況、子どもの有無を尋ねる。子どもがいる場合は、子どもの人数、年齢、性別、学歴、養育状況について聞き出し、成人している場合はさらに就労や結婚の有無、同居しているかどうかも含めて聞き出す。子どもがいない場合も挙児希望の有無（現在・過去）について尋ねる。

4 ■ まとめ

以上、生育歴の聴取において聞き出すべき項目を幼少期、児童・青年期、成人期に分けて列挙した。これらの項目を聞き漏らしなく詳細に聴取しようとすると、最初は数時間を要する。経験を重ね、それぞれの患者によって重要なポイントを見い出し、手短に要点を絞って聞き出せるようになる訓練が必要である。2回に分けて1時間ずつで聴取し終わることを時間の目安とするとよい。

さらに、このように詳細にわたる面接は、患者にとって大きな負担となる場合もある。無理に聞き出すことで症状を悪化させることもあるため、単に情報の収集を目的として面接者のペースで進めてしまうのではなく、支持的・受容的な態度で話を聞き、患者が話しにくそうにしている場合は聴取を止める決断をすることも必要である。

Ⅶ 病態仮説の作成

これまでに挙げた、現病歴、生育歴で得た情報を踏まえて、疾患の発症や増悪にどのように心理社会的因子が影響しているかを、図3のように準備因子、誘発因子、持続・修飾因子に分けて仮説をつくり患者の病態像を把握することが、心身症の治療方針を決めるにあたり重要となる。

1 準備因子：病前性格・遺伝素因

準備因子とは、直接疾患の原因になるわけではないが、誘発因子が加われば容易に疾患

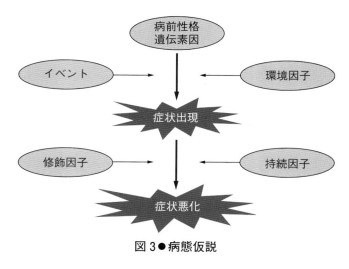

図3●病態仮説

が発症するような準備状態をつくり出す要因である。患者のもともとの性格、知能レベル、体質、遺伝素因などがそれに当たる。心身症を生じやすい性格として、いくつかの特徴が指摘されている。

1 ■ アレキシサイミア（alexithymia；失感情症）

Sifneos PE が提唱した性格特性であるが、自分の感情への気づきが乏しく、その感情を言葉で表現することが困難で[6]、面接で感情体験に焦点を当てようとしても事実の説明ばかりになるタイプの人で、ストレスの存在や自分が疲弊していることを認識しにくく心身症を有しやすい。

2 ■ 過剰適応

自分の感情を抑圧し、思っていることを口に出さず周囲の期待に応えようと努力するタイプの人で、ストレスを貯蓄しやすい。

3 ■ 完璧主義

何事もきちんとしていないといけないと思うタイプの人で、中途半端が許せず常に完璧を求めて頑張り続けるため、心身が疲弊しやすい。

4 ■ 執着気質

1つのことをいつまでもくよくよ考え気持ちの切り替えが遅く、出来事への感情を引きずりやすいタイプで、心身が疲弊しやすい。

2 誘発因子：イベント・環境因子

誘発因子は疾患の発症のきっかけとなった因子である。

1 ■ イベント

死別、離婚、仕事の失敗などの喪失体験、心理的外傷体験、強い悲しみ・不安・怒りなどを生じさせた体験などが多い。

2 ■ 環境因子

基本的信頼感（人と人との信頼感・安心感）が確立されにくい環境にあると心身症を生じやすい。基本的信頼感は多くの場合両親との関係で培われるため、同胞（兄弟姉妹）に慢性

疾患や障害があり両親の関心が同胞に集中している場合や、両親の離婚や単身赴任などによる養育機能の低下などがあると心身症を生じやすくなる。また、学校や職場で問題となる環境(クラスに友人がいない、職場にパワハラの上司がいるなど)に置かれている場合も心身症を生じやすくなる。

3 持続・修飾因子

持続・修飾因子はいったん生じた疾患を持続・増悪させる因子である。

1 ■ 持続因子

家族や職場の理解に乏しいといった環境因子が持続因子になりうる。また、病気になることで両親の目が患者に向くようになったり、つらい仕事や学校などの嫌悪的な環境を回避できるなどの疾病利得は、難治化した心身症で時折みられる持続因子である。病歴が長い症例では誘発因子が消失して持続因子のみによって遷延している病態がみられる。

2 ■ 修飾因子

誘発因子となったイベント同様、死別、離婚、仕事の失敗などの喪失体験、心理的外傷体験、強い悲しみ・不安・怒りなどを生じさせた体験や、誘発因子となった死別の命日反応などが挙げられる。また、休職や退職、人づきあいの減少、趣味の活動ができなくなるなどの、疾患に罹患したために生じる二次的な問題も修飾因子となりうる。

4 軽快因子

症状を軽快させる因子である。友人や家族との楽しい交流やうれしい体験などが挙げられる。現病歴や生育歴の中で軽快因子がわかっていると治療の方向性の検討の際に役立つ。

VIII 精神疾患の除外

心身症は他の精神障害に伴う身体症状は除外される。精神疾患でも、身体症状の訴えや客観的な身体異常が前面に出ている場合もあるため、注意を要する。鑑別されるべき精神疾患としては、①気分障害、②不安障害、③精神病群、④物質関連障害、⑤器質性とその他の障害、がある。

これらの精神疾患がある場合は専門的な治療を要するため、疑わしい場合は早い段階で精神科に紹介するべきである。

●おわりに

　心身医学的診断法として、患者のnarrativeな部分を引き出し、全人的に患者の病態を捉える方法を述べた。臨床検査所見と異なり、患者と治療者との良好なラポールが根底にあって初めて成り立ち、この面接がそのまま治療へとつながっていく。

　面接者としては、自分のことと捉え受容的・共感的に聴取するが、感情移入し過ぎて必要以上に距離が近くなり患者の問題に深く巻き込まれたり、逆に患者に嫌悪感を覚えたりしないよう、感情的にならず客観的に対応する安定性をもつことが求められる。そのためには、他の治療者と情報を共有し、自身の対応が安定したものか、病態評価が妥当か、検討を繰り返すことで鍛錬していく必要がある。

（坊　裕美、坪井康次）

■文献

1) Cohen-Cole SA：The "Difficult" Medical Patient. Clinical Methods；The History, Physical, and Laboratory Examinations, 3rd ed, Chapter 228, Walker HK, Hall WD, Hurst JW (eds), Butterworths, Boston, 1990.
2) 杉田　敬：面接法．心身症の新しい診断と治療，初版，五島雄一郎，後藤由夫，鈴木仁一（編），pp99-104，医療ジャーナル社，大阪，1987.
3) Holmes TH, Rahe RH：The social readjustment rating scale. J Psychosom Res 11(2)：213-218, 1967.
4) Lazarus RS：The psychology of stress and coping. Issues Ment Health Nurs 7(1-4)：399-418, 1985.
5) 石川俊男，星　明孝：心身症の診断．最新医学別冊　新しい診断と治療のABC 78；心身症，久保千春（編），pp44-55，最新医学社，大阪，2013.
6) Sifneos PE, Apfel-Savitz R, Frankel FH：The phenomenon of 'alexithymia', Observations in neurotic and psychosomatic patients. Psychother Psychosom 28(1-4)：47-57, 1977.

Column-1　境界性パーソナリティ障害と発達障害

　臨床単位としての境界性パーソナリティ障害(borderline personality disorder；BPD)は、対人関係、自己像、感情などの不安定性および衝動性、抑うつを特徴とするパーソナリティ障害として1980年にDSM-Ⅲ(米国精神医学会による精神疾患の診断・統計マニュアル第3版)の中に初めて登場した。以後、改訂の都度部分的な診断序列の変更はあるものの、現在のDSM-5(2013)まで外観を概ね保ちながら引き継がれている。最近、臨床的にBPDと診断されている患者の中に、発達障害、特に注意欠如・多動性障害(attention deficit hyperactivity disorder；ADHD)を有する一群が存在しているという指摘がなされるようになってきた。実際、BPDとADHDには、低い衝動制御能力と感情不安定性という、共通した症候が認められる。これは、BPDとADHDにおける認知、情動あるいは衝動制御の障害に共通部分が存在することを意味しているのであろうか。

　BPDという臨床単位の成り立ちに最も大きな影響を与えたのは、カーンバーグによる境界型パーソナリティ構造(borderline personality organization；BPO)の概念(Kernberg, 1967)である。BPOの診断は、精神分析的治療過程の観察を通して同定される、「同一性拡散」、「防衛操作」、「現実検討能力」という、3つの構造的診断基準に基づいてなされる。「同一性拡散」とは、自己あるいは重要な他者についての概念統合力の欠落を意味し、慢性的空虚感、矛盾した行動や認知などの患者の主体的体験に現れる。「防衛操作」は、後述する分裂の機制を中心とした原始的防衛を示す。「現実検討能力」はBPOでは保持されている。このように、カーンバーグのBPOは、この障害について想定される病因と深い関連をもっていた。しかし、BPOは診断上の厳密さに欠けていたため、こうした症例を統一的に特徴づけるためにDSMではBPDの概念による手続きがなされるようになった。ここで重要なことは、DSMにおけるBPDは、記述的、明確、現象的であるという特徴を獲得する一方で、カーンバーグのBPOに認められていた疾病論的見地を失ったということである。例えば、BPOの構造的診断基準に、分裂の機制を中心とした原始的防衛機制がある。分裂とは、自己や外的対象が「まったくの善」と「まったくの悪」とに分割されることであり、このために自己についてのあらゆる感情や概念あるいは特定の人間についての見方が突然完全に逆転することになる。BPOの診断を行ううえで、「分裂の機制を中心とした原始的防衛機制」は極めて重要である。しかし、DSMにおける診断では、分裂の機制に基づいた原始的理想化、投影同一化、万能感と価値引き下げなどの防衛操作が特徴的でなくても、行動化や、気分・情動の不安定性が存在すればBPDと診断されうるのである。

精神分析的治療過程を経ずに BPO と同一のパーソナリティ構造を診断しようとする試みが DSM における BPD の診断手続きである。このことを踏まえると、DSM における BPD が本来指向していたものと ADHD とは次元の異なる障害である。また、早期発症、無邪気、向こう見ず、無神経などといった ADHD の特徴の一部は、カーンバーグの BPO とは明らかに一致しない。それにもかかわらず BPD と ADHD との関連を指摘する報告が増えつつあることは、DSM における診断手続きの問題点と近年の発達障害に対する関心の高まりを反映していると考えられ、精神医学や心身医学に発達精神病理学的視点を取り入れることの必要性を意識させるものである。

（川村　諭）

3 心理検査の活用

●はじめに

　心理検査は、個人の知能・性格・適正・行動特性などの特徴を測定し、理解するための方法として、医療・保健・教育・産業などの領域で広く使われている[1]。

　特に、「心身症＝身体疾患の中で、その発症や経過に心理社会的因子が密接に関与し、器質的ないし機能的障害が認められる病態」である以上、心身症の診断に際しては心理学的な評価が極めて重要である。心理学的診断法の中心は、言うまでもなく面接であるが、面接では、面接者の主観的判断が入りやすい。そこで、より客観的なデータを得るために、心理検査は重要な役割を果たしているといえる。

I　心理検査の目的

　心理検査の目的としては、①診断、②治療方針の決定、③治療効果の判定、④予後予測、⑤テスト自体がもっている表現促進効果・治療効果（特に描画法など）、⑥心身症患者に特徴的な性格傾向の解明、が挙げられる。

II　心理検査の種類

　心理検査は、測定内容の違いから、「知能検査」と「人格検査」の2つに大きく分類できる。

1　知能検査

　人格の知的・能力的側面を測定する検査で、心身医学の臨床における使用頻度はあまり多くない。しかし、患者自身の症状とかかわりのある心理社会的な因子についての説明や理解ができない場合、治療者の指示や説明が理解できない場合は、知能検査により知的能力の査定が必要となる。しかし、一般に抵抗が強く、実施すること自体が負担となり、劣等感を抱かせる場合もあるので、慎重な配慮が必要である。主な知能検査としては、WAIS-III（Wechsler Intelligence Scale：成人知能検査16歳～）とWISC-IV（Wechsler Intelligence Scale for Children：5歳～16歳11ヵ月）が最も頻繁に使われている。

2 人格検査

人格の情緒的・性格的側面を測定する検査で、質問紙法、投影法、作業検査法に大きく分類することができる。

1 ■ 人格検査の分類

a．質問紙法

質問を印刷した用紙を使用してパーソナリティ特徴を調べる方法で、質問の書かれた用紙に「はい」「いいえ」などの回答を書き込む形式や、優劣の順序をつける形式などがあり、最も頻用される検査である。

b．投影法

曖昧な刺激を画や文章として提示し、その反応の仕方から普段は気づきにくい深層のパーソナリティ特徴を測定する方法。

c．作業検査法

被検者になんらかの課題を遂行してもらい、その課題遂行結果から、その人のパーソナリティ特徴を捉えようとする方法。

2 ■ 質問紙法検査と投影法検査の特徴

質問紙法検査と投影法検査には、それぞれ表1に示したような長所と短所がある。

3 ■ 主な質問紙法検査

●心身両面の症状の検査を目的としたもの：健康調査表CMI（Cornell Medical Index）など

表1●質問紙法検査と投影法検査の比較

	質問紙法	投影法
刺激	明確	曖昧
反応の自由度	小さい	大きい
検査時間	比較的短い	比較的長い
検査者―被検者関係	あまり影響しない、集団での施行	影響を与える
採点・解釈	比較的容易	熟練を要する
検査意図の伝わりやすさ	伝わりやすい、意識的な操作がしやすい	伝わりにくい、操作がしにくい、不安を喚起しやすい

- 精神的健康度を測るスクリーニング検査:GHQ(The General Health Questionnaire)
- ある特定の精神状態・症状の測定を目的としたもの:テイラー顕在性不安尺度(Manifest Anxiety Scale;MAS)、状態不安・特性不安尺度(State-Trait Anxiety Inventory;STAI)、自己評定式抑うつ尺度(Self-rating Depression Scale;SDS)、ハミルトン他者評定式抑うつ尺度(Hamilton Rating Scale for Depression;HRSD)、気管支喘息判定テスト(Comprehensive Asthma Inventory;CAI)、食行動調査表(Eating Attitude Test;EAT)、A型行動パターン調査表(Jenkins Activity Survey;JAS)、アレキシサイミア評価尺度など
- 性格・人格検査:矢田部・ギルフォード性格検査[Yatabe-Guilford(Y-G)性格検査]、NEO-FFI(NEO Five Factor Inventory)、ミネソタ多面的人格目録(Minnesota Multiphasic Personality Inventory;MMPI)、モーズレイ性格検査(Maudsley Personality Inventory;MPI)、東大式エゴグラム(Tokyo University Egogram;TEG)など

4 ■ 主な投影法検査

- 言語表現による方法:文章完成法テスト(Sentence Completion Test;SCT)、絵画欲求不満テスト(Picture-Frustration Study;PFスタディ)、ロールシャッハ・テスト、絵画統覚検査(Thematic Apperception Test;TAT)など
- 描画による方法:バウム・テスト、風景構成法、HTP(The House-Tree-Person Test)、人物描画法(Draw a Person Test;DAP)など

III 心理検査実施における留意点

心理検査を行うに際して、いくつかの検査を一緒に施行すること、またその組み合わせ方のことを検査バッテリーというが、この検査バッテリーを組むうえで、以下のことに留意する必要がある。

①検査目的を明確にする。
②被検者の年齢・性別・状態(視力・聴力・麻痺部位・座っていられる時間など)を考慮する。
③検査に対する動機づけが必要。
④適切な検査場面の設定が大切。
⑤検査に対する不安の除去に心がける。
⑥最小限の最も適切な検査を選ぶ。
⑦検査者の知識・心理臨床技量に見合った検査を選ぶ。

⑧心理検査の限界に対しては、観察や面接などの主観的評価を行う。

Ⅳ 心身医学の現場で役立つ心理検査

　日常診療でよくみられる、不眠や全身倦怠感、胃腸症状、微熱、痛みなどの多彩な身体症状を訴える患者の背景には、神経症傾向や不安・抑うつなどを認めることも多い。不安や抑うつなどの感情は、直接的にも間接的にも病態との間で心身交互作用を形成しやすく、病態に影響を与えることが考えられる。

　ここでは、日常診療の中で、比較的簡便に用いることができ、かつ有用な情報が得られる検査として、①神経症傾向をスクリーニングできる：GHQ、②自覚している症状を知ることができる：CMI、③性格特徴を大きく把握できる：NEO-FFI、④不安を測定する：STAI、⑤抑うつを測定する：SDS、これらに加えて、女性特有の症状や訴えを考える際に、有用と思われる、⑥女性性・男性性を測定する：BSRI（Bem Sex Role Inventory）、について解説する。

1 日本版 GHQ[2]

　GHQ（精神健康調査票）は、病院やクリニックの患者の、現在の患者自身の精神的健康―疾患の客観的情報を明確に把握し、精神的に健康であるかどうかを判定できるスクリーニング・テストとして、簡単で、容易に、短時間で回答できるような工夫がされている。ここでは、特に短時間で実施できるGHQ30項目版（GHQ30）について解説する。

1 ■ 実施法

　各項目を読み、その右にある4種類の選択肢のいずれか、自分の現在の状態に最もよく当てはまると思われる箇所の□を○で囲む。

　対象は概ね12歳以上の質問文を理解できる者で、時間の制限はないが、通常およそ5〜7分を要する。

2 ■ 採点法

　4種類の選択肢のうち、左の2つの欄を選択したものについては0点、右の2つの欄を選択したものについては1点を与え、その合計を求める。最高点は30点、最低点は0点となる。

3 ■ 判定法

合計点のカットオフは6/7点とし、6点以下ならば健常、7点以上ならば神経症傾向ありと判定される。

また、(A)一般的疾患傾向、(B)身体的症状、(C)睡眠障害、(D)社会的活動障害、(E)不安と気分変調、(F)希死念慮・うつ傾向、の6つの下位尺度(各5問ずつ)に分けられ、(A)(B)(C)に関しては、2点以上が軽度の症状、3点以上が中等度以上の症状とし、(D)に関しては、1〜2点が軽度の症状、3点以上が中等度以上の症状、(E)に関しては、2〜3点が軽度の症状、4点以上が中等度以上の症状、(F)に関しては、1点が軽度の症状、2点以上が中等度以上の症状と判定する。

2 日本版 CMI[3]（図1）

CMI[4]は、心身両面における自覚症状を把握することを目的とし、身体的自覚症状と精神的自覚症状に関する項目からなり、初診時のスクリーニング・テストとしてよく使用される。

1 ■ 実施法

女性用、男性用の2種類があり(項目H：泌尿生殖器系のみ違う)、どちらも195項目からなり、「はい」か「いいえ」に○を付ける。

対象は14歳以上の質問内容が理解できる程度の知能をもった者で、所要時間に制限はないが、普通30分前後である。

初診や各種検査の待ち時間を利用して施行することが多い。

2 ■ 採点法

A〜Rの各項目ごとに、「はい」の回答を1点として集計し、さらに、A〜L項目の合計点、M〜R項目の合計点を出し、それぞれ身体的自覚症の合計点、精神的自覚症の合計点とする。また、C・I・Jの3項目の得点も合計する。

3 ■ 判定法

自覚症プロフィルによる判定、神経症判別基準、9個の特定の精神的自覚症項目による精神的不健康状態の判定の3つの方法によって検討する。

CMIの自覚症プロフィルは、図2に示したとおりである。項目別の得点を記入するこ

A

1 新聞を読むのにめがねがいりますか……はい いいえ
2 遠くを見るのにめがねがいりますか……はい いいえ
3 目先が真暗になることがよくありますか……はい いいえ
4 いつもまばたきしたり，涙が出たりしますか……はい いいえ
5 目がひどく痛むことがよくありますか……はい いいえ
5' よく目がかすみますか………はい いいえ
6 よく目が赤くなりますか……はい いいえ
7 耳が遠いですか……はい いいえ
8 ひどい耳だれがあったことがありますか……はい いいえ
9 いつも耳鳴りがしますか……はい いいえ

B

10 よくせきばらいをしますか……はい いいえ
11 のどがつまる感じがよくしますか……はい いいえ
12 くしゃみがよく出ますか……はい いいえ
13 いつも鼻がつまっていますか……はい いいえ
14 いつも鼻水が出ますか……はい いいえ
15 ときどきひどい鼻出血がありますか……はい いいえ
16 よくひどいかぜをひきますか……はい いいえ
16' よくのどが痛んだり，扁桃腺がはれたりしますか……はい いいえ
17 かぜをひくと，せきがつづいてなおりにくいことがよくありますか……はい いいえ
18 かぜをひくといつも寝こみますか……はい いいえ
19 冬になるとよくかぜをひいていやな思いをしますか……はい いいえ
20 季節の変わり目によくひどい鼻かぜをひきますか……はい いいえ
21 喘息がありますか……はい いいえ
22 いつもせきが出て困りますか……はい いいえ
22' たんがよく出ますか……はい いいえ
23 喀血（せきといっしょに血をはくこと）をしたことがありますか……はい いいえ
24 ひどい寝汗をかくことがときどきありますか……はい いいえ
25 結核以外の慢性の胸の病気にかかったことがありますか……はい いいえ
25' 微熱がありますか……はい いいえ
26 結核にかかったことがありますか……はい いいえ
27 結核の人といっしょに住んでいたことがありますか……はい いいえ

C

28 医者から血圧が高いといわれたことがありますか……はい いいえ
29 医者から血圧が低すぎるといわれたことがありますか……はい いいえ
30 胸や心臓のところに痛みがありますか……はい いいえ
31 動悸がして苦しくなることがよくありますか……はい いいえ
32 心臓が狂ったように早く打つことがよくありますか……はい いいえ
32' ときどき脈が狂うことがありますか……はい いいえ
33 息苦しくなることがよくありますか……はい いいえ
34 人より息切れしやすいですか……はい いいえ
35 坐っていても息切れすることがときどきありますか……はい いいえ
36 足がひどくはれることがよくありますか……はい いいえ
37 夏でも手足が冷えますか……はい いいえ
38 脚がひきつることがよくありますか……はい いいえ
39 医者から心臓がわるいといわれたことがありますか……はい いいえ
40 家族に心臓のわるい人がいますか……はい いいえ

（次の頁へ）

図1● CMI の質問項目（以下の頁は省略）
（三京房の許諾を得て掲載）

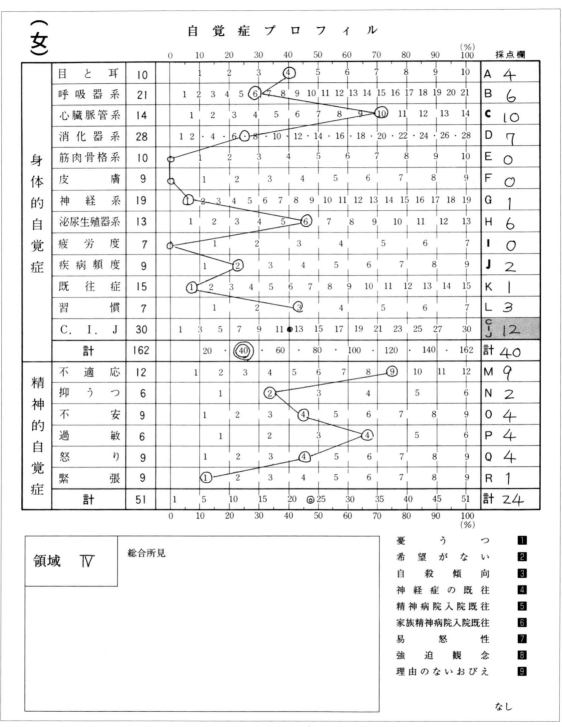

図2●CMIの自覚症プロフィール
(三京房の許諾を得て掲載)

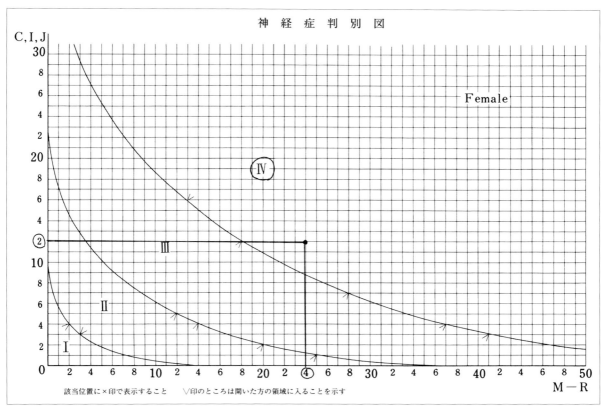

図3●CMIの神経症判別図
(三京房の許諾を得て掲載)

とによって、どの領域の愁訴が多いか、身体的愁訴と精神的愁訴のどちらが多いかがわかる。自覚症プロフィルを見ることにより症状を視覚的に判定でき、現れにくい精神的な訴えの見逃しを防ぐことができる。

神経症判別図(図3)は、縦軸にC・I・J3項目の「はい」の総数を、横軸にM〜Rの6項目の「はい」の総数をとり、縦軸と横軸の交点の示す領域によりⅠ〜Ⅳ領域を判定する。領域Ⅰは5％の危険率で心理的正常であると診断するのが妥当であり、領域Ⅱは心理的正常と判定して差し支えない領域、領域Ⅲは神経症的、つまりどちらかといえば神経症である可能性が高い領域、領域Ⅳは5％の危険率で神経症と判定しうる領域で、神経症の可能性がかなり高い。

特に注意すべき精神的愁訴として、「憂うつ」「希望がない」「自殺傾向」「神経症の既往」「精神病院入院既往」「家族精神病院入院既往」「易怒性」「強迫観念」「理由のないおびえ」の9項目(158、161、162、168、170、171、180、193、194)が抽出されており、「はい」と回答している質問に対しては、神経症傾向判定が正常であっても、問診の際に詳しく聞いてみる

などの考慮が必要である。

3 日本版 NEO-FFI[5]

日本版 NEO-FFI は、NEO-PI-R（Revised NEO Personality Inventory）[6]の短縮版で、健康な成人の人格特性の5つの主要な次元 Neuroticism（N：神経症傾向）、Extraversion（E：外向性）、Openness（O：開放性）、Agreeableness（A：調和性）、Conscientiousness（C：誠実性）を測るための尺度である。各次元はさらに6つの下位次元から構成され包括的な人格の測定が可能である。

1 ■ 実施法

60項目の質問に対して、「非常にそうだ」「そうだ」「どちらでもない」「そうでない」「全くそうでない」のうち、1つを選択し○を付ける。時間制限はないが、通常10～15分を要する。

2 ■ 採点法

人格特性の各次元に12項目ずつ対応しているので、12項目の合計点が、各次元の得点となる。得点をT得点に換算するために、各次元の得点をプロフィールフォームに点で書き込む。その際、男子と女子ではプロフィールのスケールが異なるので注意する（図4）。

3 ■ 判定法

プロフィールから、N（神経症傾向）、E（外向性）、O（開放性）、A（調和性）、C（誠実性）が、それぞれ、「かなり高い」「高い」「平均」「低い」「かなり低い」のどの領域に相当するか判定できる。

各次元のうち、さらにさまざまな下位次元を測定することができる（各項目に下位次元が対応している）。Nの下位次元として「不安」「敵意」「抑うつ」「自意識」「衝動性」「傷つきやすさ」、Eの下位次元として「温かさ」「群居性」「断行性」「活動」「刺激希求性」「よい感情」、Oの下位次元として「空想」「審美性」「感情」「行為」「アイデア」「価値」、Aの下位次元として「信頼」「実直さ」「利他性」「応諾」「慎み深さ」「優しさ」、Cの下位次元として「コンピテンス」「秩序」「良心性」「達成追求」「自己鍛錬」「慎重さ」が挙げられている。

3 ■ 心理検査の活用

NEO-FFI プロフィール（成人用）

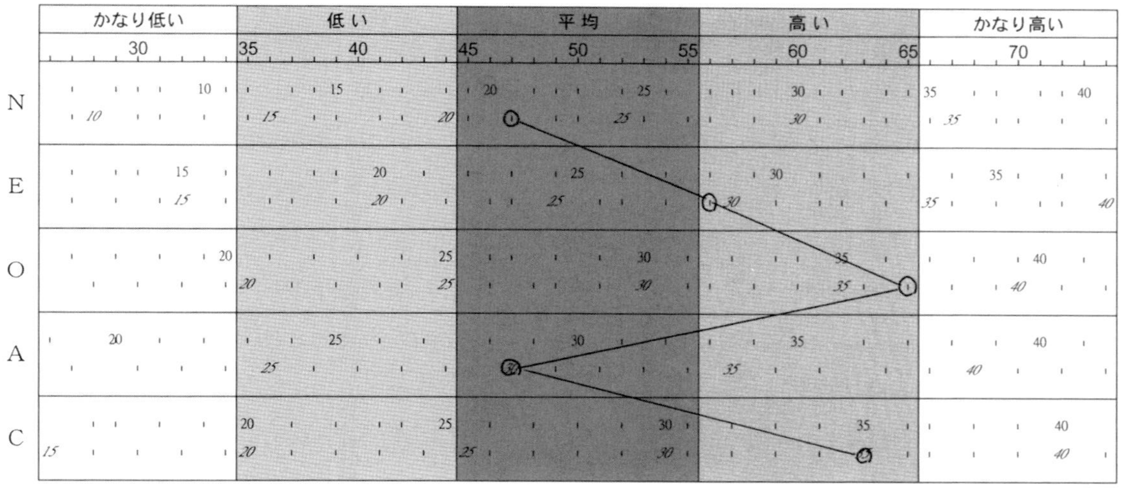

	かなり低い 30	低い 35　　40	平均 45　　50　　55	高い 60　　　65	かなり高い 70
N	10　　10	15　　15　　20	20　　㉒　　25	30　　30	35　　35　　40
E	15　　15	20　　20　　25	25　　㉚	30　　35	35　　40
O	20　　20	25　　25　　30	30　　35	35　　㊲	40　　40
A	20　　25	25　　㉚	30　　35	35　　40	40
C	15	20　　20　　25	25　　30　　30	35　　㉟	40　　40

氏　名 _____　　性別　男・女　　年齢　　才

実施年月日　　　年　　月　　日

採点の仕方
各列ごとの点数の総和を一番下の欄に記入する。これが、N、E、O、A、Cの各得点となる。
上のプロフィールの各得点をチェックし、線で結ぶ。（男子は上段、女子は下段をチェックする。）

	非常にそうだ / そうだ / どちらでもない / そうでない / 全くそうでない		非常にそうだ / そうだ / どちらでもない / そうでない / 全くそうでない		非常にそうだ / そうだ / どちらでもない / そうでない / 全くそうでない		非常にそうだ / そうだ / どちらでもない / そうでない / 全くそうでない		非常にそうだ / そうだ / どちらでもない / そうでない / 全くそうでない
1	0 1 2 ③ 4	2	4 3 2 ① 0	3	0 1 ② 3 4	4	4 3 ② 1 0	5	4 ③ 2 1 0
6	4 3 2 ① 0	7	4 ③ 2 1 0	8	0 ① 2 3 4	9	0 1 2 ③ 4	10	④ 3 2 1 0
11	4 ③ 2 1 0	12	0 1 ② 3 4	13	4 ③ 2 1 0	14	0 1 2 ③ 4	15	0 1 2 ③ 4
16	0 1 ② 3 4	17	0 1 ② 3 4	18	0 1 2 ③ 4	19	4 3 2 ① 0	20	④ 3 2 1 0
21	4 3 2 ① 0	22	4 3 ② 1 0	23	0 1 2 ③ 4	24	0 1 2 ④	25	4 3 2 ① 0
26	4 3 2 ① 0	27	0 ① 2 3 4	28	④ 3 2 1 0	29	0 1 2 ③ 4	30	0 1 2 ③ 4
31	0 1 ② 3 4	32	0 1 ② 3 4	33	0 1 ② 3 4	34	4 3 2 ① 0	35	④ × 2 1 0
36	4 ③ 2 1 0	37	4 ③ 2 1 0	38	0 1 2 ③ 4	39	0 1 2 ③ 4	40	4 3 2 ① 0
41	4 3 2 ① 0	42	0 1 2 ③ 4	43	④ 3 2 1 0	44	0 1 2 ③ 4	45	0 1 2 ③ 4
46	0 1 ② 3 4	47	④ 3 2 1 0	48	0 1 2 ③ 4	49	4 ③ 2 1 0	50	0 ③ 2 1 0
51	4 3 2 ① 0	52	4 ③ 2 1 0	53	4 ③ 2 1 0	54	0 1 2 ③ 4	55	0 1 2 ③ 4
56	4 3 2 1 ⓪	57	0 ① 2 3 4	58	4 ③ 2 1 0	59	0 1 ② 3 4	60	4 ③ 2 1 0

N = 22　　　E = 29　　　O = 37　　　A = 30　　　C = 35

A．すべての質問に答えましたか？　　　はい／いいえ
B．答えは正しい欄に記入しましたか？　　はい／いいえ
C．正直に答えましたか？　　　　　　　はい／いいえ

図4 ● NEO-FFI プロフィール
（東京心理の許諾を得て掲載）

35

4 日本版STAI（状態・特性不安検査）[7]

　不安とは、イライラする、集中できない、落ち着かない、焦燥感、疲労感、ソワソワ感、不眠、食欲低下などの精神状態や、筋緊張、心悸亢進、血圧上昇、発汗、呼吸数の増加、口渇、頻尿などの生理的現象を伴った漠然とした恐れのことをいう。

　不安は、ある状況で感じている、その時々の不安の強さを示す「状態不安」と、不安になりやすい性格傾向を示す「特性不安」に分けることができる。MAS（顕在性不安尺度）[8]やCAS（Cattele Anxiety Scale；不安測定検査）[9]など、従来の不安検査は、不安傾向を測定するものが多く、時にはそれがそのままで状態不安の指標として使われることもある。しかし、不安傾向の強い人がある時点において、強い不安をもっているとは限らず、特性不安だけで、その人の不安傾向を評価することはできない。STAI[10]は、刻々と変化する不安状態（状態不安）と不安になりやすい性格傾向（特性不安）をきちんと分けて測定できるところに特徴がある。

1 ■ 実施法

　①Form X-1（20項目）（図5）と②Form X-2（20項目）とに分かれ、①Form X-1では、「今の自分の気持ちによくあうと思うもの」を「全くちがう」「いくらか」「まあそうだ」「その通りだ」の中から選び○を付ける。②Form X-2では、「ふだんの気持ちに最もよくあてはまるもの」を「ほとんどない」「ときたま」「しばしば」「しょちゅう」の中から選び○を付ける。

　時間制限はないが、①Form X-1、②Form X-2それぞれ5～7分程度で記入できる。対象は中学生以上一般成人、老人まで実施できる。

2 ■ 採点法

　①Form X-1の合計点が「状態不安」の得点、②Form X-2の合計点が「特性不安」の得点となる。

3 ■ 評価法

　「状態不安」の得点、「特性不安」の得点、それぞれに対して、図6に示された評価段階規準を参照し（男性と女性でスケールが違うので注意する）、不安の段階を、Ⅰ：非常に低い、Ⅱ：低い、Ⅲ：普通、Ⅳ：高い、Ⅴ：非常に高い、に分けて評価する。

　臨床的には、「状態不安」だけが高い場合は、不安を惹起している現実場面への対応が、「特性不安」だけが高い場合は、これまでの不安体験を考慮する必要がある。どちらも高い

図5● 日本版 STAI
・・・部分には、実際には文が続く。
(三京房の許諾を得て掲載)

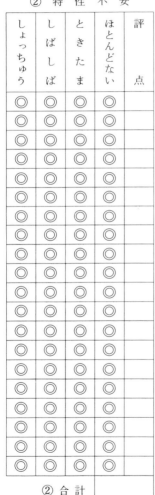
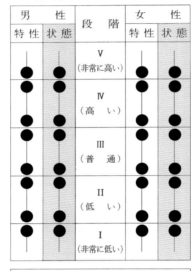

図6● 日本版 STAI 評価用紙
◎●部分には、実際には点数が記載してある。
(三京房の許諾を得て掲載)

場合は、もともと不安を感じやすい人が、現在も不安の真っ只中にいると考えられ、総合的な判定が必要となる。

5 日本版 SDS[11]

うつ病、心身症、神経症以外にも、一般科を受診する患者の中には、うつ感情が身体症状に隠れ、疾患を増悪・難治化させてしまっていることも多い。そこで、うつ状態に気づくことは大切である。抑うつの程度を測る検査としては、SDS（自己評価式抑うつ尺度）[12]がよく使われている。また、自己評価の困難な、あるいは信頼できない患者に対しては、治療者が面接や行動観察からうつ状態を評価するハミルトン（Hamilton M）の他者評定式の抑うつ尺度（HRSD）[13]が用いられる。

1 ■ 実施法

憂うつ感、入眠障害、疲労などの抑うつ状態を表す20項目の簡単な質問に対して、「ないかたまに」「ときどき」「かなりのあいだ」「ほとんどいつも」のどれかを選び○を付ける（**図7**）。

対象は、高校生以上高齢者までと幅広く、実施時間は5分程度である。

2 ■ 採点法

肯定項目（1、3、4、7、8、9、10、13、15、19）に対しては、「ないかたまに」1点、「ときどき」2点、「かなりのあいだ」3点、「ほとんどいつも」4点で換算し、否定項目（2、5、6、11、12、14、16、17、18、20）に対しては、「ないかたまに」4点、「ときどき」3点、「かなりのあいだ」2点、「ほとんどいつも」1点で換算し、20項目の合計点を算出する。

3 ■ 判定法

合計得点が50点以上だと「抑うつ性が高い」、40点台は「軽度の抑うつ」、40点未満は「抑うつ性は乏しい」と判定される。

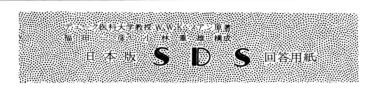

	ないか たまに	と き ど き	かなりの あいだ	ほとんど いつも	
1. 気が・・・・・・	○	○	○	○	
2. 朝がた・・・・・	○	○	○	○	
3. 泣いたり・・・・・・	○	○	○	○	
4. 夜よく・・・・	○	○	○	○	
5. 食欲は・・・・・	○	○	○	○	
6. まだ・・・・・・・・・・・	○	○	○	○	（この欄は記入しない）
7. やせて・・・・・・・・	○	○	○	○	
8. 便秘・・・	○	○	○	○	
9. ふだん・・・・・・・・	○	○	○	○	
10. 何となく・・・・	○	○	○	○	
11. 気持は・・・・・・	○	○	○	○	
12. いつも・・・・・	○	○	○	○	
13. 落ち着かず・・・・	○	○	○	○	
14. 将来に・・・・・	○	○	○	○	
15. いつも・・・・・	○	○	○	○	
16. たやすく・・・・・	○	○	○	○	
17. 役に・・・・・・・	○	○	○	○	
18. 生活は・・・・・	○	○	○	○	
19. 自分が・・・・・・	○	○	○	○	
20. 日頃・・・・・・・・	○	○	○	○	

©W.Zung, 1965, 1974. All rights reserved.
不許複製　三京房発行

図7●日本版SDS
・・・の部分には、実際には文が続く。
（三京房の許諾を得て掲載）

6 日本版 BSRI（表2）[14]

BSRI[15)-17)]は、Bemによって開発された、女性性・男性性を測る尺度である。

女性性・男性性の高さは、精神的健康度に影響を及ぼすと考えられている[18]。女性心身医学の現場においても、社会における女性ならではの役割が疾患に影響を及ぼしている場合もありうる。また、月経前症候群（premenstrual syndrome；PMS）のような女性特有の疾患や、摂食障害のようなほとんどが女性である疾患をもつ患者の女性性・男性性の高さを考慮することが、その治療に役立つ可能性は大いにあるといえる。

表2● BSRIの質問項目

質問項目		
1. 自分の信念をまげない	21. 融通のきく	41. おだてにのる
2. 情愛の深い	22. 支配的	42. わざとらしい
3. 良心的	23. やさしい	43. 自己満足的
4. 自主独立的（人の力を借りない）	24. うぬぼれがつよい	44. 忠実である
5. 思いやりがある	25. 自分の立場を主張する	45. 幸せそうである
6. 気分が変わりやすい	26. 子供好きである	46. 個人主義的
7. 独断的（自分だけの考えで決める）	27. 如才ない	47. やわらかな表現をする
8. 周囲の要求に敏感である	28. 攻撃的	48. 言動の予測がたちにくい
9. 頼りになる	29. おだやかな	49. 男性的
10. 個性の強い	30. 因習的（昔からの習慣などを守る）	50. だまされやすい
11. ものわかりのよい（さからわないで素直）	31. 自主的	51. 真面目である
12. 嫉妬深い	32. 言いなりになりやすい	52. 競争を好む
13. 力強くてたくましい	33. 役に立つ	53. 無邪気である
14. 同情的	34. 活発な	54. 人から好かれる
15. 正直である	35. 陽気である	55. 野心的
16. 指導力がある	36. 言動が体系的でない	56. 荒っぽい言葉を使わない
17. 傷ついた心をすすんでなぐさめる	37. 分析して考える	57. 実直である
18. 隠しだてする	38. 内気である	58. リーダーのように振る舞う
19. すすんで危険をおかす	39. やることが効率的でない	59. 女性的
20. あたたかい	40. その場ですぐ決める	60. 友好的な

1 ■ 実施法

日本版 BSRI は、女性に望ましいとされる特性 20 項目、男性に望ましいとされる特性 20 項目と、中性項目 20 項目の計 60 項目からなり、日本人を対象に使われている。時間制限はないが、通常 15〜20 分程度要する。

それぞれの項目に対して、「まったく違う」「たいてい違う」「たまにそうだ」「時々そうだ」「ひんぱんにそうだ」「たいていそうだ」「いつもそうだ」のどれかを選択し○を付ける。

2 ■ 採点法

各項目に対して、「まったく違う」1点、「たいてい違う」2点、「たまにそうだ」3点、「時々そうだ」4点、「ひんぱんにそうだ」5点、「たいていそうだ」6点、「いつもそうだ」7点と換算する。

男性性項目(1、4、7、10、13、16、19、22、25、28、31、34、37、40、43、46、49、52、55、58)の平均点を計算し、それが男性性得点となる。同様に女性性項目(2、5、8、11、14、17、20、23、26、29、32、35、38、41、44、47、50、53、56、59)の平均点が女性性得点となる。

3 ■ 判定法

男性性得点≧3.55、女性性得点<4.25 であれば「男性タイプ」、男性性得点<3.55、女性性得点≧4.25 であれば「女性タイプ」、男性性得点≧3.55 かつ女性性得点≧4.25 であれば「両性具有タイプ」、男性性得点<3.55 かつ女性性得点<4.25 であれば「未分化タイプ」と判定する。

(森　美加)

＊心理検査の入手については、日本文化科学社(東京)、三京房(京都)、千葉テストセンター(東京)などにお問い合わせください。

■文献
1) 日本女性心身医学会(編)：TEXT BOOK 女性心身医学. 永井書店, 大阪, 2006.
2) 中川泰彬, 大坊郁夫：日本語版 GHQ 精神健康調査法手引. 日本文化科学社, 東京, 1985.
3) 金久卓也, 深町　健：日本語版コーネル・メディカル・インデックス；その解説と資料. 三京房, 京都, 1988.
4) Brodman K, Erdmann AJ Jr., Wolf HG：Cornell Medical Index-Health Questionnaire Manual The New York Hospital and the Department of Medicine(Neurology) and Psychiatry. Cornell University Medical College, New York, 1995(Revised).
5) 下仲順子, 中里克治, 権藤恭之, ほか：日本版 NEO-PI-R, NEO-FFI 使用マニュアル. 東京心理, 東京, 2002.

6) Costa PT, McCrae RR：Revised NEO Personality Inventory, NEO Five Factor Inventory. Psychological Assessment Resources, Florida, 1992.
7) 水口公信, 下仲順子, 中里克治：日本版 STAI 使用手引. 三京房, 京都, 1991.
8) Taylor JA：A Personality Scale of Manifest Anxiety. Abnormal Soc Psychol 48：285-290, 1953.
9) Cattell RB, Scheier IH：The Meaning and Measurement of Neuroticism and Anxiety. Ronald Press, New York, 1961.
10) Spielberger CD, Gorsuch RL, Lushene R, et al：Manual for the State-Trait Anxiety Inventory(Form Y). Consulting Psychologists Press, California, 1983.
11) 福田一彦, 小林重雄：日本版 SDS 使用手引；増補版. 三京房, 京都, 2011.
12) Zung WW：A Self-Rating Depression Scale. Arch Gen Psychiatry 12：63-70, 1965.
13) Hamilton M：A Rating Scale for Depression. J Neurol Neurosurg Psychiatry 23：56, 1960.
14) Mori M：The Influence of Father-Daughter Relationship and Girls' Sex-Roles on Girls' Self-Esteem. Arch Womens Ment Health 2：45-47, 1999.
15) Bem SL：The Measurement of Psychological Androgyny. J Consult Clin Psychol 42(2)：155-162, 1974.
16) Bem SL：On the Utility of Alternative Procedures for Assessing Psychological Androgyny. J Consult Clin Psychol 45(2)：196-205, 1977.
17) Bem SL：Beyond Androgyny；Some Presumptious Prescriptions for a Liberated Sexual Identity. The Psychology of Women；Future Directions in Research, Sherman JA, Denmark FL(eds), Psychological Dimensions, New York, 1978.
18) 森　美加, 中嶋義文：性役割と職場におけるメンタルヘルス. 産業精保健 9(2)：62-69, 2001.

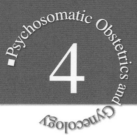

4 精神療法——一般心理療法と心身医学の三大治療法（交流分析、自律訓練法、行動療法）

●はじめに

　精神療法とは、主に対話などのかかわりを通じて、患者（もしくはクライアント）の抱える問題に対して、認知面・情動面・行動面などからアプローチし、解決を援助していく治療法である。ここでいう問題とは、精神疾患に限らず、心身症の病態を取るものを含めた身体疾患や、疾患の診断には至らない心理的問題・行動的問題なども含まれる。類義語としては心理療法が挙げられる。精神療法は、医師が実施する場合や、心理面への介入を用いる場合に使われることが多く、心理療法は医師以外の職種が実施する場合や、行動面への介入を行う場合に使われることが多いという特徴はあるものの、ほぼ同義と考えてよく、互換的である。

　精神療法にはさまざまな治療法が含まれるが、まずその概要と、すべての精神療法の基本と考えられる一般心理療法について述べる。また、精神療法の中でも、古典的に心身医学の三大治療法と呼ばれる、交流分析、自律訓練法、行動療法についてそれぞれ個別に解説する。

I　精神療法

1　精神療法の分類

　精神療法はさまざまな理論に依拠するものがあり、その数も多数存在する。古典的には、主にどのような要素が作用しているかという視点から、支持的/表現的/洞察的/訓練的という4つに分類される。また、言語的手段によるものか非言語的手段によるものか（主に小児を対象とする遊戯療法や箱庭療法などが該当する）という分類や、対象から見た個人精神療法か集団精神療法かという分類も存在する。

2　一般心理療法

　一般心理療法とは、精神科医や心療内科医もしくは臨床心理士といった専門家以外の医療従事者でも、心理療法についての一般的知識を学べば実施可能な心理療法とされている。但しそれは必ずしも平易に実施できるということと同義ではない。すべての心理療法の基礎となるもので、良好な治療者-患者関係（ラポール）を基本に、受容・共感、支持、保証な

どを原則とする心理療法である。心身医学の臨床においては、このような一般心理療法が十分であることも稀ではない。

1 ■ 受容・共感

受容とは、患者の苦悩を、治療者側の判断や批判を交えずにあるがままに受け入れ、さらにそのことが患者に伝わるようにすることである。受容には、例えば丁寧に身体診察を行うことなども含まれる。また、共感とは、患者の置かれている環境に、患者の捉え方や考え方をもって身を置いたときにどのように感じるかを追体験的に理解しようとする心の動きである。これもやはり、共感していることが患者に伝わるようにするコミュニケーションが重要である。

受容や共感を実践するためには、傾聴や応答の技術が不可欠である。傾聴は、ただ時間をかけて話を聴くことではなく、患者が自由に自己を表現できるように、言語的あるいは非言語的メッセージを送りながら聴くという双方向性の積極的な作業である。患者に対して、肯定的関心をもつことが基本的態度となる。

傾聴の具体的なテクニックとしては、促し（うまく言葉が続かない相手に対して、続きを促す言葉や表情で対応する：沈黙、相槌、繰り返しなど）、要約（話をうまくまとめられない相手に対して、話の内容を手短かに整理し、確認する）、共感の明示［話し手の感情の妥当性を認め伝える正当化（「そう思われるのも無理はないですね」）や話し手の感情に理解を示し感情を表す言葉を返す感情の反映・明確化（「本当につらいですね」）］などが挙げられる。

2 ■ 支 持

患者の考えや行動の望ましい部分について、関心や肯定的反応を示すことで支えていく。

3 ■ 保 証

疾病に関連する情報、検査結果などの材料を用いて説明し、患者の不安や緊張を緩和する。

3 心身医学における精神療法の実践での注意点

心身医学領域では、患者は精神症状や心理的問題のみを苦痛としているのではなく、身体疾患や身体症状も存在する。またむしろそれらが訴えの中心であり、心理面のかかわりについて自覚されていないこともしばしばある。したがって精神療法を導入するにあたっては、患者側の受け入れを考慮し、より慎重に行う必要がある。具体的には、良好な治療

者−患者関係を十分に確立すること、患者の抱える問題についての心身医学的な、すなわち生物・心理・社会的(全人的)理解を、治療者と患者の間で共有することが大前提となる。これらは、心身医学的な病態の評価、患者教育などのプロセスを通して行われる。

4 関連・類似の用語

カウンセリングとは、狭義には、精神療法の1つであるRogers CRらの来談者(クライエント)中心療法を指す。一方で広義には、必ずしも精神療法にとどまらない、相談・助言業務を指すこともある。また、患者がカウンセリングという用語を用いた場合には、広義のカウンセリングであったり、精神療法一般であったり、もしくはもっと漠然としたイメージが抱かれていることが多いであろう。したがって、患者がカウンセリングを希望すると言った場合には、その意味するところを確認し、共有する必要がある。

このほか、支持的精神療法は、一般心理療法とほぼ同義に用いられる。簡易精神療法(brief psychotherapy)は精神分析をもとに短縮化が図られた心理療法であり、これらと混同しないよう注意が必要である。

II 交流分析

1 総論

交流分析は、Berne Eによって創始された心理療法・理論である。精神分析の口語版とも呼ばれるように、図式やキャッチフレーズを用いたわかりやすい理論が特長で、医療だけでなく教育や産業場面でも用いられている。

交流分析では、自己の状態・性格や、人との交流を分析し、適応的でない部分に気づき、自分でコントロールしていくことを目指す。基本的な考え方として、「人は3つの自我状態をもっている」「他人と過去は変わらないので、今、ここから始める」「人は自分の感情・考え・行動の総責任者である」が挙げられる。

2 基本理論

1 ■ 構造分析・機能分析

人は3つの自我状態(思考・感情・行動パターン)である「親」「大人」「子ども」をもつ(**図1、表1**)。さらに、自我状態の機能モデルでは、親は「批判的親」と「養育的親」に、子どもは

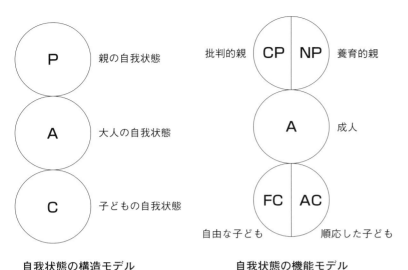
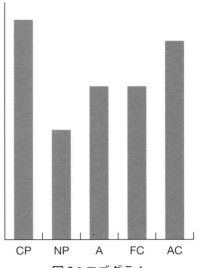

図1● 自我状態の構造モデルと機能モデル

図2● エゴグラム
自我状態の機能モデルにおける5つの自我状態のそれぞれの心的エネルギーをグラフ化したものがエゴグラムである。

表1● 5つの自我状態

CP（批判的親）	高いとき	責任感が強い	支配的
	低いとき	おっとりしている	いいかげん
NP（養育的親）	高いとき	面倒見がいい	おせっかい
	低いとき	さっぱりしている	思いやりにかける
A（大人）	高いとき	理性的	冷たく打算的
	低いとき	人間味がある	計画性がない
FC（自由な子ども）	高いとき	自由奔放で明るい	自己中心的
	低いとき	控えめ	のびのびしていない
AC（順応した子ども）	高いとき	協調性がある	遠慮しがち
	低いとき	自分の意見が言える	自分勝手

5つの自我状態についてそれぞれエネルギーが高いときと低いときの解釈例を示す。いずれの場合も、良い面とみた場合、悪い面とみた場合の双方の解釈がある。

「自由な子ども」と「順応した子ども」に分けられる。機能分析では、人の思考・感情・行動をもとに、それぞれの自我状態の心的エネルギーのバランスを分析していく。

それぞれの自我状態のエネルギーをグラフで示したものはエゴグラムと呼ばれる（**図2**）。現在では、TEGをはじめとする自記式質問紙に基づきエゴグラムを作成することが汎用されている[1]。構造分析やエゴグラムを用いる際には、これらは人の性格を類型化することを目的としたものではないこと、またいずれの自我状態も、エゴグラムも、性格の「善し悪し」を示唆するものではないことなどに注意が必要である。

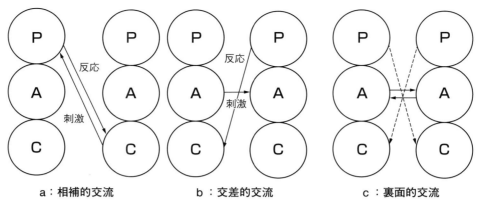

図3● 交流パターン
a：相補的交流…[例]子ども「おなかすいたな」母「じゃあおやつを食べたら？」
b：交差的交流…[例]子ども「これから宿題やろうっと」母「もっと早くやらないとダメでしょ！」
c：裏面的交流（実線が表面的メッセージ、点線が裏面的メッセージ）…[例]（表面的メッセージ）X「手作りのお菓子おいしかったわよ」Y「ありがとう」（裏面的メッセージ）X「形が悪いわね」Y「思ってもいないのにお世辞ね」

2 ■ 交流パターン分析

　交流パターン分析では、人と人の間のやりとりを、それぞれの人の自我状態の間のやりとりとして分析することで、心地よく生産的なやりとり・対人関係を築くことを目指す。
　交流パターンには、相補的交流、交差的交流、裏面的交流がある（図3）。相補的交流では、刺激と反応が平行であり、生産的とは限らないものの心地よくスムーズな交流である。交差的交流は刺激と反応が交差しコミュニケーションは中断する。また、混乱や不快感などを生じる。裏面的交流では表面的な社会的メッセージの裏に、裏面的な心理的メッセージが隠れている。心地よいやりとりをするには、相補的交流を心がけ、裏面的メッセージを汲み取るようにし、混乱が生じている場合には大人の自我状態を意識して働かせるとよいとされる。

3 ■ ゲーム分析

　交流分析でいう「ゲーム」とは、繰り返し行われる、一連の交流パターンで、本人も気づかないような隠れた動機を伴い、表面的にはもっともらしいやりとりをしながら、結局毎回同じような非建設的な結果に辿り着くもので、人間関係におけるトラブルやストレスの大きな原因となっているとされる。ゲームには特徴的な名称が付けられ、代表的なものと

して「はい、でも」(相手に助言を求め、得られた助言に対して一度は肯定するものの必ず否定する言葉を続け、その繰り返しによりやはりあなたは私を助けられない、私はあなたを助けられない、という不快な感情を最終的に生じる)、「キック・ミー」(相手を挑発して自分を罰したり拒絶させたりし、周囲をトラブルに巻き込む)などが挙げられる。

このようなゲームを打ち切るには、まずは自分がゲームを演じていることに気がつくこと、敢えて交差的交流を用いてコミュニケーションをいったん中断すること、大人の自我状態で対応することなどが有効である。

4 ■ 脚本分析

人生を、自分が主人公であるドラマを演じていると考えると、通常はその脚本は意識せずに、臨機応変に行動しているつもりでいる。しかし、そこには「脚本」が存在しそれに従って自分の役割を演じており、それ故同じような状況(特に人生における重要な局面)では、同じような行動パターンを取ってしまうと考える。この脚本は、幼少期からの人生体験により形成されるとされる。脚本分析では、このような行動パターンがないか分析し、非機能的な部分を、脚本を「書き直す」ように修正していく。

3 理論背景

1 ■ ストローク

ストロークとは、人の存在や価値を認めるための言葉や働きかけのことを指す。ストロークには、肯定的なものと否定的なものが存在する。心地よい人間関係を築くには、お互いに肯定的ストロークを交換し合うことが基本となる。

2 ■ 時間の構造化

人は、退屈を避け、ストロークを得るために、生活時間を意識的もしくは無意識的に、予定や活動で埋めていく「時間の構造化」をしている。時間の構造化は安心を生む。Berne E は、構造化の方法としてストローク交換の密度の順に低い方から「引きこもり」「儀礼(挨拶)」「暇つぶし(雑談)」「活動」「心理的ゲーム」「親密なかかわり」の 6 つがあるとしている。人はできることなら「親密なかかわり」で時間を過ごしたいものの、すべての時間をそうするわけにはいかず、他の 5 つも含め時間を過ごしていくのである。

3 ■ 基本的な構え

子どもは、養育者からの愛により自分の価値を感じ、また養育者を通して、自分以外の世界の存在の意味を感じ取っていく。このような自他に対する信頼の基礎を「基本的信頼」と呼ぶ。またこのような体験によって培われた人間や人生に対する態度を「基本的な構え」と呼ぶ。基本的な構えには「私は OK でない、他人は OK である」「私は OK である、他人は OK でない」「私は OK でない、他人も OK でない」「私は OK である、他人も OK である」という4つがある。基本的信頼が適切に形成されていると、「私は OK である、他人も OK である」という自他肯定の構えを取ることになる。

III 自律訓練法

1 総 論

自律訓練法は Schultz JH によって開発され、漸進的筋弛緩法と並ぶリラクゼーション法の1つである。専門家の指導により習得していくものであるが、他者からの作用によりリラックス状態が生まれるのではなく、自分で練習し習得していくことによりセルフコントロールが可能になるものである。

自律訓練法は基本的な標準練習と、疾患や重症度によって使い分けられる特殊練習がある。標準練習は、**表2**に示される背景公式と6つの自律公式から構成されている[2]。このうち、第1・第2公式である重温感練習だけでもリラックス効果が得られるとされ、実際の臨床では第1・第2公式を中心に実施されることが多い。

表2 ● 自律訓練法の標準練習

背景公式(安静練習)	「気持ちがとても落ち着いている」
第1公式(重感練習)	「両腕両脚が重たい」
第2公式(温感練習)	「両腕両脚が温かい」
第3公式(心臓調整)	「心臓が静かに規則正しく打っている」
第4公式(呼吸調整)	「楽に呼吸をしている」
第5公式(腹部温感練習)	「おなかが温かい」
第6公式(額涼感練習)	「額が涼しい」

2 自律訓練法の実際

1 ■ 環境の準備

練習を始めたばかりの頃は、なるべく静かで周囲からの刺激の少ない環境で行うべきである。また、空腹感や尿意などの内部からの刺激も少ない状態で実施する。慣れてくると、多少の刺激のある環境でも実施できるようになる。

2 ■ 姿　勢

自律訓練法を実施する前にはまず姿勢を整える。姿勢には、仰臥位、安楽椅子姿勢（頭部まで支えるような背もたれが付いていて体重を預けられるもの）、単純椅子姿勢がある。単純椅子姿勢の場合は、背もたれに寄りかかるのではなく、背部の下方が背もたれに接触する程度として、背筋を1回伸ばしてから脱力してやや頭部が前傾するような姿勢を取る。両足はやや開く。足は床について安定し、膝関節は曲げ過ぎないようにする。両手は軽く膝の上に置き、指は膝に沿って垂れるようにする。目は軽く閉眼する。なお、腕時計、ネクタイ、ベルトなどの締めつけるものは、緩めておくことが望ましい。

3 ■ 呼　吸

まず、公式を開始する前に、呼吸を整える。呼吸はいたずらに大きくゆっくりする必要はないが、心地よいペースで、呼気を特に意識して行う。呼吸を2〜3回行ってから公式を開始する。

4 ■ 背景公式（安静練習）

呼吸を続けながら、呼気時に、背景公式である「気持ちがとても落ち着いている」を頭の中でつぶやく。公式をまだ覚えておらず、治療者と一緒に練習する際には、患者の呼吸に合わせて、治療者が実際に「気持ちがとても落ち着いている」と声に出して言うのでもよい。これを数回繰り返し、無理に気持ちを落ち着けようとするのではなく、気持ちが落ち着いたかな、と感じられたら次の公式へ移る。

5 ■ 第1公式（重感練習）

筋肉が弛緩したときの手足が重たい感じをイメージし、体感する練習である。利き手から順番に、（右利きの場合）「右手（腕）がとても重たい」「左手（腕）がとても重たい」「右足（脚）

がとても重たい」「左足(脚)がとても重たい」と公式を頭の中で呼気に合わせてつぶやく。この際、公式に出てくる手足に注意を向けて、重たくだるい感じを感じ取るようにする。ここで、(腕)(脚)とカッコ内に書いているように、四肢の先端だけではなく、全体をイメージする。また、1つの公式は3～4回繰り返し、重感を感じたら次の公式へと移るが、公式に合わせて重さが次の手足へと移動していくのではなく、順番に広がっていくようにイメージし、最後に「両手両足がとても重たい」との公式を頭の中でつぶやく。

6 ■ 第2公式（温感練習）

手足がホカホカと芯から温まる感じをイメージしながら、重感練習と同様に、利き手から順に「右手(腕)がとても温かい」・・・「両手両足がとても温かい」までの公式を、呼気に合わせて頭の中でつぶやく。さらに、「両手両足が重く温かい」を付け加えることもある。

7 ■ 消去動作

練習を終えるときには、効果を実感したかどうかにかかわらず、消去動作を行う。練習の最後には、ぼんやりした状態で、力が入りにくくなっていたりふらついたりする可能性があるためこれらを避けるために行う。具体的には、両手で握りこぶしをつくり、肘の屈伸を5～6回行う。続いて、背伸びしながら深呼吸を2～3回行ってから、目を開ける。不十分な場合はこれを繰り返す。但し、自律訓練法実施後にそのまま睡眠をとる場合は、消去動作は省略してよい。

8 ■ 受動的注意集中

練習中に、「気持ちを落ち着けよう」「重さを感じよう」と一生懸命になり過ぎると、却って緊張してしまう。そのため、公式の内容や自分の両腕両脚には「重さを感じるかな、どうかな」と待つくらいのさりげない注意を向ける必要がある。これを「受動的注意集中」と呼ぶ。

9 ■ 練習の進め方

1回の練習は練習開始当初は短めにし、5～10分が適当である。1日2～3回は練習を行う。

3 自律訓練法の適応

自律訓練法は、不安や緊張が強く関与している病態や、ストレス関連疾患で効果が期待

されるとされ、不眠、不安、抑うつなどに対する効果が報告されている。また、健康な人においても、ストレスマネジメントやセルフコントロール感の向上を目的に実施されることがある。

一方で、有害な反応が出たり症状が悪化したりする可能性がある禁忌として、心筋梗塞急性期や低血糖症、妄想、離人症などが挙げられている。

IV 行動療法

1 総論

行動療法とは、学習理論に基づき、不適応行動を消去し、適応行動を形成するという行動変容を図る治療法である。背景となる理論は実験心理学に基づいており、古典的条件づけ、オペラント条件づけ、社会的学習理論(モデリング)に分けられる。

行動療法の特徴として、まず、それまでの精神療法が直接に観察できない心理を扱うことが中心であったことに対比して、行動療法では、客観性を重視し、観察可能な行動を扱う点が挙げられる。行動は刺激(環境条件)−反応(行動)図式で分析される。不適応行動は、誤った学習もしくは未学習の結果であり、不適応行動を減少したり除去したりし、適応行動を獲得することを目標とする。

2 古典的条件づけと系統的脱感作

古典的条件づけは、Pavlov IP の条件反射として有名である。無条件反応(唾液分泌)を引き起こす無条件刺激(食物)に、中性刺激(ベルの音)を同時に繰り返し提示すると、中性刺激だけで無条件反応が生じるようになり、条件刺激・条件反応と呼ばれるようになる。ここで起こる条件反応は、自律的不随意反応であり、このように先行する刺激に誘発される行動をレスポンデント反応と呼ぶ。

この古典的条件づけ理論に基づく不安の逆制止理論(患者がある刺激に対して不安反応を示すときに、それと両立しない弛緩反応を起こすことで、刺激と不安反応の結びつきが減弱する)を利用した治療技法が、系統的脱感作である。

系統的脱感作は、リラクゼーション法・不安階層表の作成・脱感作の三要素からなる。リラクゼーション法としては漸進的筋弛緩法や自律訓練法などが用いられる。不安階層表は、不安反応を生じる刺激を不安の強さ順に 10 項目程度並べたもので、それぞれの刺激に主観的障害単位(subjective units of disturbance；SUD)を 0〜100 点で付ける。脱感作

は、この不安階層表の中で不安の低いものから行っていく。まずリラクゼーション法でリラックス状態をつくり、そのうえで刺激をイメージする練習を行う。不安が生じないようになったら、次に不安の強い刺激へと進み、繰り返していく。

3 オペラント条件づけとオペラント条件づけに基づく治療技法

オペラント条件づけは、人の自発的な行動に対してみられる条件づけである。Skinner BFの、「行動はその行動に随伴する環境の変化の影響を受ける（このような反応をオペラント反応と呼ぶ）」という理論にみられるように、生体の自発的な行動に、報酬や罰という強化子を随伴させることで、その行動の生起率を高めたり低めたりする現象である。特定の自発的行動に対して、報酬や罰を繰り返し随伴させることを強化と呼ぶ。

オペラント条件づけを利用した治療技法として、オペラント条件づけ法がある。目標とする行動を取ったときに、特定の強化子を与える。強化子としては、食べ物などの物理的なもの、周囲の賞賛、代理貨幣などがある。また、既に与えられている負の強化（叱責など）を取り除くことも行動の生起率を高めることにつながる。この際に、目標行動が生じにくい場合、目標行動に近い反応を何段階か用意し、より平易な行動から徐々に目標行動に近づけていくシェーピング法が用いられる。

オペラント条件づけは、生活習慣病における行動変容などでもよく用いられる。また、神経性やせ症の低体重改善のためにオペラント条件づけを用いた入院治療がしばしば行われる。これは、食事を必要量摂取するという適応行動を獲得し、体重を回復するために行われるもので、**表3**に示すように、週1～2回測定する体重に合わせて、安静度や読書・テレビ・電話の使用、面会などの条件を細かく定め、体重が増えると制限が取り除かれることで、行動が強化されるというものである。但しここで特徴的なのは、通常強化子は行動に随伴させるが、この場合は体重の変化に応じて強化が行われる点である。これは最終的

表3● 神経性やせ症に対するオペラント条件づけ技法を用いた行動療法（例）

行動療法プログラム（〇月〇日開始）
目標体重：36 kg

体重(kg)	安静度	面会	入浴	電話	書物
～34.5	室内のみ	不可	清拭のみ	不可	学習書のみ
34.5～35.0	棟内のみ	不可	シャワー1回まで	不可	学習書のみ
35.0～35.5	棟内のみ	1日1回	シャワー2回まで	不可	書籍可
35.5～36.0	売店まで	自由	自由	1日1回	自由
36.0～	院内	自由	自由	自由	自由

＊体重は主治医付き添いのもと朝食前に週2回測定します。
＊2回連続で次に進めない場合、体重が34.5 kg以下になった場合は、経鼻胃管で栄養を行います。

に体重増加に結びつくような食事摂取が必要であるからである。

4 モデリング(観察学習)

Bandura A は、社会学習理論の中で、人は自分が直接に報酬を与えられなくても、他人の行動の観察と、それに対する他人への報酬(擬似報酬)により、学習が可能であることを主張し、観察学習と呼んだ。モデリングに基づく技法として、モデリング法があり、モデルとなる人物の望ましい行動を、直接に、もしくは映像などで見せ、それを模倣してもらうことで適応行動を獲得させる。

5 行動療法の発展

行動療法は無意識を扱う従来の精神療法と比較して、客観的で観察可能なものを扱っていることなどから、広く受け入れられた一方で、批判も受けた。人間の行動は本当に刺激-反応図式で表されるような単純なものなのだろうか、動物実験で得られた理論を人間にそのまま当てはめてよいのか、といったものである。このような批判から、刺激と反応を媒介するものとして認知という概念を導入し、認知療法からの発展と統合し、認知行動療法が生じたとされる。現在では、まったく認知を扱わず行動療法のみで介入を行うことは少なく、認知行動療法の中の行動的アプローチとして行動療法の技法が用いられることが多い。

●おわりに

本稿では、一般心理療法、交流分析、自律訓練法、行動療法について述べた。個々の治療法の詳細はそれぞれの成書や講習会などで学ぶことができる。しかしながら再度強調しておきたいことは、これらの心理療法は時に表面的な技術やわかりやすいキーワードなどに目が向きがちであるが、技術だけをなぞっても有効に実施することは困難である。やはりこれらの心理療法の基本には、良好な治療者-患者関係をまず築くことや一般心理療法で述べたような対応があることを忘れてはならない。

(菊地裕絵)

■文献
1) 東京大学医学部心療内科 TEG 研究会:新版 TEG2 解説とエゴグラム・パターン. 金子書房, 東京, 2006.
2) 佐々木雄二:自律訓練法の実際. 創元社, 大阪, 1984.

5 その他の治療法

1 認知療法、森田療法

●はじめに

ここでは心理療法の中で認知療法、森田療法についての概説と女性心身医学領域での応用について述べる。

I 認知療法

1 うつ病に対する認知療法

認知療法とは1970年代後半にアメリカの精神科医Aron T. Beckがうつ病治療のために開発した心理療法である。これは学習理論に基づく行動療法(第一世代)と、無意識を意識化する精神分析の橋渡しとして誕生した。認知療法とは、ある出来事に対して自動思考が働きうつ病になるとの理解であり、自動思考の深層にあるスキーマ(信念)の内容を変えることによりうつ病を改善させていこうとするものである[1]。

認知療法の治療経過を起承転結に分けて解説する[1]。

1 ■ 起―治療初期

ここでの課題は、①問題点の洗い出し、②薬物療法を含む治療法の選択、③問題点と治療法についての教育的説明、④治療の枠組みの提供と良好な治療関係の確立、である。

2 ■ 承―認知の歪み(自動思考)の修正

具体的な問題がはっきりしてきたところで、認知の歪みに焦点を当てて治療を進めることになる。その際に認知に直接介入する方法と行動を介して認知に働きかける方法とがある。認知に働きかける場合には、「そのときどのような考えが浮かんでいましたか」と問いかける。そしてさらに、①証拠を探す、②結果を推測する、③代わりの考えを見つける、という視点で質問を続ける。行動から介入する際は、患者が実行可能な活動を段階づけて設定する必要がある。そうはいっても設定した行動を始められない場合、イメージ法を使ったりして認知を修正する場合もある。

3 ■ 転─スキーマの修正

しばらく自動思考をつけていくうちにその患者に特有の、いくつかの共通するテーマが明らかになるものをスキーマと呼ぶ。例えば、「自分はダメな人間だ」「なんでも自分でやらないといけない」「人は自分を利用するだけだ」といった思い込みである。アプローチとしては、①スキーマどおりに行動しないとどのようになると患者が考えているかを明らかにして、それに従わなかったらどうなるかを現実の行動を通して明らかにしていく方法、②現在の行動の中からスキーマに反する行動や態度を取り出し、それが必ずしも患者が予測するほど悪い結果にはならないということを明らかにする方法、がある。

4 ■ 結─治療の終結

これまでの治療経過を振り返り、治療で獲得したことを再確認し、やり残したことや治療後に出会う可能性のある問題について話し合う。

2 神経性過食症に対する認知行動療法

うつ病を対象に登場した認知療法が行動療法由来の技法も多く使いながら適応を拡大し、認知的技法を主に使う論理情動行動療法も出てきて、認知療法と行動療法を分けずに広義に認知行動療法と呼ばれることが多くなってきている[2]。認知行動療法は不安障害や摂食障害などへ適応を拡大している。ここではFairburnによる神経性過食症に対する認知行動療法について述べる[3]。

治療目標は、①食行動の異常を正常化する、②体型と体重に関する歪んだ信念や価値観を改変する、の2つである。18週間にわたって実施され、治療の全経過は3期に分けられ、第1期として4週間、8回のセッション、第2期として8週間、8回のセッション、第3期として6週間、3回のセッションとなっている。

第1期では、健全な治療関係の確立、食行動の正常化(気晴らし食い、自己誘発性嘔吐、下剤乱用の中止や規則正しい食習慣の導入)、食行動に関する教育、規則的な体重測定(週1回朝)がある。食行動の正常化についてはまず記録を取ってもらい、食行動の自覚をしてもらう。そして食事回数は1日3、4回とし、間食は1、2回とするよう指導する。また代替行動法、つまり気晴らし食いをしたいときにはその代わりに別の楽しい活動を行うように指導する。

第2期では、食行動異常に関連する認知の同定と改変が主となる。問題となる自動思考は、①「食行動を自分で抑えられない」、②「おなかがいっぱいになれば嘔吐しやすくなる」、

③「どうして食行動を止められないのだろう」という制御不能に対する当惑、④「また同じことをしてしまった」という自己非難、⑤「今度だけで終わりにしよう」という言い訳、がある。これらの自動思考の吟味をしていく。例えば「太くなったように感じる」という場合、それが「体重が超過している」ということなのか、「みっともなくて嫌な気持ちがする」ということなのか、その意味を吟味する必要がある。太ったと感じても実際は体重があまり増えていなければ、これは「太った」との考えに対する反証になる。このように自動思考の妥当性を検証し、問題となる行動からくる利益、不利益を確認する。また、気晴らし食いをする状況や契機を把握し、その状況への対処技能を高めることも行う。

第3期は治療効果の維持、再燃・再発予防である。そのためには食行動の記録は付けることが大事である。また、対人的なストレスなど患者にとって危機に直面したときに食行動の問題に対処する技能をいかに活用するかが鍵となる。

3 アトピー性皮膚炎に対する認知行動療法

筒井はアトピー性皮膚炎に対する集団認知行動療法の報告をした[4]。合計4回(リラクゼーション講座、ハビット・リバーサル講座、対人スキル訓練講座、復習会)の心理教育を中心とした認知行動療法プログラムを毎週1時間実施した。その結果、プログラム参加前の「期待度」「必要度」共に「リラクゼーション講座」が最も高かったという[4]。

4 第三世代の認知行動療法

行動療法を第一世代とするとAron T. Beckの認知療法は第二世代と呼ばれ、1990年代から第三世代の認知行動療法が台頭してきた。これは第二世代の認知療法で行われている思考の内容の変化でなく認知との距離を取ることに重点が置かれ、アクセプタンスやマインドフルネスといった東洋的治療要素を取り入れていることが大きな特色である[2]。マインドフルネスとは「意図的に、今という瞬間に、判断を交えず、独特の方法で注意を向けること」である[5]。第三世代の認知行動療法の中にはマインドフルネス認知療法(mindfulness-based cognitive therapy ; MBCT)[5]、アクセプタンス&コミットメントセラピー(acceptance and commitment therapy ; ACT)[6]などがある。

MBCTはうつ病の再発予防のためにつくられた。プログラムは30名程度の患者を対象に、1回2時間30分、8週間にわたって毎週行われる。以下、セッションごとのテーマの要点を述べる[5]。第1回では、状況に対して自動的に反応するのではなく、慎重に対応できるようになることがこのプログラムの目的であると説明する。第2回では、身体に注意を向け続けると心のざわめきがより明確になり、それがどのように毎日の出来事に対する反

応を決定しているのかがわかり始める。第3回では、呼吸へのマインドフルネスを行うことで、今ここという瞬間に自ら立ち返ることができ、自分がどこにいようと物事を眺める広い視野を得て自分の経験を変えられるようになる。第4回では、規則的に座禅を行うことにより、注意を1点に集中する機会が得られる。第5回では、「あるがままにする」がテーマで、受容することの重要性を説かれる。第6回はすべての思考が精神的現象に過ぎないこと、思考が事実ではないということが腑に落ちることがテーマとなる。第7回では、自分が行う必要があることを自分で決定し気分を調整する目的で活動をすることがテーマになる。第8回では、変化しようのないことを受け入れ、変化すべきことを変化させようとする勇気、この両者を区別できる智恵が望まれることが挙げられる。MBCTではこのように意識の流れの中に現れる思考やイメージを明瞭に意識するように、しかしその妥当性を吟味しないように教示される。つまり自らの否定的認知と距離を保つこと、不適切な認知に飲み込まれないように患者へ勧めていく。

　ACTではさまざまな精神病理を認知的フュージョンと体験の回避がもたらす心理的非柔軟性の問題として捉える。治療は心理的柔軟性の創造へ向けて、マインドフルネスとアクセプタンスのプロセス、およびコミットメントと行動変化プロセスを適用する[6]。治療前半では主に瞑想トレーニングなどやメタファーを使用して認知との距離を置き文脈を変えることが行われ、治療後半では患者の価値化された方向の行動活性化を行っていくことが主となる[6]。価値化された方向とは、家族、仕事、教育などの領域から行動目標を患者に選択させる。ACTは疼痛性障害の治療から始まり、PTSDや怒りの対処、不安障害へと適応を拡大している。

　ただ現在、第三世代の認知行動療法が台頭していると言っても、第一世代と第二世代のアプローチをしなくなったわけではない。第一世代の行動療法の代表的な技法である曝露反応妨害法(exposure/response prevention；ERP)は現在もさまざまな局面でよく使われているし、摂食障害領域においては日本では第二世代の認知行動療法が一般的である。

II　森田療法

1　森田療法の概説

　森田療法とは東京慈恵会医科大学初代精神科教授森田正馬(1874〜1938)が1919年に創設した神経症(不安障害)に対する精神療法である。森田は神経症の背後にある共通の性格傾向を見い出した。それは神経質性格と呼ばれ、几帳面、完全主義、理想主義といった強

力性と、内向的、心気、受身といった弱力性の両面をもつ性格である。神経質性格を基盤に、症状へ「とらわれ」の機制が働いて神経症に発展した際、森田療法のよい適応になる[7]。

まずクライエントの症状を具体的に尋ねることが面接の出発点になる。その際、神経症症状の根源にある不安や恐れは、よりよく生きたいという人間本来の欲望(生の欲望)と表裏一体の関係にあるとの理解へ導く。あってよい不安や恐れを排除しようとするから症状へとらわれるとの理解を共有する。次に「とらわれ(悪循環)」の機制を見い出す。「とらわれ」の機制とは、精神交互作用と思想の矛盾に分けられる。精神交互作用とは症状へ注意が固着してしまっていることを指す。思想の矛盾とは、あって当然な感情を無きものとして知性で排除しようとする心性を指す。最後に治療目標を定める。あってよい不安を排除しようとせずに不安をそのままにしつつ、不安の裏側にある「生の欲望」に従って建設的な行動をしていくことである。これを端的に表した言葉が「あるがまま」である。しかしこれは治療過程の結果として生まれてくるもので、治療者が「あるがまま」に固執しないように注意しないといけない。不安を抱えつつ建設的な行動へ移る過程を外来で行う場合と入院で行う場合がある。

2 入院森田療法

森田療法の基本形は入院である。入院森田療法の治療構造を示す。

1 ■ 臥褥期

1週間行われ、1人部屋でトイレ、洗面、食事以外は臥床を維持する。治療目標として心身の安静と、不安苦悩・自己と向き合うことである。

2 ■ 軽作業期

約5日間行われ、最初の2日間は周りの観察を行い、3日目からは木彫りなどを行う。森田はこの時期、主として心身の自発的発動を促すと述べている。軽作業期から定期的な面接、日記療法が始まる。

3 ■ 作業期

動植物の世話や拭き掃除などさまざまな作業があり、共同生活の中で臨機応変に行動することを体得する。

4 ■ 社会復帰期

　職場や学校、家庭などの社会への復帰へ向けて、今後の生活設計を具体的に考え、実際に準備する時期である。昨今、当森田療法センターでは外来治療でなかなか治療がうまくいかない患者を入院森田療法へ導入する場合が増えてきている。具体的には、強迫行為が著しい強迫性障害、引きこもりを呈する社交不安障害はもとより、重症ではないが経過の遷延した気分障害の患者や、慢性疼痛患者に対して積極的に入院森田療法を適用している。

3　外来森田療法

　最近は外来森田療法のガイドライン[7]が完成し、外来で森田療法を実践する機会が増えてきた。外来森田療法の基本的要素として、①「感情の自覚と受容を促す」、②「生の欲望を発見し賦活する」、③「悪循環を明確にする」、④「建設的な行動を指導する」、⑤「行動や生活のパターンを見直す」、の5つが挙げられている。

1 ■「感情の自覚と受容を促す」

　感情の受容を促す前にまず自覚をしなくてはいけない。治療者は「そのときどのように感じていたのですか？」「どんな気持ちだったのですか？」といった質問を繰り返すことにより患者の感情の自覚を促す。

2 ■「生の欲望を発見し賦活する」

　生の欲望は森田療法の独自性であると同時に他の学派からはわかりにくいイメージをもつかも知れない。治療者は「もし症状がよくなったらどんなことをしたいですか？」「今後どのようになりたいですか？」といった質問を投げかける。そしてクライエントの実生活を具体的に聞き、何に関心を寄せているかを話題にすることが生の欲望を発見し賦活していくことになる。

3 ■「悪循環を明確にする」

　精神交互作用を明示するには、症状が出たときに「そのとき注意はどこへ向かっていましたか？」と質問するとよい。思想の矛盾を明らかにするには、「こうあるべき自分」といった理想の自己を語らせ、現実とのギャップに悩んでいることを確認するのがよい。

4 ■「建設的な行動を指導する」

以上のような悪循環を明確にしたうえで、治療者はクライエントの生の欲望を建設的な行動へ結びつけるよう促す。この生の欲望と建設的な行動を結びつけることが大事で、ただ目的本位に行動をしなさいといった指導は好ましくない。

5 ■「行動や生活のパターンを見直す」

これは1～4が行われた後の治療後半の課題である。生の欲望に従って行動が広がってくると、自己や他者への過度な完全主義が出現してくる。ここではより臨機応変な対処をするようにアドバイスしていく。いわば神経質性格の陶冶(よりよく活かす)が課題となる。

4 女性心身医学領域における森田療法

女性心身医学領域で森田療法のよい適応となるのは、遷延性うつ病、摂食障害やアトピー性皮膚炎といった心身症、身体症状症である。神経症でなくても症状への「とらわれ」の機制が見い出せれば森田療法の適応が可能である。

1 ■ 遷延性うつ病

希死念慮が存在しないような中等度か軽症の遷延性うつ病で、自然な回復を理性的なコントロールで損なっている場合に対して入院森田療法は成果を挙げている。入院森田療法で治療者は、認知療法のように直接的に認知の内容の修正を行わない。さきほど述べた臥褥期、軽作業期、作業期のプロセスの中で、徐々に生活に必要な行動を広げるようなプロセスで身体を動かし、うつから回復した過程で認知の変化がもたらされていると考えられる。ただうつの程度によってはプログラムの日数を変更する。例えば退屈感が出てこない場合は、臥褥を10日間ぐらいまで延長することもある。また臥褥を終えてうつの回復が作業を行うほどでない場合、軽作業期を延長したり、作業期で作業量を軽減させたりする。作業期に入り、回復の程度が半分を超えてきたら、臨機応変を心がけたり、作業をしていて何か「したい」気持ちを行動へ少しずつ移していく。60～70%まで回復してきたら、過去の後悔や未来への不安を訴える場合が多いが、今日1日の充実を心がけるようにアドバイスをする。また理想にとらわれず、うつ病である事実を受け入れることを患者に心がけさせる。

2 ■ 摂食障害

　心身症領域に森田療法を適応する場合、身体の機能・器質的な障害のため、その検索評価をすることは必要である。摂食障害に対する森田療法で、岩木はまず現在の患者の体調・気分を確認し、必要に応じた医学的対処を挙げている[8]。摂食障害に対して森田療法を適応する場合、体重は38～40kg以上あること、慢性的な自己嘔吐による逆流性食道炎や低カリウム血症などを認めないこととしている。ただ、このとき治療者が一度決めた目標体重にこだわり過ぎないことが肝要であるとも述べている[8]。ここが体重減少を直接の目標に置いている認知行動療法と異なる点である。この理由について、患者は治療者に対しても「良い子」であろうとして、本音とは異なる目標体重を語っている可能性があるからであると岩木は考察している[8]。大枠の身体的な危機が深刻でない場合、患者を丸ごと引き受けることが第一歩としている。このうえで拒食や過食への「とらわれ」から脱却するように、本来患者が何を求めているかに働きかけ、それを行動へつなげていくようにしていくと岩木は述べている[8]。治療過程では食行動への「とらわれ」から脱却していくと、患者の100か0かといった強迫的なやり方の修正へ治療の話題がシフトしていく。

3 ■ アトピー性皮膚炎

　細谷はアトピー性皮膚炎に対する森田療法を提唱した[9]。森田療法の理論である不安を瘙痒へ置き換え、「搔けば搔くほど痒くなる」悪循環機制を見い出し、「変えられないこと」はそのままにして、今やらなければならないことへの行動を促していくアプローチを行っている。患者の中には昼夜逆転した生活を送っているものも少なくなく、「朝起き、着替えてご飯を食べる」などの日常的な行為の遂行を行動本位の最初の目標とすることが多いという。今の一歩を大切にする行動本位の生き方が、自己肯定感を生じさせ、自己実現に向かって努力を引き起こすと細谷は述べている。自分の皮膚へ執着した自己中心的な意識が外に広がり、自分は他者によって生かされていることを改めて認識させ、他者に対する貢献が自己の充足感と感謝の念を生むこと、社会における貢献感はさらに患者の意識、視野を皮膚から広げ、人間関係の改善、慢性・増悪する皮膚症状の改善を促すと細谷は述べている。

4 ■ 身体症状症

　平林は身体症状症(従来の疼痛性障害)に対しての森田療法を提唱しており、「自分の生活を犠牲にしてでも、何がなんでも痛みを治そうとする」スタイルから「自らのとらわれや

生き方の不自然さを知り、自ら修正し、痛みがありながらも生き生きと生活する」スタイルへ転換することを治療目標としている[10]。さらに、治療を大きく初期、中期、後期に分けている。治療初期は、診察を始める際、患者は痛みといえばこれまで自分が経験してきた急性痛のイメージを強くもっていることが多いという。また多くの患者は痛みの原因は身体にあると考えている。そのため治療者はそれを否定すると受診への抵抗が強まる恐れがあると警鐘を鳴らしている。実際、どこまでが心の問題なのかはわからないので、患者にとっての痛みの原因は、聞いてとどめるのがよいとしている。このうえで痛みへのとらわれを明確にしていくことを提唱している。治療中期では苦しい場面を聞き、患者の不自然で行き過ぎた生活パターンを取りあげる。痛いときには無理して動き過ぎずペースを緩めて行動する臨機応変さをアドバイスする。治療後期では「痛みに応じた行動」ができて、次にもう一歩踏み込んで1日1日を大切にすることを促す。

III 認知行動療法と森田療法の違いについて

　うつ病の再発予防にはマインドフルネス認知療法（MBCT）に、遷延性うつ病には入院森田療法にアドバンテージがあるが、その他女性心身症領域では認知行動療法と森田療法はほぼ同じ治療対象といえる。

　女性心身医学領域の治療となると、摂食障害のようにまず症状の対処が前面に出ることが多いと思われる。特に神経性過食症の場合、食事量など具体的な助言が治療初期は不可欠であるから、認知行動療法は治療者にとって手をつけやすいと思われる。一方、先に述べたように森田療法を心身医学領域で活かすには、導入の段階で治療者が一工夫して森田療法の治療へ乗せていることがわかるであろう。認知行動療法は症状の解決から入るが、その後あくまで学習理論に基づく認知と行動の変容をもたらす治療で、患者と治療者がこの方向で歩んでいればよい。症状の形成に100か0かといった両極端な強迫的な行動パターンが関与している際には、生の欲望を発揮していく過程で症状からの脱焦点化を図る森田療法の智恵が役立つと考えられる。

　認知行動療法は第三世代になりアクセプタンスの概念を導入し、認知の内容を変えずに認知との距離を取るアプローチへ変化してきた。第三世代の認知行動療法は第二世代に比べて森田療法へ近づいてきているといえる。特にアクセプタンス＆コミットメントセラピー（ACT）と森田療法の類似点については海外でも指摘がされている。ACTと森田療法の共通点として、症状の悪循環機制が能動的になった点、感情をコントロールから受容モデルへ変化したこと、建設的な行動の強調がある。しかし両者の異なる点は、第一にACT

は不安の受容と建設的な行動を分けて扱うが、森田療法では同時一体に扱うことである。第二は、ACTでは建設的な行動の内容がいくつか限定した中から選ばせるが、森田療法では価値に縛られず自由な行動を促す点である。第三に、ACTでは受容のために瞑想トレーニングを行うが、森田療法では受容のためのエクササイズは行わず、日々日常生活の行動をする過程で感情の受容を促す点である。このように第三世代の認知行動療法にアクセプタンスの概念があるものの、ACTではさまざまな瞑想トレーニングからアクセプタンスを直接迫るのに対し、森田療法では受容を真正面からするようには接近せず、生の欲望を発揮する過程で受容を患者へさせていく点が大きく異なるといえるだろう。

（舘野　歩、中山和彦）

■文献

1) 大野　裕, 小野田直子, 三谷美津江：認知療法. 精神療法, 臨床精神医学講座15巻, pp273-285, 中山書店, 東京, 1999.
2) 熊野宏昭：認知行動療法のルーツと歴史. 臨精医 41(8)：959-968, 2012.
3) 井上和臣：認知療法への招待. 改訂第4版, 金芳堂, 京都, 2006.
4) 筒井順子：成人型アトピー性皮膚炎の集団認知行動療法の開発. 2007年度科研費報告書, 日本学術振興会, 東京, 2007.
5) Segal ZV, Williams JMG, Teasdale JD：Mindfulness-Based Cognitive Therapy for Depression. Guilford, New York, 2002［越川房子（監訳）：マインドフルネス認知療法. 北大路書房, 京都, 2007］.
6) Eifert GH, Forsyth JP：Acceptance and Commitment Therapy for anxiety disorders. A Practitioner's Treatment Guide to Using Mindfulness, Acceptance, and Values-Based Behavior Change Strategies, New Harbinger Publications, California, 2005［三田村　仰, 武藤　崇（監訳）：不安障害のためのACT（アクセプタンス＆コミットメントセラピー）. 星和書店, 東京, 2012］.
7) 中村　敬, 北西憲二, 丸山　晋, ほか：外来森田療法のガイドライン. 日森田療誌 20(1)：91-103, 2009.
8) 岩木久満子：摂食障害の森田療法. 日森田療会誌 25(1)：49-52, 2014.
9) 細谷律子：アトピー性皮膚炎に対する外来森田療法. 心身医 54(4)：332-338, 2014.
10) 平林万紀彦：疼痛性障害に対する森田療法；痛みを抱えながらも自分らしく生きるには. 心身医 54(4)：339-345, 2014.

その他の治療法
2 漢方治療、代替医療

● はじめに

　心身医学は、人を身体面だけでなく、心理面や社会面などを含めて、全人的に治療しようとすることを特徴としている(日本心療内科学会ホームページより)。漢方医学は、「心身一如(しんしんいちにょ)」という考え方に基づいた治療体系であり、心と身体はお互いに強く影響し合うという立場を根本にしており、心身医学との共通点も多く、心身医療への応用範囲も広いと考えられる。しかしながら、漢方医学は西洋医学とは別体系の医学であり、そのすべてを本稿で解説することは不可能である。ここでは、漢方医学の中で特に女性心身医学において必要と思われる項目を概説したい。一方、代替医療は非常に幅広い領域を含んでおり、漢方治療と並んで東洋医学では重要な治療法の1つである鍼灸治療もその中に含まれる場合が多い。ハーブ・アロマ・ホメオパシーといった薬物療法的なものから、整体・カイロプラクティックなどの理学療法的なものまで、枚挙にいとまがない。そこで、代替医療の代表的なものに関して概説をしたい。

I　漢方治療

1　漢方とは何か？

　古代中国で行われていた伝統医学(中国伝統医学)が、6世紀前半に仏教の伝来とともに日本に伝わり、日本人の体質に合わせて改良され、独自の発展を遂げたものが漢方であり、江戸時代において今と同じような医療体系が確立されたと考えられる。2種類以上の成分(生薬)を決まった割合で配合し、一定の割合の水を加えて煮出した(煎じた)もの(湯液・煎じ薬)、生薬の粉末を混ぜ合わせたもの(散剤)、生薬の粉末を混ぜて固めたもの(丸薬)のことをいう。同じように天然成分を材料とする民間薬と漢方薬との区別が紛らわしいので、表1に違いを示す。通常の医療機関の診療で汎用されているエキス剤は、すべて配合した

表1●漢方薬と民間薬との違い

漢方薬	民間薬
通常は複数の生薬の組み合わせ	単一の成分を単一の症状に用いる
自然界の植物・動物・鉱物からなる	通常は植物を用いる
漢方独自の診断理論に基づいて用いる	経験則のみで、理論には基づかない

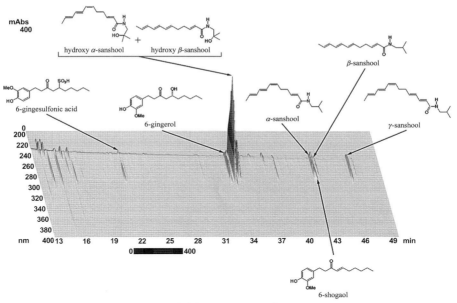

図1● 大建中湯エキスの三次元 HPLC
（株式会社ツムラより提供）

生薬を煮出したものを高温乾燥し、顆粒状にしたものが用いられている。日本のエキス剤の品質は非常に高く、成分の均一性が保たれている。ツムラの大建中湯エキス顆粒(TJ100)を例に示すが、三次元 HPLC において認識される成分の均一性が確認されている(**図1**)。日本においては、96％の医師が漢方の処方経験があり[1]、いわゆる代替医療の1つとしてのハーブとは異なり、医療における独自の位置を占めている。また、中国や韓国における伝統医学は西洋医学のライセンスとは別資格であり、西洋医学のライセンスをもった医師が漢方を処方する日本においては、西洋医学・東洋医学の両者の利点を容易に利用できるメリットがある。

2 女性心身医学に必要な漢方医学的理念

1 ■ 漢方医学における診断・治療

患者が受診して、診察、診断、治療を行うのは、西洋医学の診断・治療と基本的な違いはない。漢方医学では、診察は「望」「聞」「問」「切」の4手法(四診)から成り立ち、診断は「証」を決めるという。西洋医学との一番の違いは、その診察・診断において、漢方医学独特の理念(気血水・五臓・陰陽・虚実・六病位など)がかかわってくる点である。観念的な内容もあり、現代医学における診療においては、すべてを理解する必要はないと考えるが、その

中のいくつかのポイントを理解・応用することは、処方決定における手がかりとなる。

2 ■ 四 診

漢方ならではの診察方法であり、表2にそれぞれを示す。「問診」は西洋医学と本質的には同じであるが、患者の体質や社会的な背景も含めての問診であり、心身医学的な問診と共通するところが多いと思われる。その中で、「舌診」「脈診」「腹診」は西洋医学とは異なる特徴的な診察方法ともいえる。多くの漢方医学的な専門用語が使用され、難解なイメージがあるが、特徴的なものに絞って理解しておくと、問診から得られた情報からの処方決定の際の参考情報として利用できる。

a．舌 診

舌の腫大、舌辺縁の歯の圧痕（歯痕）、舌苔の性状、舌下静脈の怒張を評価する。歯痕舌は、むくみやすい状態（水滞）や胃腸機能低下（脾虚）のサインであり、地図状舌は、舌苔がところどころ抜けてまだらになった状態をいい、気力が落ちた状態（気虚）のサインである。舌下静脈の怒張は末梢循環不全（瘀血）のサインである（図2）。

b．脈 診

西洋医学での脈診が脈拍数のみを計測するのに対して、東洋医学では脈の性状の評価がメインである。触れやすさ、強さ、大きさ、流れ方などを細かく評価するが、実臨床では力強く触れるかどうか、弱くて触れにくいかによって、身体全体が弱っているかどうかの評価が可能である。

表2● 漢方の診察方法「四診」

望診（ぼうしん）	表情、顔色、皮膚の状態、舌の状態（舌診）
聞診（ぶんしん）	声の大きさ、話し方、体臭
問診（もんしん）	自覚症状と普段の体質傾向
切診（せっしん）	脈診、腹診

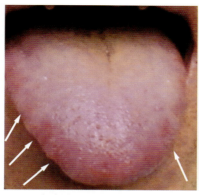

a．歯痕舌：舌に歯型を認める。

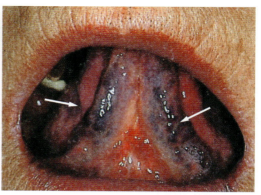

b．舌下静脈の怒張：瘀血＝末梢循環不全

図2● 舌診

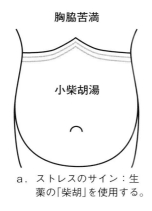
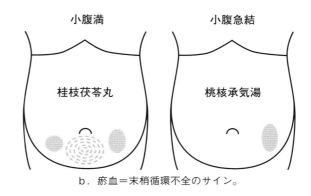

図3●腹診

c．腹　診

　西洋医学では腹部臓器の腫大をみるために腹診を行うが、漢方医学での腹診は腹壁の緊張・圧痛を評価する。日本において江戸時代に発展した診察方法である。両足を伸ばした状態で行う。特徴的な所見に対して、ある程度特定の処方を用いることが目安として示されており、処方選択の手がかりとして有用である。女性心身医学で重要な所見を示す。「胸脇苦満」は季肋部の抵抗・圧痛であり、「柴胡」を含んだ生薬を使用するサインとされる。柴胡の薬理作用には中枢抑制作用、解熱鎮痛作用、抗炎症作用がある。「小腹満」「小腹急結」は臍下部・下腹部の抵抗・圧痛であり、瘀血のサインとされる（**図3**）。

3 ■ 気血水の概念（表3）

　生体を維持するのが、「気」「血」「水」の3要素から成り立つと考え、それぞれは身体を順調にめぐっているが、これらのバランスが崩れると病気になると考える。「気」は生命のエネルギーであり、目に見えないパワーとされる。「血」は赤い液体で血液のような物質的なものであるが、エネルギー的な意味合いが含まれる。「水」は無色の液体で同じくリンパ液のような物質的なものであるが、ここにもエネルギー的な意味合いが含まれる。それぞれの異常に適応する処方を用いて治療を行う。一般的には漢方処方はさまざまな作用をもつ生薬の複合体であり、がん治療患者の免疫賦活作用として汎用されている十全大補湯を例に挙げると、「気虚」「血虚」の両者に対応する薬剤とされ、その分元気にする作用が強いのであろうと考えられる。

a．気の異常

　「気虚」は「気」が虚した状態であり、気力がなく元気がない状態をいう。「気鬱」「気滞」は「気」が滞った状態であり、気持ちが落ち込んでうつ的な状態や閉塞感・停滞感として現れる。「気逆」は「気」の逆転であり、いわゆるのぼせである。このように、気の異常は心身医学

表3●気血水とその異常

	漢方医学での概念	異常による特徴的症状
気	生命のエネルギー	冷えのぼせ、不安、動悸、抑うつ、だるい
血	赤い液体	月経異常、うっ血、皮膚のくすみ
水	無色の液体	むくみ、めまい、口の渇き

との関連性の深い症状といえる。

b．血の異常

　女性は月経があるために血の異常が病態を考えるうえで重要であるとされている。「血虚」は「血」が虚した状態であり、西洋医学での貧血に伴う症状であるが、必ずしも貧血である必要はない。皮膚の乾燥、髪が抜けやすいといった症状を伴う。「瘀血」は「血」が滞った状態であり、女性心身症の重要な疾患である、更年期障害・月経前症候群・機能性月経困難症の病因とされている。西洋医学的には、それぞれ別々の疾患とされるが、日本人女子高校生を対象とした疫学調査においても、月経痛と月経前症候群の重症度との間には相関関係を認める結果を得ている[2]。症候としてはさまざまな精神身体症状（不眠、嗜眠、精神不穏、顔面の発作的紅潮、筋痛、腰痛など）が現れる。先述の舌診・脈診・腹診では、特徴的なサインを認める。

c．水の異常

　「水滞」「水毒」は「水」が滞った状態であり、むくみやすい状態であるが、症状としては、めまい、立ちくらみ、ふらつきがある。頭痛、耳鳴り、頻尿などの尿症状、下痢、口渇も水の変調が疑われる。月経前症候群の身体症状としての浮腫・頭痛も「水」の異常として捉えられる。

4 ■ 五臓の概念（図4）

　五行説であり安部晴明といった陰陽道が連想され、西洋医学的には受け入れ難いところがある。診断、処方決定においては、一部を理解しておくと便利な点があり、特に女性心身医学で重要と思われる、「肝」と「腎」について西洋医学的解釈とその病的状態を理解しておくとよい。図中の点線でつなぐ臓器については、抑制的に作用すると考える。心身医学的な面からみると、「肝」の高ぶりで抑うつや心身症になると「脾」が抑えられることになるが、「脾」は消化機能を表すので、ストレスにより胃腸障害が引き起こされることを表す。西洋医学的な機能性胃腸症がこの病態に相当すると思われる。おそらくは、古代中国での経験則を五臓といったシンプルな形で説明できるように当てはめたのであろうと考えられる。

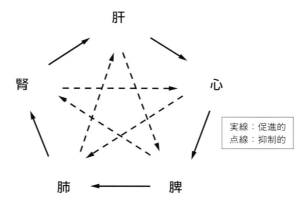

図4●五臓の概念
観念的な要素が強く、西洋医学での臓器とは異なる。

3 女性心身医学での汎用処方

1 ■ 駆瘀血剤

更年期障害・月経前症候群・機能性月経困難症の病因とされる瘀血に対する改善薬である。女性の三大処方として知られる、「当帰芍薬散」「加味逍遙散」「桂枝茯苓丸」が汎用されている。これらに「桃核承気湯」を加えた4剤でかなりの症状に対応可能である。構成生薬を理解しておくことにより、薬効の特徴が理解しやすい(図5)。

a.「当帰芍薬散」

症状的にはやせていて色白、冷え、虚弱体質、頭痛、めまい、肩凝り、身体に水が溜まりやすい(浮腫傾向)を特徴とする。漢方医学では、水が溜まりやすい(水毒)のが原因で頭痛・めまい・肩凝りが起こると考えられており、これらは一連の症状と考える。構成生薬には、「朮」「沢瀉」「茯苓」といった利水作用をもつ生薬が含まれている。

b.「桂枝茯苓丸」

当帰芍薬散よりは、より実証タイプのものに使用する。瘀血症状が強く、症状としては冷えのぼせが特徴である。精神神経症状は軽度のものに用いる。

c.「桃核承気湯」

桂枝茯苓丸より、より実証タイプのものに使用する。症状的には桂枝茯苓丸に似るが、精神神経症状はより強い。便秘が強いことが使用目標となる。構成生薬としては、「大黄」

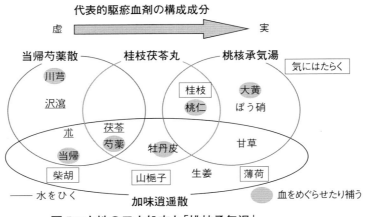

図5●女性の三大処方と「桃核承気湯」

「桃仁」「ぼう硝」といった瀉下作用(下剤)のある生薬が含まれている。

d．「加味逍遙散」

名前の如く症状が「逍遙」するものに使用する。不定愁訴に対する代表処方といえる。血管運動神経症状と精神神経症状が入り交じった症状に対して用いる。構成生薬としては、「柴胡」「薄荷」「山梔子」といった気に働く生薬が含まれている。

2 ■ 補腎剤

老化に伴う諸症状に汎用されている。以下の2剤には、「地黄」が構成生薬として含まれており、副作用で胃もたれが起こる場合があり、食後投与にした方がよい。

a．「八味地黄丸」

男性不妊に用いられるために、男性に使用する漢方薬のイメージが強いが、本来は性差に関係なく使用する。下肢脱力感、疲労感、足腰の冷え、腰痛、夜間の頻尿などを目標に使用する。

b．「牛車腎気丸」

タキソールなどの抗がん剤によるしびれに対する使用が有名であるが、もともとは補腎剤の1つである。八味地黄丸に「牛膝」「車前子」の2つの生薬を追加したもので、八味地黄丸の作用を強化した薬剤と考えればよい。

3 ■ 柴胡剤

精神安定作用を目的に処方される。先述の加味逍遙散も代表的な処方の1つである。柴胡剤と駆瘀血剤との併用は有用とされる。柴胡を含有する処方はエキス剤でもかなり多い

が、女性心身医学において重要と思われるものを紹介する。

a．「柴胡桂枝乾姜湯」

冷えがあって、細かいことが気になる神経過敏な人に用いるとよいとされる。

b．「抑肝散」「抑肝散加陳皮半夏」

認知症の周辺症状（BPSD）に対する改善効果で汎用されているが、もともと小児の疳の虫や夜泣きに使用された処方である。「肝」の高ぶりを鎮めるもので、ストレスからの消化機能の障害も併発している場合には、「抑肝散加陳皮半夏」を使用する。

4 ■ 補　剤

構成生薬に「人参」「黄耆」などを含んでおり、消化機能を改善して、全身状態の改善を期待する処方である。

a．「補中益気湯」

「中」は胃腸を意味しており、胃腸の機能を補って、気を益す薬という意味である。補気作用とは、一種の抗うつ作用とも考えられる。

b．「六君子湯」

補中益気湯には類似するが、「黄耆」は含有せず、消化管の水の溜まり（食後に胃の中でチャポチャポ音がする、下痢傾向）を改善する。食欲を上げる作用があり、動物実験においては、食欲に関連するグレリンの増加作用が証明されている。

c．「十全大補湯」

「人参」「黄耆」に加えて、血を増やす「地黄」が含有されている。「気」と「血」の両者を増やす。

4　漢方のEBM

日本のエキス剤の品質は非常に高く、成分の均一性が保たれていることから、西洋薬と同様の科学的な手法を用いた作用機序の解明や臨床試験が実施されるようになってきた。PubMedで検索した英文論文数を表4に示すが、がん治療の副作用対策としての作用を検証する論文が多い。心身医学領域としては、六君子湯の機能性胃腸障害への改善効果についての検討が多く、RCTを含んだ臨床研究ならびに作用メカニズムに関する基礎研究が実施されている[3]。女性心身医学領域では、更年期障害に対する加味逍遙散の有効性に対してのプラセボを用いた二重盲検比較試験が実施された。プラセボとの有意差が出ない結果に終わったが、観察期間の問題などの改善すべき点も多く、今後のさらなる検討が期待される。

表4●研究が進みつつある漢方製剤ベスト4(2015年7月10日現在)

薬剤名	英語表記	論文数	代表的疾患
抑肝散	yokukansan	137	認知症(BPSD)
六君子湯	rikkunshito	115	Functional dyspepsia
大建中湯	daikenchuto	90	イレウス
牛車腎気丸	goshajinkigan	69	末梢神経障害

II 代替医療

　日本における代替医療の中心は、漢方治療を含めた薬物的な治療であり、サプリメントや健康食品服用が極めて多いと思われる。実際、婦人科がん患者を対象とした検討でも、サプリメントや健康食品を摂取している患者は31％であり、漢方服用者よりも多い結果となっている[4]。ここでは、代替医療の代表的なものを紹介したい。

1 鍼灸治療

　日本における鍼灸治療は鍼灸師により、鍼灸院で実施されるものがほとんどであり、西洋医学を行う医療者にとっては馴染みの薄い治療である。欧米においては、代替医療の代表的なものであり、医師による治療が中心である。特に、ドイツにおいては腰痛と変形性膝関節症への鍼治療が保険適応となっており、多くの臨床研究・基礎研究が報告されている[5]。体表に存在する「経穴」と呼ばれる部位に鍼を刺したり、灸による温熱刺激を加えたりする。日本では、鍼管といわれる細い管の中に鍼を入れ、指で軽く叩いて刺入する方法がほとんどであり、鍼は非常に細く痛みはほとんど伴わない。鍼治療用に開発されたディスポ鍼が使用されている。

2 カイロプラクティック

　19世紀末にアメリカで開発された治療法であり、脊椎を手で調整することにより、あらゆる体調の不調を治すことになっているが、科学的根拠に乏しい。むしろ、頸椎損傷や骨粗鬆症患者での骨折といった有害事象報告もあり、注意が必要である。

3 ハーブ

　西洋における漢方治療ともいえ、多くの種類が存在する。その中では、有効性の検証されたものもある。日本におけるこれらの使用はサプリメントとしての使用であり、品質管理や有効成分含有の管理までの保証はないことには留意が必要である。「セントジョンズ

ワート」は、軽から中程度の抑うつに対する有効性が報告されている[6]。CYP3A4 および CYP1A2 が誘導されることが知られており、医薬品との相互作用については注意が必要である。エストロゲンに関しては、代謝が促進されることになり、血中濃度が低下し効果を減弱する可能性がある。

4 ホメオパシー

18 世紀末のドイツにおいて提唱された治療法であり、健康な人にある物質 X を多量に投与した際に生じる症状を治療するには、物質 X をごく微量に含むか、含まない薬剤を用いて治療するという。極めて高度に希釈した薬剤（10 億倍以上）を錠剤や砂糖粒に湿らせて投与する。当然ながら薬効はなく、プラセボ効果しかないと考えられる[7]。

● おわりに

漢方治療や代替医療は、日本だけでなく世界的にも使用頻度が増加していると思われる。西洋医学との使い分けや併用、科学的な有効性検証など多くの課題が残されているのが現状である。

（武田　卓）

■文献

1) Suzuki N：Complementary and alternative medicine；a Japanese perspective. Evid Based Complement Alternat Med 1(2)：113-118, 2004.
2) Kitamura M, Takeda T, Koga S, et al：Relationship between premenstrual symptoms and dysmenorrhea in Japanese high school students. Arch Womens Ment Health 15(2)：131-133, 2012.
3) Mogami S, Hattori T：Beneficial effects of rikkunshito, a Japanese kampo medicine, on gastrointestinal dysfunction and anorexia in combination with Western drug；a systematic review. Evidence-based complementary and alternative medicine：eCAM.：2014：519035. doi：10.1155/2014/519035.
4) Takeda T, Yamaguchi T, Yaegashi N：Perceptions and attitudes of Japanese gynecologic cancer patients to Kampo（Japanese herbal）medicines. Int J Clin Oncol 17(2)：143-149, 2012.
5) 高山　真, 岩崎　鋼, 渡部正司, ほか：ドイツの 4 ヵ所の医療施設における統合医療の現状. 日東医誌 63(4)：275-282, 2012.
6) Linde K, Mulrow CD：St John's wort for depression（Cochrane Review）. The Cochrane Library 3, John Wiley & Sons, Chichester, 2003.
7) Shang Al, Huwiler-Müntener K, Nartey L, et al：Are the clinical effects of homoeopathy placebo effects？Comparative study of placebo-controlled trials of homoeopathy and allopathy. Lancet 366(9487)：726-732, 2005.

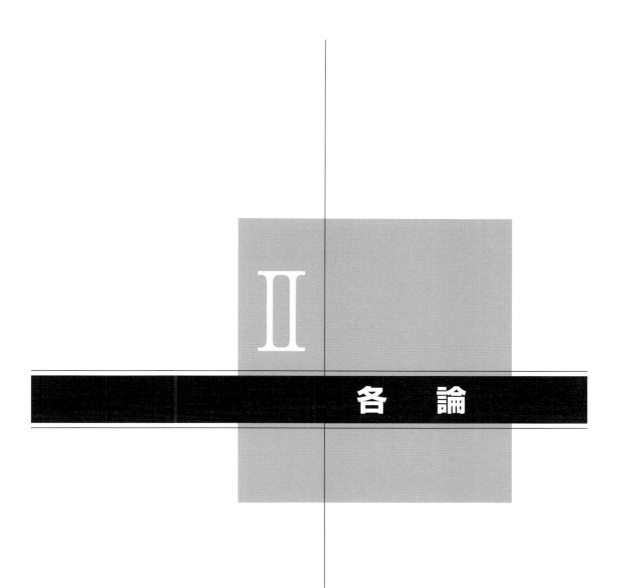

1 女性のライフサイクルとメンタルヘルス

● はじめに

　ライフサイクルを論ずるにあたり、主人公の存在は不可欠である。どこの、どの時代の、誰を語るか、という視点である。実は20世紀のライフルサイクル論のほとんどは男性をモデルにしており、そこでは女性は常に「他者」であって主人公にはなり得なかった。その論が学問として精密であればあるほど女性にとっては居心地のよくないものでしかなかったし、特に、職場のストレスを語る場合その居心地の悪さは最大限に達していたといってもよい。しかし、ここで語るライフサイクル論は女性を主人公としている。社会での居心地の悪さそのものを取り込んだライフサイクル論といってもいいのかも知れない。そのつもりで一緒に考えながら読んで頂ければ幸いである。

I 日本の女性のライフコースの構成要素

　女性のライフサイクル上の危機は、加齢という横軸とその都度の航路選択、すなわちライフコースの枝分かれという横軸を基本としてそれぞれの女性にとって少しずつ違った意味をもって迎え入れられる[1]。一言でいって、現代の日本に生きる女性のライフコースは多様化しており価値観も重層的である。これに並行しストレスもまた多様化し複雑化している。

　日本の女性の更年期までのライフコースを図1に示した。日本女性のライフコースは、学校を出て就労するまでは男性のそれと大きな違いはない。養育者との関係や学ぶ環境、受験、就職活動などストレス状態を形成する状況は多々あるとしても、ライフコースそのものが大きく枝分かれしていくことはあまりない。

　その流れが分かれるのは、多くは20代後半から30代前半である。結婚するか(パートナーをもつか)、仕事を続けるか、子どもをもつか。昭和の時代までは、学校を出た後に仕事に就くかどうかがライフコースの分け目を形成することもあった。しかし、2015年4月の厚生労働省および文部科学省の発表によれば、高卒後の女性の就労率は96.4％、大卒のそれは96.6％に達しており、就労は日本女性のライフサイクルに既に織り込み済みのライフイベントである。一方、図2にみるように、日本に住む女性の労働力率はM字カーブを示しており、結婚や出産を機に離職する女性が多いこともまたよく知られている。因みに、経済協力開発機構(Organization for Economic Cooperation and Development；

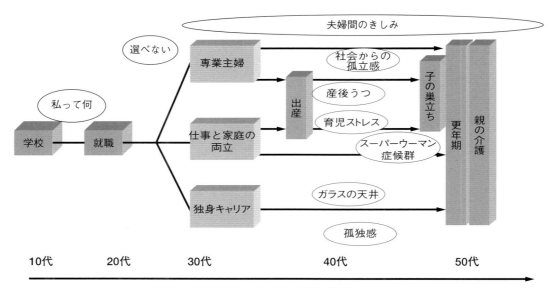

図1● 更年期までの日本女性のライフコース

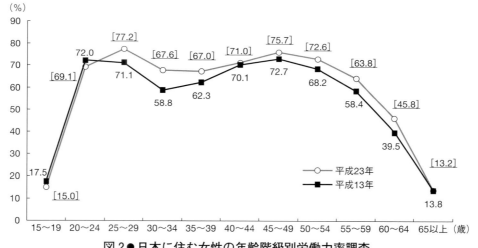

図2● 日本に住む女性の年齢階級別労働力率調査
（総務省統計局「労働力調査（平成13, 23年）」による）

OECD）の調査によれば、2013年の日本の25〜54歳の女性の就業率は70.8％と、34の加盟国中23位であり、男女の就業率の差はOECD平均が17ポイントなのに対して日本は20ポイントであった。

M字カーブを背景に、パートナーをもつか、仕事を続けるか、子どもをもつか、の3つの次元の組み合わせで若い成年期の女性のライフコースはいくつかの典型的な分流を形成していく。その両極は専業主婦と独身キャリア女性であり、中間には子どもをもつ共働き

夫婦、子どもをもたない共働き夫婦、シングルマザーなどさまざまなパターンが位置する。20代後半から40代前半までは多様化盛りの時期であり、「ママ友」など分流的なライフコースを基盤に小さなコミュニティが形成されやすくもなる。また近年では、第四の次元、親がいるかいないか、そして要介護者がいるかいないかも女性のライフコースを大きく左右している。

　日本の女性の自立は進んだといわれることが多い。しかし、現実をみれば、日本に住む女性のライフコースは親、夫、子どもなどの重要な他者によって、あるいは男性と男性優位社会に照準を合わせた社会システムによって自分の世界が分断されやすいのが特徴である。自分を見失わないように、しかし、重要な他者や社会システムを時には優先し、およそ更年期にその多様化の頂点を迎える女性のライフコースは、やがて親の介護や自分自身の体調不良など世代を横断するストレスを再び内包していくことになるのである。

II 日本の女性のライフコース上のストレス

　さて、ここで視点をライフコース上のストレスに移してみよう。心の病気という観点からみると、一般に、児童期の発達障害などは男児に多く発症するが、思春期頃から女性の精神疾患罹患率が上がり始め、閉経以降はさらに上がるといわれている。中でも女性のうつ病の生涯罹患率は男性のおよそ2倍となっている。気分障害と並んでパニック障害や社会恐怖、全般性不安障害、心的外傷後ストレス障害（posttraumatic stress disorder；PTSD）などの不安障害も女性に多い。また、摂食障害は女性に圧倒的に多い疾患である。

　このような性差が精神健康障害上に生じる背景には、女性ホルモンの変動とともにライフサイクルに関連した心理社会的ストレスがあると考えられる。月経や妊娠・出産、閉経に絡む女性ホルモンの変動は女性のストレス感受性を高め、うつや不安障害などの発症を促進している。エストロゲンやプロゲステロンといった女性ホルモンは中枢神経系にも多大な影響を及ぼしており、その結果、月経前症候群（premenstrual syndrome；PMS）、マタニティーブルーズや更年期の心身の不調が生じ、ひいては月経前不快気分障害（premenstrual dysphoric disorder；PMDD）や産後うつ病、閉経移行期うつ病が発症すると考えられている。

　心理社会的ストレスに関しては図1に戻って、特に「夫婦間のきしみ」、子の巣立ちにかかわる「空の巣症候群」、「スーパーウーマン症候群」、「ガラスの天井」について説明したい。

1 夫婦間のきしみ

　Willi J は『夫婦関係の精神分析』(1975)[2]で、結婚生活の諸段階を「安定した夫婦関係の形成期」「建設と創造の時期」「中年の危機」「老年期の夫婦」に分類した。多くのライフサイクルの研究者と同様、彼は、それぞれの時期にそれぞれの問題と葛藤が生じると考えている。この中で特に注目したいのは「中年の危機」と「老年期の夫婦」におけるストレスである。

　「中年の危機」とは、夫婦が「建設と創造の時期」を過ぎ、家族の社会的地位や経済的な枠もほぼ決まった後、自分たちの同一性を相互協調や共通の課題の克服に見い出すことができなくなった頃、第二の同一性の危機として現れる。相手に適応することなく自分自身でありたいと思ったり、見えなくなっていた自分自身の生活を取り戻そうとし、逃してしまった、あるいは犠牲となった生活の可能性を追い求める気持ちが強くなることになる。また、目前に老年期が迫っているため、この傾向は一層助長される。中高年既婚男女の婚外交渉や、また従来、女性の中年危機の問題として扱われる「空の巣症候群」(後述)、「台所症候群」、あるいは主婦のアルコール症なども実際はこの時期の夫婦関係の危機として捉え直すことが、より治療的現状に見合っていると思われることも多い。岡本によれば、子育てに追われていた時期の夫婦は互いにその父親/母親役割によって結びつき、安定度を高く保っているが、子どもの自立期を迎えた夫婦においては、ほかのものでは代替できない関係、つまり妻の側からいえば夫にとって自分はいったいなんだったのかという、夫婦関係の再確認の欲求が高まってくるという[3]。この時期の夫は職場において重要な地位に就き、妻の欲求に対して関心をもつだけの余裕がない。玉谷は中年期に自分たちの夫婦関係を再認識することを「心理的再婚」と呼んでいる[4]が、知らぬ間に広がっていた夫婦間のギャップが「再婚」への可塑性を失ったとき、夫婦は離婚や神経症発症という事態に直面せざるを得なくなるのである。Williは、治療を受けに来る家族のほとんどがこの時期であることを述べ、子どもたちだけが夫婦の唯一の媒介者となりうるため、彼らが子どもたちにしがみつこうとする場合が多い点を指摘している。それ故、子どもたちを巻き添えにしないで、夫婦の関係について2人に考えさせるのは困難で手数のかかる治療作業となるのである。

　一方、「老年期の夫婦」の関係は再び密接にならざるを得ない。所属する社会の最も上の世代として、知識や経験が尊重されるものの、徐々に世話をされる側となり、子の世代に頼るようになる。子どもたちの巣立ちに伴ってカップルは再び2人に戻るために、新しい関心や対人関係を獲得する必要が出てくるのである。日本の全離婚数に占める同居期間が20年以上の熟年夫婦の離婚件数の割合が増加しているが、平均寿命が延びたわが国における、定年以降の人生の延長もこれに深く関係していると思われる。老後は、役割分担や

家庭内離婚ではもはや乗り切れないほど長くなってきたのであろう。中年期、社会的には夫に有利に傾きがちなため崩れていた夫婦の等価性のバランスは、今や逆となり、妻に有利とならざるを得ない。中年期に役割分担が進んでいた夫婦ほど、夫たる男性は完全に妻の支配領域である家に置かれ、例えば「ぬれ落ち葉」という呼称に甘んじることになる。もっとも、妻への依存性が明らかとなった老いた夫に対し、使命感や世話をする役割を新たに見い出す妻も少なからずいることが最近の調査で知られている。また、どちらかが死亡した場合、長い老後を考慮すればパートナーを欲する気持ちは自然なものとして理解されよう。

2 空の巣症候群

　空の巣症候群とは、大学への入学や結婚などに代表される子どもの巣立ちの時期に一致して親—大半は母親—が陥る心身の不調を指す言葉であり、1980年代から米国を中心に使われ始め、広く知られるようになった。

　子育ての荷が下りること、愛の対象である子どもが手を離れること、母親としての役割の大半が終了すること、そして自分の時間が増えることなどこの時期に起きるさまざまな変化から、子どもがいなくなった後の家=「空の巣」に残された更年期周辺の女性はしばしば空虚感(emptiness)や抑うつ感にとらわれる。多くの場合、子育てにかかわった母親であれば、多かれ少なかれ生じる正常な心理的反応の範囲のものであるが、子育てが自分の社会的役割の多くを占めてきた専業主婦やそのほかにも母子の密着が強いケースの場合は、時にその心身の不調が病的水準にまで達し、精神医学的・心理学的治療を要することもある。特に子育てに専心していた女性の場合、子どもの巣立ちが燃え尽き(burn-out)につながることもしばしば指摘されている。

　空の巣を経験する女性の大半が更年期周辺にあることから、空の巣症候群はしばしば更年期障害やうつ病とも関連性があるとされる。「空の巣」体験が更年期症状の増悪やうつ病の発症の契機になる場合もあるし、また逆の場合も考慮される必要があろう。

　巣立ちによってパートナーとの関係性が再び重要性を増してくるという側面もある。女性が更年期にあるとき、そのパートナーである夫は職業生活において中心的な役割を担っていることが多い。子どもがいなくなったとき、多忙な夫も実は巣にいなかったことに気づく女性は少なくない。

　生殖期の終わりを示す更年期に生じるさまざまなライフイベントは、実りと喪失と人生後半への旅立ちといった、それ自体既に葛藤性を含んだ複合的な意味合いをもっていることが多い。子育ての終了は更年期に生じやすいライフイベントの象徴といってもよいであ

ろう。その意味で「空の巣」体験は子どもをもった女性の誰にでも起こりうるものであり、だからこそ社会的文脈で「症候群」と呼ばれるわけである。しかし、それが症候群を超えて治療が必要なほどに重症化するのであれば、上述したようにうつ病の発症など、また別な視点が必要になる。

3 スーパーウーマン症候群

　スーパーウーマン症候群とは、完璧な職業人、完璧な妻、完璧な母、完璧な主婦など対立する役割を一度にこなそうとして疲労困憊している女性の種々のストレス状態をいう。スーパーウーマン症候群という言葉は、1987年にM.H.シェイヴィッツが著した「スーパーウーマン・シンドローム」[5]によるもので、女性の社会進出に伴い男性と同じように働く女性が増えてくるに従って増加した女性の役割葛藤について的確に表現している。女性は男性の何倍も働き、また、何倍も成果を挙げて初めて認められるという状況があり、仕事にやり甲斐を求めて頑張る女性は常に働き過ぎの状態となり、やがて燃え尽きの危機に直面する。働き盛りにある共働き夫婦に子どもができたときに陥りやすい状態である。

　また、著しく多忙な職業的環境の中で、自律神経の乱れからめまいや頭痛、吐き気などの症状が出てきたり、あるいは抑うつや不安に陥り、出勤ができなくなることがある。精神科的に診断すれば、うつ病やパニック障害、全般性不安障害あるいは適応障害などと診断されることが多いが、会社に出られないという症状がある特別な意味をもつことがある。出勤不能症とも出勤拒否ともいわれる病態で、子どもの不登校との類似性が指摘されている。そもそも男性に多く指摘されてきたものだが、近年では女性でも稀ではない。出勤不能症はスーパーウーマン症候群に限られた現象ではないが、しばしば同時に起こりうる。

4 ガラスの天井

　わが国における女性の管理職の割合は非常に低く、女性の昇進には規則には明文化されていない「ガラスの天井」があるといわれている。米国で生まれた概念で次第に日本でも使われるようになった。しかし、言葉としては同じでも、示す内容は大きく異なっている。米国では「ガラスの天井」は、主として女性キャリアの企業トップへの道が閉ざされている場合に使われるが、わが国の場合は係長クラスの中間管理職という水準において既にガラスの天井があるといわれる。厚労省「賃金構造基本統計調査」(2012年)によれば、女性管理職を役職別にみると、係長相当職14.4%、課長相当職7.9%、部長相当職は4.9%であり、いずれも長期的には上昇傾向にあるものの、低い水準にとどまっているとされている。

　ガラスの天井の問題は、努力が報われないという個々人の問題の側面だけでなく、企業

で働く女性の世代に応じたモデルの提供を阻み、結果的に後に続く女性社員の育成を阻むという構造的な問題につながっている。ポジティブ・アクションは、ガラスの天井を取り去り、女性にできるだけチャンスを与えようという取り組みの1つであり、女性管理職への数値目標の設定などがその代表として挙げられている。

上記以外に取りあげるべき女性の心理社会的ストレスとしては、女性に対する暴力の問題があり、中でもドメスティック・バイオレンス(domestic violence；DV)、性暴力被害、そして、職場のセクシュアル・ハラスメントが注目される。これら被害者の呈する精神障害は必ずしもPTSDに限られず、抑うつをはじめ、さまざまな精神症状を呈する。

● おわりに

日本の女性のライフコースの構成要素の項でも触れたが、女性のライフコースの多様化の背景には、重要な他者によって、あるいは男性と男性優位社会に照準を合わせた社会システムによって分断されやすい自分や自己の世界が常に存在していることを最後に強調したい。「女性の活用」が注目を浴びる現在であるからこそ、女性の健康をサポートする医療者は、現在女性が置かれている社会的状況やそこに存在しうるストレスについて包括的で幅広く、そして偏りのない知識をもつ必要があると考えている。

(加茂登志子)

■文献

1) 加茂登志子：各ライフステージにおけるこころと問題. 久米美代子, 飯島治之(編著), ウーマンズヘルス：女性のライフステージとヘルスケア, pp125-168, 医歯薬出版, 東京, 2007.
2) Willi J：Die Zweierbeziehung. Rowohlt Verlag GmbH, Reinbek am Hamburg, 1975 [中野良平, 奥村満佐子(訳)：夫婦関係の精神分析. 法政大学出版局, 東京, 1985].
3) 岡本祐子：現代女性をとりまく状況. 岡本祐子, 松下美知子(編), 女性のためのライフサイクル心理学, pp12-21, 福村出版, 東京, 1994.
4) 玉谷直美：女性の心の成熟. 創元社, 東京, 1992.
5) マージョリー・H. シェイヴィッツ(著), 谷川素子(翻訳), 麻生純子(翻訳)：スーパーウーマン・シンドローム：仕事を持つ女性にとってほんとうの幸せとは. 光文社, 東京, 1987.

2 摂食障害

● はじめに

摂食障害(eating disorder；ED)とは主として anorexia nervosa(神経性やせ症/神経性無食欲症；AN)、bulimia nervosa(神経性過食症/神経性大食症；BN)を指すが、DSM-5 (Diagnostic and Statistical Manual of Mental Disorders, 5th edition)(American Psychiatric Association, 2013)ではこれらに加え binge-eating disorder(以下 BEG)も ED の独立したカテゴリーとなった。DSM-5 の診断基準は表1を参照されたい。

I 疫学

1980年以前は、AN も BN も白人女性に多く、日本を除くアジアやアフリカ諸国にはみられなかった。しかし、1990年代から、アジア・アフリカ諸国でも ED が発症するようになった。

ANAD(National Association of AN and Associated Disorders)2014 によれば、AN の生涯有病率(女性)は 0.5～3.7%で 86%は 20歳までに発症し、このうち 20%は成熟期以前に自殺や心血管障害で死亡する。AN の 50%は BN に移行する。BN の生涯有病率(女性)は 1.1～4.2%である。AN と BN の患者の 10～15%が男性である。女性のエリートアスリートの 20%は ED である。

II 発症要因

さまざまな要因が複雑に絡み合って発症する多元的モデルで考えられている。

1 文化・社会的要因

1 ■ やせ願望と肥満恐怖 VS 飽食

健康上の理由や美容的側面から、女性誌や TV でやせを礼賛する傾向があることは否定できない。切池の研究では、日本では 15～24歳の女性では 1960年から 1995年まで身長は伸びているが BMI [body mass index：体重(kg)/身長(m^2)] は 21.5 から 20.5 に低下している。筆者の女子大生 2,527人に対する調査では、BMI が 19～21 であっても「太って

表1● DSM-5の診断基準

神経性やせ症/神経性無食欲症（Anorexia Nervosa）
A．必要量と比べてカロリー摂取を制限し、年齢、性別、成長曲線、身体的健康状態に対する有意に低い体重に至る。**有意に低い体重**とは、正常の下限を下回る体重で、子どもまたは青年の場合は、期待される最低体重を下回ると定義される。
B．有意に低い体重であるにもかかわらず、体重増加または肥満になることに対する強い恐怖、または体重増加を妨げる持続した行動がある。
C．自分の体重または体型の体験の仕方における障害、自己評価に対する体重や体型の不相応な影響、または現在の低体重の深刻さに対する認識の持続的欠如

コードするときの注：神経性やせ症はICD-9-CMでは病型にかかわらず307.1にコードされる。ICD-10-CMコードは下位分類（下記参照）による。

▶いずれかを特定せよ
（F50.01）**摂食制限型**：過去3ヵ月間、過食または排出行動（つまり、自己誘発性嘔吐、または緩下剤・利尿薬、または浣腸の乱用）の反復的なエピソードがないこと。この下位分類では、主にダイエット、断食、および/または過剰な運動によってもたらされる体重減少についての病態を記載している。
（F50.02）**過食・排出型**：過去3ヵ月間、過食または排出行動（つまり、自己誘発性嘔吐、または緩下剤・利尿薬、または浣腸の乱用）の反復的なエピソードがあること。

▶該当すれば特定せよ
部分寛解：かつて神経性やせ症の診断基準をすべて満たしたことがあり、現在は、基準A（低体重）については一定期間満たしていないが、基準B（体重増加または肥満になることへの強い恐怖、または体重増加を回避する行動）と基準C（体重および体型に関する自己認識の障害）のいずれかは満たしている。
完全寛解：かつて神経性やせ症の診断基準をすべて満たしていたが、現在は一定期間診断基準を満たしていない。

▶現在の重症度を特定せよ
重症度の最低限の値は、成人の場合、現在の体格指数（BMI：Body Mass Index）（下記参照）に、子どもおよび青年の場合、BMIパーセント値に基づいている。下に示した各範囲は、世界保健機関の成人のやせの分類による。子どもと青年については、それぞれに対応したBMIパーセント値を使用するべきである。重症度は、臨床症状、能力低下の程度、および管理の必要性によって上がることもある。
軽度：BMI≧17 kg/m^2
中等度：BMI16〜16.99 kg/m^2
重度：BMI15〜15.99 kg/m^2
最重度：BMI<15 kg/m^2

神経性過食症/神経性大食症（Bulimia Nervosa）
A．反復する過食エピソード。過食エピソードは以下の両方によって特徴づけられる。
　(1) 他とはっきり区別される時間帯に（例：任意の2時間の間に）、ほとんどの人が同様の状況で同様の時間内に食べる量よりも明らかに多い食物を食べる。
　(2) そのエピソードの間は、食べることを抑制できないという感覚（例：食べるのをやめることができない、または、食べる物の種類や量を抑制できないという感覚）。
B．体重の増加を防ぐための反復する不適切な代償行動。例えば、自己誘発性嘔吐；緩下剤、利尿薬、その他の医薬品の乱用；絶食；過剰な運動など。
C．過食と不適切な代償行動がともに平均して3ヵ月にわたって少なくとも週1回は起こっている。
D．自己評価が体型および体重の影響を過度に受けている。
E．その障害は、神経性やせ症のエピソードの期間にのみ起こるものではない。

▶該当すれば特定せよ
部分寛解：かつて神経性過食症の診断基準をすべて満たしていたが、現在は一定期間、診断基準のすべてではなく一部を満たしている。
完全寛解：かつて神経性過食症の診断基準をすべて満たしていたが、現在は一定期間、診断基準のいずれも満たしていない。

▶現在の重症度を特定せよ
重症度の最も低いものは、不適切な代償行動の頻度に基づいている（以下を参照）。他の症状および機能の能力低下の程度を反映して、重症度が上がることがある。
軽度：不適切な代償行動のエピソードが週に平均して1〜3回
中等度：不適切な代償行動のエピソードが週に平均して4〜7回
重度：不適切な代償行動のエピソードが週に平均して8〜13回
最重度：不適切な代償行動のエピソードが週に平均して14回以上

表 1 ● 続き

過食性障害（Binge-Eating Disorder）
A．反復する過食エピソード。過食エピソードは以下の両方によって特徴づけられる。
　(1) 他とはっきり区別される時間帯に（例：任意の 2 時間の間に）、ほとんどの人が同様の状況で同様の時間内に食べる量よりも明らかに多い食物を食べる。
　(2) そのエピソードの間は、食べることを抑制できないという感覚（例：食べるのをやめることができない、または、食べる物の種類や量を抑制できないという感覚）。
B．過食エピソードは、以下のうち 3 つ（またはそれ以上）のことと関連している。
　(1) 通常よりずっと速く食べる。
　(2) 苦しいくらい満腹になるまで食べる。
　(3) 身体的に空腹を感じていないときに大量の食物を食べる。
　(4) 自分がどんなに多く食べているか恥ずかしく感じるため 1 人で食べる。
　(5) 後になって、自己嫌悪、抑うつ気分、または強い罪責感を感じる。
C．過食に関して明らかな苦痛が存在する。
D．その過食は、平均して 3 ヵ月間にわたって少なくとも週 1 回は生じている。
E．過食は、神経性過食症の場合のように反復する不適切な代償行動とは関係せず、神経性過食症または神経性やせ症の経過の期間のみに起こるのではない。
▶該当すれば特定せよ
　部分寛解：かつて過食性障害の診断基準をすべて満たしていたが、現在は一定期間過食エピソードが平均して週 1 回未満の頻度で生じている。
　完全寛解：かつて過食性障害の診断基準をすべて満たしていたが、現在は一定期間診断基準のいずれも満たしていない。
▶現在の重症度を特定せよ
　重症度の最も低いものは、過食エピソードの頻度に基づいている（以下を参照）。他の症状や機能の能力低下の程度を反映して、重症度が上がることがある。
　軽度：過食エピソードが週に 1～3 回
　中等度：過食エピソードが週に 4～7 回
　重度：過食エピソードが週に 8～13 回
　最重度：過食エピソードが週に 14 回以上

アンダーライン：診断における重要ポイント
（日本精神神経学会（日本語版用語監修）, 髙橋三郎, 大野　裕（監訳）：DSM-5 精神疾患の診断・統計マニュアル. pp332-333, 338-339, 343-344, 医学書院, 東京, 2014 より一部改変）

いる」と感じている学生が 50％以上も存在しており、このうち約 35％が不必要なダイエットを行っていた。

　やせを礼賛する一方で、TV や雑誌ではグルメ特集に事欠かない。食事が生命を維持することよりも快楽的なものに変化している。「食べたいけどやせたい⇒食べて吐けばよい」を満たす飽食文化が既に確立されているといっても過言ではない。

2 ■ 女性の生き方の多様性

　女性は結婚し育児や家事だけをする時代ではなくなり、高学歴化による職業選択の幅が広がった。しかし、現実的には、特に日本では、伝統的な性の役割分担が女性に負荷され続けており、自己実現と実際の生活でのギャップが大きなストレスとなりうる可能性もある。OECD（経済協力開発機構）による 34 ヵ国の調査では、すべての国で男性が家事に従事する時間は女性よりも短く、特に日本の既婚男性が家事を手伝う時間は 1 週間 62 分（女性は 300 分）で、他の先進国などに比較し圧倒的に少ない。

2 心理的要因

1 ■ 自己評価の低さや性格傾向

自分を無価値と思うことや人に認められたい心理が体重や体型をコントロールすることによって代償されることが多い。

ANの摂食制限型は高度な強迫性が、BNでは境界性、演技性などのパーソナリティ障害が多いことが報告されている[1]。

2 ■ 認知の歪みや身体像の障害

自己評価の低さから体型や体重の管理に極度に関心をもつため、少し体重が減ると成功したと自信をもち、少しでも増えると大失敗したと思う。この結果、肥満恐怖や病的なやせ願望という認知の歪みにつながっていく。

3 ■ 家族関係や養育環境

Minuchinらの心身症家族の研究から、特にAN家族の交流傾向として、家族間の境界が曖昧で密着し過ぎる(絡み合い)、過保護、お互いに異なる意見をもっているが言わず、葛藤に子どもを巻き込まない(葛藤回避)などが指摘されている[2]。

3 生物学的要因

1 ■ 遺伝素因

一卵性双生児のED一致率が二卵性双生児よりも高いことから遺伝学的研究がなされてきた。セロトニン、ドパミン、レプチン、エストロゲンなどと関連する遺伝子が候補として挙げられている。

2 ■ 視床下部-下垂体-性腺系、甲状腺系、副腎系の機能異常

EDでは性腺ホルモンの分泌不全や甲状腺ホルモンや血中コルチゾールリズムの異常などがみられ、これらがEDの発症因子として関係する可能性がある。

Ⅲ 臨床像(表2)

1 EDに特有な精神症状

1 ■ やせ願望と肥満恐怖

特にANは低体重であるが太っていると思い込み、体重が少しでも増えると恐ろしく肥満になるのではないかとの恐怖が強い。BNは強い肥満恐怖がある。

2 ■ 身体像の障害と病識の欠如

大腿部、腹部、顔など一部が異常に太って醜いと思う醜形恐怖的な症状がある。特にANは30kg以下であっても太っているとの自覚が強い。EDでは自ら痩身希望のため、やせている状態を病気とは自覚しない。身体的な合併症(後述)がシビアになっても本当の意味での病識ができるかは疑問である。BNは過食や嘔吐などの食行動やこれに伴う抑うつ感などで苦しんでおり、治療にも積極的に参加しているように見えるが真の病識が形成される症例は少ない。

表2●摂食障害の症状

		AN	BN
行動	摂食行動	食事制限、偏食、拒食 絶食、隠れ食い	無茶食い、過食後の嘔吐 隠れ食い、偏食
	排出行動	嘔吐、下剤乱用、浣腸	嘔吐、下剤乱用、浣腸
	活動性	過活動	普通〜活動性低下
	問題行動	腹部マッサージ 万引き、自傷行為	自殺企図、自傷行為 万引き、アルコール依存
身体症状	体重	低体重	ほぼ標準
	月経	無月経	月経異常
	その他	脱水、腹部膨満、徐脈 浮腫、低体温、産毛、齲歯 電解質異常 骨粗鬆症 唾液腺腫脹	浮腫、唾液腺腫脹、齲歯 食道の炎症、電解質異常 不整脈
精神症状		社会的孤立、抑うつ、不安 完璧主義 強迫傾向 頑固 性的関心の低下	抑うつ、不安 気分が変わりやすい 衝動的

＊波線は排出型

2 その他の精神症状

1 ■ 抑うつ

AN では低体重や低栄養の結果、BN では過食後の自己嘔吐後の自己嫌悪感から気力の低下、抑うつ気分を生じる。

2 ■ 不　安

少量の体重増加で肥満になるという不安や恐怖は常にある。下剤や自己嘔吐は肥満恐怖を解消するための手段となっている。

3 ■ 強迫観念

高度の摂食制限、低カロリー食材へのこだわりから強迫的に過剰運動を行うことが、特に AN で儀式的になっている症例が多い。

3 精神的な合併症

1 ■ 気分障害（うつ病、双極性障害）

ED は二次的に抑うつ状態になることが多い。ANAD によれば、ED の 50％はうつ病を合併する。双極性障害は AN の 3％、BN の 17.7％に合併する。

食行動異常がほぼ正常になり体重が回復しても、気分障害が軽快するとは限らない。

2 ■ 不安障害

体重増加や肥満恐怖が精神病理の中核にあるため、社交不安障害、全般性不安障害、強迫性障害、パニック障害を高率に合併する。ED の 65％が少なくとも 1 つの不安障害を合併し、ED の 69％が ED 発症前に不安障害を発症するというデータもある[3]。

4 身体症状（表 2 を参照）

1 ■ ED にみられる典型的な身体症状

a．体重の変化

AN は低体重である。ICD（International Classification of Diseases）-10 では BMI が

17.5以下は低体重とみなされる。BNはやや痩身～標準体重、排出型でない場合は肥満傾向となる。

b．月経異常

ANはほとんど無月経である。稀にかなりの低体重であっても月経が発来していることもある。BNでは低体重でなくても無月経や月経不順をしばしば認める。

2 ▪ その他の身体症状

ANでは徐脈、低体温、低血圧、浮腫、背部の産毛発生が、BNでは過食・嘔吐後の浮腫や微熱を認めることがある。排出型では低K血症による不整脈で死に至ることもある。急激な過食による致死的な急性膵炎もある。

5 行動異常（問題行動）

1 ▪ 自傷行為や自殺企図

リストカット、大量服薬、アルコール乱用は時折みられる。これらは過食嘔吐後の自責感や自己否定感から一時的に楽になるために行われることが多い。

2 ▪ 万引き

切池によれば万引きはEDの約30％にみられるという。万引き前後のことを記憶していないことも多々ある。問題行動を伴うEDは境界性パーソナリティ障害などを合併している可能性が高く予後は悪い[4]。

IV 診断

1 診察のポイント

他の疾患との大きな違いは、ED患者本人が本当に治りたくて受診していることが少ないことである。家族や配偶者などに強制され同伴受診している場合は、患者の意志を尊重することを伝え、無理に治療を勧めない。EDの疑いのある患者には、治療者は中立的な立場であり、決して親の言いなりにならないことや、EDの治療方針や予後などについて説明し納得してから受診するように伝える。

1 ■ 病歴の聴取

a．発症時期ときっかけ

やせたくて自己流のダイエットを開始し体重減少が顕著になった時期やストレスで食欲不振になった時期を発症時期とする。このときの公私にわたる環境上の変化（進学、親の離婚、就職、転居など）を聴いておく。

b．食行動と体重

食思不振か過食か、嘔吐や下剤乱用などの排出行動の有無を確認する。偏った食材のみ摂取しているのか、最近2週間くらいの過食や嘔吐の頻度を聴き日常生活への支障のレベルを判断する。飲酒や喫煙に関しても頻度や量を聴く。ED発症前の体重を確認し、現在低体重であるにもかかわらず「やせたい」と望んでいる場合は、肥満恐怖ややせ願望を推測できる。

c．月経

初経年齢、無月経や月経不順（多発月経や稀発月経など）の発現時期と月経の持続期間、経血量を聴き、ED発症の時期との関係を確認する。

d．対人関係や行動

家族、学校、職場での人間関係でのストレスを聴く。父母や同胞に対する見方なども聴いておく。EDにより通学や通勤に支障が生じているかを確認する。

e．既往歴と治療歴

身体的な疾患も含めた既往歴とEDの前治療歴を聴取する。EDは病識に欠けることが多くドクターショッピング傾向が多々ある。前治療に対する不満なども尋ねる。

保護者（父母など）からも上記の項目に関して尋ねておくことは重要である。本人の捉え方と親のそれは必ずしも一致しないことがある。特に自傷行為などの問題行動に関して、本人は触れたがらないことが多く、親からの情報は貴重である。

2 ■ 診　察

一般的な内科所見のほか、齲歯のレベルや頬部の腫脹の有無、手背の吐きだこや手首のリストカットの有無、脱毛や背部の産毛の発生の程度を観察する。体重の測定に関しては初診時には拒否をする患者も多いため、工夫が必要である（体重計の数字が本人には見えないように後ろ向きに立ってもらうなど）。

頑なに体重測定を拒否する患者に対しては無理に測定しない。ドロップアウトしては治療継続にならないからである。

3 ■ 各種の自記式心理テストの活用

問診だけでは詳細な食行動異常のレベルや問題行動の把握が困難であるため、自記式の心理テストが有効である。EAT(Eating Attitudes Test)[5]、EDI(Eating Disorder Inventory)[6]、BITE(Bulimic Investigatory Test, Edinburgh)[7]、SRSE(Symptom Rating Scale for Eating Disorders)[8]、問題行動調査票[9]などがあり、診断のツールの1つとして活用できる。

EDの診断は、主として問診、視診により容易であることが多い。

2 診断基準(87頁表1を参照)

DSM-5、ICD-10の診断基準がよく用いられる。

V 治 療

EDは病識に乏しく食行動が嗜癖的であり治療は容易ではない。薬剤も精神療法もEDに特化して効果が発現するものはなく、個々の事例の特性を活かして種々の治療法を組み合わせる。治療者も患者も家族も忍耐強く「待つ」という気持ちが重要である。

1 治療への動機づけ

肥満恐怖、強いやせ願望があり、特に患者はANを治したいとは思っていない。治療開始前に治療の必要性があることを認識させることが重要である。例えば初診時からいきなり治療へ導入するのではなく、定期的に通院できるかどうか初診後1ヵ月くらいは経過観察をすることも必要である。BNは過食と嘔吐後の自己嫌悪や抑うつで悩んでいることが多く、一見治療に積極的に見えるが、実際はストレス解消的な過食と嘔吐は体重増加防止のよい手段と捉えていることが多々あり、治療のドロップアウトも多い。EDの中核的な症状である「やせ願望や肥満恐怖」を理解しつつ、医学的な予後や心身の合併症を時折伝え、「要治療」と自覚をもたせることが重要である。治療への動機づけの1例として、脱毛、肌荒れ、唾液腺の腫脹で顔の形が変形したなどの目に見える不調を指摘することなども有効である。

保護者のみが来院することも多い。親は自分が原因で子どもがEDを発症したと思い込んでいることがある。親には「親の育て方だけで病気を発症したわけではない。さまざまな偶然や、性格、体質、素因、環境などが関連して発症した」と説明し、親のストレスを軽減

することが望ましい。このような対応で、親がEDである子どもを客観的に観察できるようになる。親のみの受診時、30 kg以下の低体重ではない限り、緊急な受診は勧めない。実際にEDである子どもが不調に思うこと（身体症状である無月経や便秘、肌荒れなど）に視点を変え受診に導入して頂く。

1 ■ ANへの対応

切池による動機づけの程度による段階を用いる[9]。

a．病識がない段階

無理に親に連れられて受診する場合である。現在が病的であることを理解させるために低体重がもたらす心身への影響（90頁**表2**）を話し、致死的であることも稀でないことを伝える。治療の目標は肥満にすることではなく、「日常生活に支障がない心身の状態を再獲得することである」と明確にする。「気分の不調も記せる食行動日誌」の書き方を説明し、「治療者も一緒に悩みを考えていく」という姿勢を示す。筆者の場合、「食行動日誌」は患者の自由記載としている。但し、睡眠時間、1日の食事の内容、嘔吐した場合にはラインマーカーなどでその食事に印を付けること、および下剤の量、過食となった契機があれば記すことと定めている。その他、自由記載もして頂く。食行動日誌により患者のリアルな生活が見えてくる。

この食行動日誌の記述に同意した時点で再診の予約をして頂く。次回の予約の日時をしっかり決めておくことは、本来几帳面であることが多いANには治療継続の一助として有用である。再診の予約を拒否する場合は無理には受診を勧めない。

b．問題意識はあるが、食行動を変えようとしていない段階

食行動を変えないといけない気持ちと、やせているこのままがよいという気持ちがある段階である。病識がない段階に用いた方法でさらなる病識形成に努める。

c．自分の状態を変えねばならないと考えている段階

現在の状態を変えることを強く望んではいるものの現在の食行動を変えることは恐怖で、未来への不安が大きい段階である。ANは毎日食事をコントロールしているが、逆に食事に振り回されているという感覚も強く、一生が食事に振り回される恐怖ももっている。この点に言及し、「今できそうなことから始めましょう」と治療への動機づけを強化する。

d．治療を受けたがうまくいかず転院してきた段階

患者には治療には時間を要することを説明する。実際にANの寛解までには早くても数年は必要である。現在の心身の状態と生活への支障度などを見直し、再度治療目標（後述）を決める。転院してきたことを評価し次回の診察につなげる。

2 ▪ BN への対応

AN よりも病識がある。さらに病識を強化するため、回復したときの大きなメリットや不治の病ではないので必ずよくなっていくことを伝え次回の診察につなげる。

2 外来か入院か

ED は基本的に外来で治療を行う。本来の環境の中で社会生活を維持しながらの治療は、退行現象を予防するためにも望ましい。

1 ▪ 入院適応

AN で標準体重よりも 30％以上の体重減少時や、低血糖、急性肝炎や腎不全などの生命的危機のあるときには緊急に内科的な治療を優先する。致命的な状態でなくても、ED 本人が食事の摂取の仕方を学びたい場合や、身体状態の改善を希望する場合は内科入院も効果的である。摂食行動に振り回され衝動コントロールができない場合や自殺企図などの問題行動が著しい場合は精神科に入院することが望ましい。

2 ▪ 外来治療

a．AN

食行動日誌を記すことにより、どのような食材を摂取しているか、過剰な運動をしているか、下剤の乱用などがわかる。食に振り回され本来したいことができていないことなどを確認しつつ、どうしたら食に振り回されないのか一緒に考えていく。まずできそうなことを目標としていく（例えば、下剤を 50 錠飲んでいる場合、1 錠でもよいので減らしてみる。固形物を回避しているが、なんでもよいので固形物にトライする。運動時間や散歩の時間を少しでも減らす）。患者ができたことは褒め次回の診察につなげる。

体重は測定するが、患者に数値がわからないように測定する場合もある。治療目標体重は標準体重よりも少なく設定する。月経が順調に持続的に発来する体重が目標であると説明することも多い。

正常な食習慣の再獲得を目指すために、1 日 3 食決まった時間に食事を摂るようにアドバイスする。初期は食事の内容にはあまり触れない。量はともかく家族と同じ食事内容にトライするようにしていく。炭水化物を避けている AN は多いが、食品群はバランスよく摂取することが重要であることを辛抱強く説明していく。料理の内容は母に任せるが、母は子どもの食べ方や摂取量にはノーコメントとして頂く。母の「待つ」姿勢が大切である。

実際に食事量が増えていくまでには最低数ヵ月を要することが多い。食事の話をしていきながら、患者が抱える内面的な問題がみえるようになってくる。食事量の目標とともにどのような社会生活を送りたいのかなども話し合っていき、実現可能な目標を設定する(通信制の高校へ復学する体力をつけるなど)。

　家族の協力は不可欠である。家族と定期的に面談することが望ましい。家族は医師と面談することにより不安が軽減する。医師も家族の情報を得ることにより客観的な患者の状態を把握することができる。

　家族療法以外の精神療法も併用する。認知行動療法、集団療法なども有効である(個々の精神療法に関してはそれぞれ専門書を参照されたい)。

　ANに特異的な薬物療法はないが、筆者は抑うつの改善と食欲の軽快を目的として抗うつ薬のミルタザピンを処方し有効であった症例を経験した。食事に対するこだわりや儀式的な運動習慣が軽減し、食欲中枢が刺激され短期間での体重増加が期待できることが多い。但し、ミルタザピンの投与の際には、薬の作用、副作用を詳しく説明し、十分に納得して頂いてから処方する。初期は15 mgで開始、45 mgまで増量していく。患者は、ミルタザピン服用後、「気持ちが楽になった」と述べることが多々ある。

b．BN

　ANと同様に食行動日誌を記述して頂く。過食は自己流のダイエットの反動や心理的なストレスから生じる。規則正しい食習慣は適正体重を維持することにつながるとアドバイスする。まずは規則正しい過食(過食の時間を決める)を目標とする。自己嘔吐は習慣化すると苦しまず嘔吐できてしまうが、自己嘔吐では身体が太りやすくなることを説明し、嘔吐の回数を少しでも減らすことがよいと伝える。1週間で、少しでも過食と嘔吐の回数が減らせるように指導し、減らせたときには賞賛する。過食嘔吐軽減のメリットは身体が楽になるばかりか、経済的にもプラスになることを実感させる。BNは過食嘔吐後の自己嫌悪と抑うつ状態を伴う。BNにも特化した薬物療法はないが、抗うつ薬の選択的セロトニン再取込み阻害薬(selective serotonin reuptake inhibitor；SSRI)は抑うつを改善すると同時に過食衝動を軽減させる作用もあり時には有用である。

　過食嘔吐が少し減ってきた時点で、過食の代替行動を見つけていく。ネイルをする、編み物をするなど手を使うことが有用である。できたことを褒めつつ低い自己評価に働きかけていく。下剤も嘔吐と同様な排出行動であることを伝え、身体的に重篤な合併症へ移行する可能性を指導する(例えば電解質異常から不整脈や腎不全となるなど)。下剤が減少していくと一時的に浮腫となるが、徐々に軽快することも伝える。

　家族の協力を得て、周りに食べ物を買い置きしないことや食後すぐにトイレに行かない

ように我慢することなども実行していく。

　初期には患者は気づいていないことが多いが、ストレス発散に過食嘔吐を行うことが判明してくる。過食嘔吐のきっかけになる小さなストレスを見逃さないように働きかけていく。一方で、患者は過食嘔吐を手放してしまう不安を抱えている。このテーマにも触れ、過食嘔吐を手放し適切なストレス対処行動をすることが健康への近道であると指導する。

　BNの嘔吐がないタイプは、やや肥満傾向、嘔吐を伴う場合は標準体重もしくは少しやせ気味である。ANと同様、月経が規則的に発来する体重を目標にすることも多い。過食嘔吐が自助努力で減少していく中で、身体が楽になり健康的になっていくことと自己肯定感(達成感)が強化され、抑うつ傾向から脱出できる。BNも支持的精神療法、家族療法、集団療法、認知行動療法などを施行する。ここでは多くの外来治療で行われている支持的精神療法について触れる。これは、患者の多様な不安を緩和し、適応力を高めることを目標とした対症療法的、保存的な精神療法である。患者を支持することは患者が低い自己評価から自己肯定感を獲得するために大きな役割を果たす。方法は、会話や積極的傾聴、言語的、非言語的にも配慮する、オープンクエスチョンを通じて、忠告、再保証、勇気づけ、賞賛、助言、指導、環境調整、感情の浄化、内省へ導く、支援、力になる、手を貸すなどとされている[10]。

3 質問紙の活用

　ANやBNの臨床症状を評価し、EDのスクリーニングにも用いられる自記式の質問紙であり、限られた時間の外来治療などでは大変役に立つ。**表3**は主な質問紙である。

表3 ● EDスクリーニング用質問紙

①Eating Attitudes Test(EAT)
　食行動や態度に関する40項目の質問からなる。項目を40から26に減らしても(EAT-26)信頼性と妥当性が変わらない。

②Eating Disorder Inventory(EDI)
　食行動や心理的特徴を包括的、多面的に評価することを目的に開発された。EATは臨床症状や行動の特徴を評価しているが、こちらは「やせ願望」「体型不満」「過食」「無力感」「対人不信」「内部洞察」「完全主義」「成熟拒否」の下位尺度64項目からなる。患者の食行動や心理面の変化がわかるため、治療中に定期的に使うことが望ましい。

③Bulimic Investigatory Test, Edinburgh(BITE)
　一般人の過食症のスクリーニングやBNの症状と重症度を評価するために作成された。

4 治療目標

ANでは低体重から少なくとも標準体重の下限まで回復させることである。表4はANとBNに共通する治療目標である。

治療期間が数年かかることも稀ではないため、常に治療に対する動機づけを強化し、家族の協力を得ることも重要である。

表4 ● 治療目標

1. 身体合併症の治療
2. バランスのよい食事の摂り方を再獲得する。
3. 自己評価を高め「私は私、これでOK」という感覚を獲得する。
4. 健康的なストレス対処法を身に付け、年代に合った社会生活が維持できること。

VI 症例とその対応

▶症例◀　病識に乏しいAN（14歳、女性）

[主訴] 食べると気持ちが悪くなるので食べられない。食べるのが怖い。

[家族]
- 父：会社社長、50歳
- 母：父の会社手伝い、36歳
- 同胞なし

[経過]
- 12歳3月（春休み）…145cm・45kg・初経11歳

　小学校を卒業し春休みとなった。少しぽちゃっとしていると感じていた頃、親友も同じ悩みをもっていた。中学入学までにお互いにやせようと誓い合った。親友は公立中学、本人は私立の進学校であった。10日後親友に会い2kgやせたと聞かされた。自分は何もしていなかったので、内心焦った。その日は遊園地で1日中遊んだが楽しくはなく、やせることばかり考えていた。翌日から、米、魚、肉を一切食べず野菜中心の食事に変えた。母は「成長期だからいろいろなものを食べないといけない」と注意したが、本人の決意は固く頑固に偏った食事を続けた。

- 4月（中学1年）…通学に60分かかるので、朝はパックジュースのみとなった。部活は運動量が多いと考えサッカー部とした。自己流のダイエットは持続し、お弁当は少量の野菜サラダのみとした。
- 5月（連休後）…145cm・40kg

面白いようにやせていくので快感となった。

- 6月…体育祭の練習中に立っていられなくなり保健室で休んだ。ダイエットしてやせた証拠と考え、立っていられなかったことを肯定的に考えた。この頃から部活で走り込むことができなくなりコーチから見学を指示された。体育の授業にもついていけず見学する日が増えた。母は娘が急速にやせていき、月経が止まったことを心配し強引に婦人科を受診させた。婦人科医から「まず心の安定と体重増加が必要なので、心療内科を受診するように」と言われた。母は娘が心の問題を抱えていることなど想像もしていなかった。本人も頑なに心療内科受診を拒否したため、しばらく様子をみるしかない状況であった。満員電車の通学がきつくなり遅刻も増えた。
- 6月…父母の判断で校外学習の登山は欠席。
- 7月…145cm・33kg

  担任から、父母に体重減少が激しく授業中も集中力が低下しているため、医師受診を強く勧められた。本人はまったく食事に興味がなくなり、飲まず食わずの日々も散見された。
- 7月下旬…本人の納得なしに医師を受診することは避けたかったが、日々衰弱していく娘を見て、父母付き添いで心療内科受診となった。
- 受診時…145cm・29kg

  医師から「このままでは生命的な危機となりうるため入院が必要である」とアドバイスを受けたが、本人は拒否。その代わり32kgになるまで登校禁止とした。学校を休むことは一番本人にとっていやなことであり、渋々この条件を受け入れた。医師からみると患者は能面のように無表情であった。部活の先生がこの時点で唯一信頼できる大人であるため、先生に主治医と父母から本人とのメールの交換をお願いした。
- 8月…食生活はすぐには改善せず野菜のみの日々が続く。母はこのまま成長が止まり月経がなくなってしまうと、将来結婚できなくなってしまうと心配し、娘にもこのことをしばしば愚痴のように言うことが多くなった。本人は不本意ながら毎週母と外来を受診した。診察時は本人と医師の面談と母(and/or 父)と医師の面談の二通りを行った。医師と本人の面談ではほとんど話さず医師の質問にYes・Noで答えるのみだった。部活の先生からも食事の重要性を時折メールでアドバイスして頂いた。
- 8月下旬…145cm・32kg

  どうしても学校に行きたいため、32kgまで体重を増加させた。相変わらず外来では自分からはまったく話すことはなかった。部活の先生からのメールは励みになっていたようである。
- 9月中旬…父母の希望で父母が別々に医師と面談することになった。
  - 父の発言：父は幼少時に父母が離婚し父方の祖母に育てられた。きょうだいはいない。

経済的に苦しかったため勉強はできたが大学は断念した。出版社に就職し雑誌の編集にかかわり興味をもって仕事ができていた。40歳で独立。小さな出版社であるが社長となった。妻は秘書だった。子どもには最高の教育を受けさせたいと思い、小学校から塾やピアノなど複数の習い事をさせた。自分ができなかった家族旅行やクリスマスやお誕生日会などのイベントも豪華に行ってきた。父は娘を東大に進学させたいと常に娘に言い、娘も父の期待に応えようと勉強していた。しかし、娘の進学した中学は大学まであり、娘が私立大学卒業となることをとても残念に思っていた。そのため、父は娘が中学入学後も高校受験のために塾に行くように勧めていたが、娘は部活に専念したいので拒否していた。

- 母の発言：中学生のとき母が病死。その後すぐに父が交通事故で死亡。母方の祖母に育てられた。きょうだいはいない。高卒後、出版社に入社。上司（後の夫）が独立するときに社長秘書となり、その後結婚した。職場と家庭で常に夫と一緒。夫は年上であり、上司でもあり、夫に意見することはできず、経済的には恵まれていたが何を買うにも夫の許可が必要で、息苦しい感じもしていた。娘は唯一の希望であり、塾の送り迎えなどを一生懸命することで生き甲斐を感じるようになっていた。母は娘が私立中学に合格したことを喜んでいたが、言葉に出すことはなかった。娘が食事を拒否し、月経がなくなり、結婚ができなくなってしまうと考えるとおかしくなりそうだった。とにかく月経が来てほしいと強く願っていた。

医師は父母の成育歴から娘に対する過剰の期待を理解した。娘も期待に応えていたが、父の希望とは異なる中学進学となり徐々に父子関係が円滑にいかなくなってしまったことが推測できた。母は夫に意見できないため、娘の進学を内心では喜んでいたが、娘から見ると父母共に進学を喜んでいないように見えてしまった可能性があった。娘は父母共に「私を理解してくれない」と絶望的であったかも知れない。

- 10月下旬…145cm・32kg

  家では娘と父母の会話はほとんどなくなってしまった。外来にて医師、本人、父母との三者もしくは四者面談を行い、父母の気持ちを本人に伝えていくことにした。

- 11月中旬…145cm・32kg

  - 三者面談での母の発言：月経がくることを願っていたが、母としては、身長が伸びなくても月経がこなくても娘は娘、大事である。娘が好きなように生きていくことが娘の幸せで、娘の幸せは自分の幸せであると述べた。学校も娘が行きたいところに行けばよいと。母の発言以後も、基本的には本人から積極的に話すことはなかったが、喜怒哀楽の表情の変化が観察できた。

- 14歳（中学2年）…146cm・35kg

> 35kgと増えたが、まだ炭水化物の摂取には拒否的であった。父母とは徐々にたわいない会話ができるようになっていった。部活は体力が回復するまでマネージャーとしてかかわることになった。日常の生活には特に支障はなくなった。
> 外来受診は定期的に継続している。14歳9月の時点でまだ月経は発来していないが、体重が徐々に増加しているので、婦人科と連携していく予定である。

Ⅶ 予後

1 ANの予後

　EDはBNが圧倒的に多数を占めるが、小学生、中学生では症例のようにやせ願望が目立たず、過食や嘔吐ではなく、食事制限（拒食）として発症することが多い。この年代では感情を言語化することがまだ難しく、治療者も父母も真意を理解することが厳しい。この場合は、父母面談や学校の担任などの情報が不可欠である。ANはどの年代でも病識に乏しく、医師や治療を勧める父母に対してネガティブな意識をもつことが多い。このとき患者にとって信頼できる大人が存在することは意義がある。症例では部活の先生が医師や父母と患者の橋渡しとなって働いた。食事摂取の重要性を話す医師の言葉は患者にとっては意味がなく（特に治療初期）、部活の先生からの言葉であれば聞く耳をもつからである。

　この症例は父母が積極的に治療に参加し、早期の段階で父母の成育歴などが把握できたことで患者の精神力動理解にプラスとなった。しかし、多くの症例ではこの過程に至るまでに年単位の時間を要する。体重増加をはじめとする正常な成長曲線の獲得や月経の発来は成長期の患者にとって必要ではあるが、強制的な行動療法では一時的に体重が増加してもすぐに減少してしまう。身体状況のシビアさにもよるが、ある程度患者が体重増加の必要性を納得してから体重増加のプログラムを考えることが望ましい。

　体重が増加し、月経が発来し、日常生活に支障がなくなるまでに数年～十数年の歳月を要することも稀ではない。治療者は常に患者の病識を強化し治療から脱落しないように工夫していくことが極めて重要である。

　厚生労働省によれば、ANの予後は軽度で一過性のこともあるが、初診から4～10年後、47％は回復、10％は部分回復、36％は慢性化、死亡7％とのデータもある。特にANの排出型は5年後の死亡率が15％である。予後不良因子として排出型（嘔吐、下剤乱用など）で

あり、良好因子は親子関係が円満であることである。ANからBNへ移行することもよくみられる。

2 BNの予後

BNの長期的予後に関するデータは少ない。

筆者のデータによれば、BNの12年予後は50％が回復、30％は再発、20％は不変もしくは悪化である（N＝50）。死亡率は0.04％で、死因としては自殺、急性膵炎、電解質異常による心不全である。パーソナリティ障害が合併すると予後は不良である。

●おわりに

EDは若い女性が罹患する心身症の代表である。今後さらに女性の生き方が多様化しストレスは軽減しない可能性が大きく、EDを予防するためには思春期からの心理教育などの啓発活動が重要であろう。早期発見が重要であることは言うまでもない。

（牧野真理子）

■文献
1) 切池信夫, 松永寿人：摂食障害とパーソナリティ障害. 精神科治療 12(7)：785-794, 1997.
2) Kog E, Vertommen H, Vandereycken W：Minuchin's psychosomatic family model revised；a concept-validation study using a multitrait-multimethod approach. Fam Process 26(2)：235-253, 1987.
3) Swinbourne J, Hunt C, Abbott M, et al：The comorbidity between ED and AD；Prevalence in an eating disorder sample and anxiety disorder sample. Aust N Z J Psychiatry 46(2)：118-131, 2012.
4) 切池信夫：摂食障害. 第2版, p68, 医学書院, 東京, 2009.
5) Garner DM, Garfinkel PE：The eating attitudes test；An index of the symptoms of anorexia nervosa. Psychol Med 9(2)：273-279, 1979.
6) Garner DM, Olmsted MP, Polivy J：Development and validation of a multidimensional eating disorder inventory for anorexia nervosa and bulimia. Int J Eat Disord 2(2)：15-34, 1983.
7) Henderson M, Freeman CPL：A self-rating scale for bulimia；The 'BITE'. Br J Psychiatry 150：18-24, 1987.
8) 永田利彦, 切池信夫, 中西重裕, ほか：新しい摂食障害症状評価尺度 Symptom Rating Scale for Eating Disorders(SRSED)の開発とその適用. 精神科診断 2(2)：247-258, 1991.
9) 切池信夫：摂食障害. 第2版, pp156-161, 医学書院, 東京, 2009.
10) 青木省三：改めて支持的精神療法を考える. 精神誌 107(5)：495-499, 2005.

Column-2　無月経への対応

●はじめに

　月経は女性のライフサイクルにおいて身体面のみならず精神面においても非常に重要な役割を果たしている。思春期にはエストロゲンの作用により二次性徴が発現し、初経が開始するとともに女性らしい体型に発達する。生殖可能年齢になって、月経があるということは、視床下部－下垂体－卵巣－子宮が基本的には正常に機能している証拠であり、このいずれかの部位に障害があると月経不順〜無月経となる。すなわち、月経は女性の心と身体の健康バロメーターともいえよう。

1．原発無月経

■定義と診断

　満18歳を過ぎても初経を認めないものを原発無月経という。頻度は極めて低く0.5%以下といわれる。わが国における初経の平均年齢は12歳であり、14歳までに約98%が初経を迎えるので、15歳になっても初経がなく二次性徴も欠いている場合は精査を進めていくことが望ましい。したがって女児をもつ母親は初経の有無を確認することが大切である。

　原因として、ターナー症候群などの染色体異常、子宮欠損などの性管分化異常、小児がん治療後の卵巣機能不全など多岐にわたる。また、初経が体重40kgを目処に発来すると考えられるので、若年発症の神経性やせ症（AN）では初経発来がないことは珍しくない。

　診断には丁寧な問診としっかりと身体所見をとることが重要である。そのうえで必要な検査（内分泌学的検査・画像検査など）を行い確定する。

■治　療

　原発無月経の治療目標は、その原因や重症度により異なる。二次性徴を促し周期的な月経をもたらすこと、性交渉が可能な日常生活を送ること、妊娠・出産することなどが挙げられるが、妊孕性に関しては達成困難なケースも少なくなく、疾患の告知も含めて慎重に対応しなければならない。稀な疾患故に正確な情報が得られず、適切な対応がなされていないということがないよう疾患の特性を理解し、身体的ケア（ホルモン療法や性腺摘出術、腟形成術といった手術療法など）と疾患を十分受け入れられるように精神的ケアを併行して行っていく。疾患に対する正しい理解が得られれば、妊孕性は望めなくても女性としてのジェンダー・アイデンティティーを保って日常生活を送ることができる。

2．続発無月経

■ 定義と診断

これまであった月経が3ヵ月以上停止したもの（妊娠、産褥、閉経などの生理的無月経は除く）をいう。続発無月経を呈する疾患を**表1**に示したが、問診により乳汁分泌や服用薬剤の種類によっては高プロラクチン血症が、ダイエットによる体重減少からは体重減少性無月経やANが、分娩後の出血性ショックの既往があればシーハン症候群などが推察されるので、詳細に問診をとることが大切である（**表2**）。

続発無月経は、プロゲステロン投与後に消退出血を認める第1度無月経と、プロゲステロン単剤では消退出血を認めず、エストロゲンとプロゲステロンを投与して初めて消退出血を認める第2度無月経に分類される。第1度無月経はある程度内因性のエストロゲンが保たれている状態であり、第2度無月経は内因性エストロゲンが不足している状態である。そのカットオフ値は血中エストラジオール28.2 pg/mLとされ、BMIが18.1以下になると第2度無月経になる可能性が高くなる。

■ 体重減少を伴う無月経

体重減少などのストレスは視床下部における神経伝達物質の変調をきたし、GnRH分泌が低下するとともにGnRHのパルス状分泌の障害がもたらされる。その結果、脳下垂体からのゴナ

表1● 続発無月経の分類

1．中枢性 　①体重減少性無月経 　②摂食障害（AN・BN）による無月経 　③運動性無月経 　④心因性無月経 　⑤乳汁漏出性無月経・高プロラクチン血症 　⑥多嚢胞性卵巣症候群 　⑦シーハン症候群 　⑧下垂体腫瘍 　⑨その他	2．卵巣性 　①早発卵巣不全（premature ovarian failure；POF） 　②放射線治療および抗がん剤投与後 　③卵巣疾患による外科的切除後 　④その他 3．子宮性 　①アッシャーマン症候群 　②その他

表2● 続発無月経に対する問診

1. 無月経の出現時期
2. 体重の増減とその出現時期
3. 精神的ストレスとその時期：離別、人間関係など
4. 肉体的ストレスとその時期：運動
5. 妊娠分娩歴：分娩時の出血、頻回の子宮内膜掻爬術など
6. 手術歴
7. 薬物服用歴
8. 乳汁漏
9. 男性化徴候：多毛、痤瘡など
10. その他の症状、合併症

ドトロピンの分泌が低下し（特にLHの分泌低下）、卵巣刺激ができなくなって無排卵・無月経となる。また、体重減少に対する生体の防御機構として視床下部の各種摂食調節因子がGnRH分泌を抑制し、無月経を惹起すると考えられており、摂食およびストレスと生殖機能は密接に関係している。

　体重減少を伴う無月経の場合、やせをきたすような器質的疾患を除外したうえで、単純な体重減少性無月経なのかANによる無月経なのかを鑑別する必要がある。体重減少性無月経では、心因的背景はなく単に美しく見せたいというやせ願望が高じて急速に体重減少をきたした結果（標準体重の−15％以上のやせ）、無月経に至る。ANでは体重減少の前に無月経が発症することがあるが、体重減少性無月経では必ず体重減少の後に無月経となる。体重減少性無月経では食行動異常は伴わず病識はあるので、「無月経の原因がやせであり、低エストロゲン状態が続くと骨粗鬆症や脂質代謝異常などをきたす可能性がある」と説明すると納得してスムーズに治療に専念できる。しかし、ANではやせているにもかかわらず自分は太っていると感じる歪んだボディイメージをもち、肥満に対する恐怖から隠れ食い、食べ吐きなどの食行動異常があっても病識に乏しいという特徴がある。体重減少の結果は数字として表れ、本人の達成感の源となるが、体重減少の程度と卵巣機能は相関するので、ANでは80〜90％が第2度無月経を呈する。

■治　療

　続発無月経に至った原因を排除あるいは改善することを優先し、カウンセリングや食事指導、運動療法を行いつつ、性ステロイドホルモン補充療法の介入を図る。一部のANでは成熟拒否が発病の一因になっているので、月経を誘発することが負に作用するという報告がある。しかし、妊孕性の確保や骨粗鬆症の予防など長期的なライフサイクルを視野に入れて治療にあたることが望ましい。

　挙児希望のある場合は排卵誘発を行うが、母体が低体重のまま妊娠し、妊娠中も適正な体重増加がないと母子に重大なトラブルが生じるケースもあるので注意が必要である。挙児希望がない場合はホルムストロム療法やカウフマン療法のホルモン療法を行う。但し、体重が標準体重の70％以下の場合、体力の消耗を引き起こし貧血を助長する恐れがあるためホルモン療法は行わない。

●おわりに

　近年の晩婚少子化、ライフスタイルの多様化を背景に女子力アップが期待されている。女性が本来兼ね備えている豊かな感受性や守り育む本能を健康的な生活に活かすためには、診療科の垣根を越えて女性のライフサイクルの視点から無月経に対応することが望まれるであろう。

（望月善子）

Column-3　女性アスリートのメンタル課題

　アスリートが人生において直面する多くの問題を克服するには、アイデンティティーや自己像の柔軟な形成という困難な課題に取り組む必要がある。トップアスリートは、若年時から競技者としての自己を意識しているが、心身の成長に伴って、女性としての自己や学生としての自己などとの相剋が生じるとともに、人生の前半のうちに、競技からの引退に伴って新たな自己像の再形成を余儀なくされる。

　女性アスリートの場合、競技者であると同時に娘・妻・母であるというような多重な社会的役割を担うが、それぞれの立場で求められる理想像と競技者としての理想像に隔たりがあることが、男性以上に問題を困難にしている。女性らしい体型や行動、月経や結婚や出産などが、競技者としてはマイナスのものとして認識される風潮はまだ根強い。身体像に関しても、競技者としての理想像と女性としての理想像には大きな差異がある。長距離ランナーなどにみられる体脂肪の少ないやせ過ぎの状態は、女性アスリートの三主徴（female athlete triad）といわれるエネルギー不足・無月経・骨粗鬆症などとの関連で問題とされているが、健康上問題がない場合でも、高い身長や筋量の多い逞しい四肢のように競技に適した男性的な身体に、女性として悩みを感じるアスリートは少なくない[1]。筆者らが大学生女子陸上競技選手を対象に理想の身体像を調査した結果、跳躍選手（20名）は競技者としての理想と女性として理想がほぼ一致していたが、投擲選手（20名）では著しい違いがあり、現実と競技者としての理想は近かったが、女性としての理想では体重が平均16 kg以上少なかった。また、理想の身体像間の違いが大きな選手には、自己の身体に対する肯定感が低い傾向がみられた。

　出産後に競技に復帰して活躍するアスリートのように、女性と競技者の役割を見事に両立する者も増えてきたが、複数の矛盾する自己像の狭間で葛藤し、いずれかを諦める選択を強いられる女性アスリートが多い。無月経の問題点などに関する知識はあっても、「子どもを産めなくなるか、金メダルを取るかっていわれたら金メダルを取ります」というような、競技者としての判断がなされる[2]。これは、教育の問題というより個々の競技者のアイデンティティーの問題なので、心理的な成長に寄り添うような長期のサポートが求められる。

　常に高い競技成績を求める社会の期待や集団の圧力が強いスポーツ界の中にいながら、人生を長いスパンと広い視野で捉えて自己を尊重した判断をするためには、安定した自尊心と主体性が必要となるが、これはアスリートにとって、特に日本の女性アスリートにとって困難な課題であ

る。アスリートは、自己価値の評価が競技成績の影響を強く受けるが、そのような外的な条件によって形成される自尊心は、不安定で崩れやすいとされる[3]。さらに、欧米とは異なり、日本ではアスリートが単一の競技だけに専心することが望ましいとされるため、視野が狭くなり多層的な自己価値を形成することが難しい。また、女性アスリートの特徴としては、指導者や仲間への依存性が強いことが指摘されている[2]。このような困難な状況ではあるが、だからこそ逆に、主体的に自分の人生を切り拓くことができる自立した人間としてのアスリートを育成することが、極めて重要な課題となっている。

（坂入洋右）

■文献
1) 阿江美恵子：体育専攻女子大学生のジェンダー・パーソナリティ．スポーツ心理研 31(2)：9-18，2004．
2) 読売新聞運動部：女性アスリートは何を乗り越えてきたのか．中央公論新社，東京，2013．
3) Crocker J, Wolfe CT：Contingencies of self-worth. Psychol Rev 108(3)：593-623, 2001.

3 思春期の性行動と避妊

●はじめに

　思春期の若者の性行動は1990年代半ばより急速に変化しており、初交年齢の早期化と性行動の活発化がみられる。特にその変化は女性で著しい。妊娠や性感染症に対する予防はほとんど行われておらず、無防備な性行動をとっているのが実態である。このような性行動の変化は、思春期の男女の心身の健康を著しくむしばんでいることが指摘されている。

I 性行動の実態

1 性交経験の早期化と男女差の消失

　日本性教育協会による「青少年の性行動調査」[1]は、1974年から6年おきに実施されているもので、日本の青少年の性行動や性意識の変化を全国規模で時系列的に把握することができることから、近年では国際的にもその意義が認知されてきている。2011年の第7回の調査では、約7,640人を対象に全国の11地点で調査が施行された。この調査結果の中から、中学・高校・大学生の性交経験累積率を男女別に示す（**図1**）。その変化についてみると、2つの特徴が示される。まず1つは、性交経験の早期化である。1974年から2011年にかけての約40年間に男女共性行動の活発化がみられている。高校生に注目してみると、特に1990年代に入って、経験率が大幅に上昇している。中学生では性交経験率は男女共

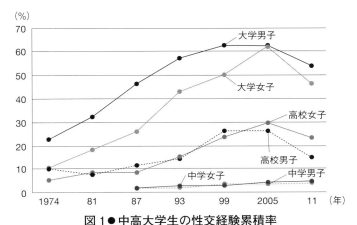

図1●中高大学生の性交経験累積率
（日本性教育協会（編）：「若者の性」白書；第7回青少年の性行動全国調査報告. p18, 小学館, 東京, 2013による）

2〜4％程度であるが、年々増加がみられている。中学生のキス経験率は90年代以降大幅に上昇している。このように1990年代以降に性行動の低年齢化が生じていることがわかる。2011年調査では、大学生と同様に高校生の性行動の経験率低下がみられ上昇傾向が頭打ちになっている。このことがマスコミで取りあげられ「若者の草食化」との関連が議論されている。特徴のもう1点は、性行動における男女差が消失していることである。**図1**に示すように、高校生女子(2011年)ではむしろ男子を9ポイントほど上回る結果となっている。

東京都幼稚園・小・中・高・心障性教育研究会による1981年から3年ごとの調査における2008年度の結果[2]においても、初交の低年齢化が示されている。

このような性行動の低年齢化に地域差はあるのだろうか。各地域での性行動調査をみると東京都の調査の数字とほぼ同様の性交経験率の数字が得られている。決して都会ばかりでなく、地方でも性行動の低年齢化が進んでいることがわかる。

2 性交に対する考え方

性交に対し否定的な考え方をもっている若者は少数になってきている。2005年の東京都幼稚園・小・中・高・心障性教育研究会の調査[2]によると、中3男女への「あなた自身が性的接触(性交)をすることをどう思いますか」という質問では、「その時にならないとわからない」が1位で男子46.8％、女子41.0％であるが、「好きであれば」は男子34.4％、女子30.1％であり、中学生でも約1/3が性交に対し肯定的な考え方をもつことがわかる(**図2**)。

高校生での調査「あなた自身が性交することについてどう思っていますか」では、「高校卒業するまではしない方がよい」「性交はしない方がよい」「結婚までは性交しない方がよい」という否定的な回答は、全男子15.1％、全女子18.1％であった。「愛情が深まれば」「機

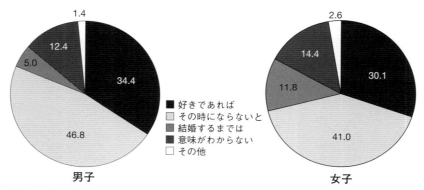

図2● 自分自身が性的接触(性交)をすることについての考え(中学3年生)
(東京都幼稚園・小・中・高・心障性教育研究会(編):東京都の児童・生徒の性意識・性行動に関する実態調査. 学校図書, 東京, 2005による)

会があれば」「お互いが納得すれば」「予防、避妊をすれば」、性交してもよいという許容的な見解は、全男子56.0％、全女子59.5％と男女差がみられ、5～6割の生徒は自分が性交することを肯定的に捉えていることがわかる。

3 ネット社会と若者の性

中高生の若者が性に関する情報を得る手段は、友人からが最も多く、マンガや雑誌、インターネットからが多くて親や教師からという答えは少ない。学校や家族の統制を離れた性情報への接触や交友関係は、性情報の氾濫と相俟って、近年の若者の性行動の活発化を促していると考えられる。さらにスマートフォンやパソコンから気軽にインターネットに接続できるネット社会は、若者の性情報環境にも大きな影響を与え、ネット犯罪も問題になっている。

II 人工妊娠中絶と避妊

1 人工妊娠中絶率

妊娠した場合に中絶を選ぶ割合（全妊娠数に対する中絶率）でみると20歳以上では17.8％であるのに対し、10代では61.1％（2007年）と高率であり[3]、望まない妊娠が多いことが推測される。

母体保護統計によると、全年代の人工妊娠中絶数は減少している中で、10代の人工妊娠中絶の実数は2001年に過去最高となった。1960年に比較して約3倍以上の増加である。人口1,000人あたりの実施率でみると、1990年代後半からその率は急激に増加してきており、2001年の実施率は13.0でピークに達した。その後減少傾向をみせ、2012年は7.0となっている（図3）。近年の人工妊娠中絶率の低下には、思春期の保健対策強化を重点とした「健やか親子21」の取り組みが行われたことや1999年に発売された低用量経口避妊薬の効果という可能性が考えられるが、避妊薬については急激に普及率が高まっているという状況にはなく、実施率低下の要因についての詳細は明らかではない。

10代の人工妊娠中絶実施率について各都道府県別のデータも報告されているが、これも大都市圏の方が多いということはなく、むしろ東京・大阪・愛知など大都市より地方の方がその率は高い傾向にある。

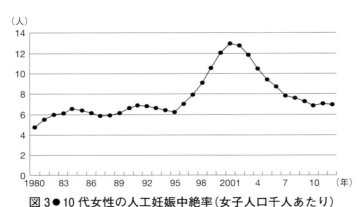

図3● 10代女性の人工妊娠中絶率(女子人口千人あたり)
(母子衛生研究会(編):母子保健の主なる統計;平成25年度刊行.母子保健事業団,東京,2014より改変)

2 避妊

　高校生の「避妊」の実行状況についてみると、初めての性交で避妊をした女子は2人に1人、2回目以降になると、5人に1人しか避妊をしないという状況である[2]。また、日本産婦人科医会が行った人工妊娠中絶を受けた10代の患者へのアンケート調査では、避妊の実行について、「避妊していない」と「時々しか避妊していない」を合わせると9割近くに上り、避妊が実行されていないことが示された。また、避妊をしていると答えた場合でも、その方法はコンドームが9割以上を占めていた。このことから、避妊方法に対する正しい知識をもたないこと、女性が自ら積極的に避妊を行っているのではないことがわかる。成人も含めた日本における避妊方法の調査でも、わが国ではコンドームや膣外射精などの不確実な避妊法が中心となり、経口避妊薬の利用は少ない。

　表1には各種避妊法の効果を示した。コンドームは性感染症の予防には重要であるが、避妊効果は経口避妊薬(低用量ピル)に比して劣る。若い世代に勧められる避妊法である経口避妊薬は日本では1999年に承認されたが、普及率は諸外国に比べて格段に低い状況である。

表1● 各種避妊法の失敗率(妊娠率)(%)

避妊法の種類	理想的な使用	一般的な使用
避妊せず	85	85
定期禁欲法	1〜9	25
殺精子剤	18	29
コンドーム	2	15
薬物添加IUD	0.1〜0.6	0.1〜0.8
不妊手術	0.5	0.5
ピル	0.3	8

3 経口避妊薬

　経口避妊薬は本来の目的である避妊に加えて、さまざまな副効用も認められる。規則正

しく出血が認められ、月経痛が改善し、月経量が減ることである。さらに排卵痛や月経前症候群の改善、卵巣嚢腫の減少、にきびや多毛症の改善効果もある。英国で行われた長期服用に関する大規模な疫学調査によれば、卵巣がん、子宮体がんリスクはほぼ50％に減少し、乳がんリスクの上昇は認められず、経口避妊薬服用は婦人科がん全般のリスク低下につながることが示されている[4]。世界保健機関(World Health Organization；WHO)の経口避妊薬使用に関する医学適用基準によれば、年齢に関して初経以降40歳未満までは使用制限なしの分類に入れられており、初経発来後の思春期年齢では上記のような目的で経口避妊薬を投与してよいと考えられる。

4 緊急避妊

緊急避妊とは、避妊に失敗したり性交を強要されたりした場合に、性交後に緊急的に用いられる避妊法である。作用機序は、主に排卵を抑制したり排卵を遅延させることによるものと考えられている。本剤は性感染症を予防するものではないことを情報提供する必要がある。

緊急避妊薬として、黄体ホルモン製剤であるレボノルゲストレル(LNG)が認可されている。LNG法の認可前はYuzpe(ヤツペ)法(卵胞ホルモンと黄体ホルモンの合剤である中用量ピルを内服する方法)が医師の判断と責任のもとに行われていた。LNG法による妊娠阻止率は84％、Yuzpe法では57％であり、LNG法が有効であるといえる。LNG法は妊娠阻止効果、有害事象発現率、コンプライアンスの面から、Yuzpe法よりも優れている。LNG法の難点は費用が高いことである。性交後72時間以内に服用するが、性交後早く内服する方が妊娠阻止率は高い。

III 10代の妊娠・出産

1 10代の出産

2012年の10代女性の出生数は12,770件であり、全出生数103.7万件の1.2％に相当する。10代女性の出生数は1990年代後半から増加していたが、2002年21,349件をピークに以後は減少傾向にある[3]。女性人口1,000に対する出生率も低下している。これは先に述べた性交経験率の低下とも関連していると考えられる。10代女性のうち15歳未満の出生数についてみると、2012年の15歳未満の出生数は59件であり、2000年の43件に対しむしろ漸増傾向にある。10代女性の出生率でみると、1990年を100としたときの相

対値の推移は 18、19 歳では低下しているのに対し 17 歳以下で顕著に増加している。このように 10 代全体の出生数、出生率は減ったが、10 代の中でもより若年の出生率は増加しているのである。

2 10代の妊娠・出産の問題点

10 代の妊娠・出産にはさまざまな問題点がある（**表2**）。第一に、多くは望まざる妊娠であり、人工妊娠中絶率が高いことが挙げられる。2 点目は、妊娠に気づくのが遅かったり、あるいは誰にも相談できない状況で産婦人科初診時の妊娠週数が遅れることになり、適切な健診や妊婦指導が受けられない状況となる。3 点目は周産期死亡率が高いことである。厚生労働省の人口動態調査によれば、10 代妊娠では周産期死亡率が 40 歳代に次いで高くなっている。また 35 歳以上の周産期死亡率は医療の進歩により年々低下傾向にあるが、10 代は緩徐に上昇していることから、10 代妊婦のおかれている社会的な背景がリスク要因として考えられる[5]。10 代妊娠では、早産や胎児発育不全、妊娠高血圧症候群の頻度が高いと報告されている。低出生体重児の割合が高いことが 4 点目である。低出生体重児の割合は 35 歳以上に次いで高く、日本ばかりでなく諸外国でもこのような周産期リスクの上昇が指摘されている。背景には 10 代妊婦の抱える経済的、社会的問題がある。

近年問題となっている未受診妊婦（妊婦健診を受診せず出産時初めて医療機関を受診する妊婦）が 10 代では多い。未受診妊婦の家庭・成育環境は児童虐待が起こる家庭と類似していることも指摘されており、10 代妊娠のすべてがこのような問題に当てはまるというわけではないが、リスクを抱えているということを念頭において適切な支援を行っていくことが大切である。

表2● 10代妊娠・出産の問題点
1. 多くは望まざる妊娠で、人工妊娠中絶率が高い。
2. 医療機関を受診する時期が遅れる。
3. 周産期死亡率が高い。
4. 低出生体重児の割合が高い。

IV 10代の性感染症

1 性感染症

近年若年者の性感染症が増加し、その背景に性行動の低年齢化が指摘されている。性感染症は、性器・口腔などによる性的接触を介して感染するすべての感染症を指す。感染しても無症状であることが多く、また症状があっても比較的軽い場合が多いために感染した

者が治療を怠りやすいという特性を有する。このことから、将来にわたってさまざまな重篤な合併症をもたらすことになる。さらに無症候であるため感染に気づかず他人に感染させてしまうことが多く、社会に蔓延する可能性がある点も問題である。性感染症は男性より女性の方が健康面での影響が大きく重要性が高い。すなわち女性の方が罹患しやすく、腹腔内への伝播などその障害が大きく、母子感染により次世代へ影響を及ぼす可能性があるという点である。

2 性感染症の動向

　性感染症のうち、性器クラミジア感染症、淋菌感染症、性器ヘルペスウイルス感染症、尖圭コンジローマの四大性感染症については定点把握により発生動向が調査されている。その年次推移をみると性器クラミジア感染症が圧倒的に多く、2002年にピークとなりその後徐々に減少している[6)7)]。性器クラミジア感染症、淋菌感染症は女性では2003年以降減少傾向にあったが2009年からは減少傾向が鈍化し横ばいである（**図4**）。性器ヘルペスウイルス感染症、尖圭コンジローマは大きく変化しなかったが、2010年以降やや増加している。このように、四大性感染症は1990年代半ばから急増していたが2003年以降減少傾向にある。しかし最近は減少傾向が鈍化しやや増加ないし横ばいである。

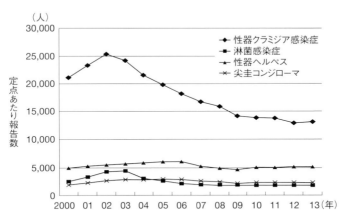

図4● 四大性感染症の定点あたり報告数年次推移（女性）
（厚生労働省「性感染症発生動向調査・性感染症報告数」より改変）

3 性器クラミジア感染症

　本症は日本ばかりでなく先進国では最も頻度の高い性感染症である。性器クラミジア感染症について2012年の報告から男女別年齢階級別のものを**図5**に示した[7)]。男性では

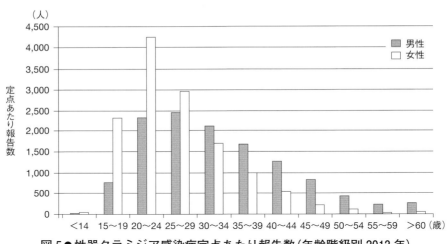

図5●性器クラミジア感染症定点あたり報告数（年齢階級別2012年）
（厚生労働省「性感染症発生動向調査・性感染症報告数」より改変）

25～29歳をピークに20歳代から30歳代前半に発症数が多いのに比べ、女性では20～24歳がピークで10歳代後半から20歳代前半に多い。女性ではその発症年齢がより若年であり、しかも男性より発症数が多いことが示されており、性器クラミジア感染症のリスクは若年者ほど高く、女性で高いことが明らかとなっている。

若年女性の性感染症は性器クラミジア感染症が70％近くを占めている。上行性感染により子宮頸管炎、卵管炎、骨盤内炎症性疾患、肝周囲炎へと拡がり、異所性妊娠や不妊症、周産期合併症の原因ともなる。子宮頸管炎は自覚症状を欠くことが多く、無自覚のままパートナーに感染させてしまう。若年で性交渉をもつ女性には、特に症状を認めなくてもスクリーニング検査を行うことが勧められる。また、感染が判明した場合にはパートナーも同時に検査・治療を行うことが大切である。淋菌感染症との合併が10％にみられるためクラミジアと淋菌の同時検査を行う。さらに性行動の多様化により性器だけでなく口腔・咽頭への感染が起こるため咽頭の検査も行う必要がある。本症は、マクロライド系またはキノロン系の経口抗菌薬によりほぼ確実に治療が可能である。

V 性被害

1 性被害の実態

各種の調査によると、性被害は近年増加している。また自分の意志に反して性行為を強要されたと答える女性の数は決して少なくない。思春期年齢では性被害を受ける率が高い

とされ、思春期までに被害を受けると精神的な影響が大きいことがわかっている。性犯罪被害は、犯罪被害の中で最も心的外傷後ストレス障害(PTSD)の発症率が高いとされ、適切な対応が必要である。

2 被害者の心理状態

被害者の診療を行う際には、被害に遭った場合にどのような心理状態に陥るかを理解しておく必要がある。被害直後には、本当のことは何も言えない、信じられないという否認の気持ちをもつ。頭の中が真っ白で何も考えられず、物事がよく理解できず、事件を思い出させるような

表3● 強姦被害者が受けた精神的影響の内容(%)

病気になったり、精神的に不安定になった	58.0
食欲がなくなった	38.3
何をする気力もなくなった	40.7
人と会いたくなくなった	42.0
外出ができなくなった	43.2
自殺を考えた	21.0
不眠、悪夢	60.5
感覚の麻痺	22.2
自分としての実感がない	25.9

(法務省「平成11年度犯罪白書」による)

ことに対する不安や恐怖を感じる。さらに、痛み、寒さ、空腹などをあまり感じない、事件の最中の記憶がないなど、解離症状・麻痺症状を呈す。不眠、悪夢などもみられ、自責感、無力感にとらわれる(**表3**)。

上記をよく理解したうえで、診療時に二次被害を起こすことのないように細心の注意が必要である。二次被害とは、犯罪による直接の被害に加えて、捜査や裁判、診療の過程、あるいは周囲から、精神的苦痛や実質的な不利益・被害を受けることである。被害者は被害に遭ったことを誰にも知られたくないと思っている。被害者の気持ちをよく聴き、批判せずにそのまま受け止めることが大切である。被害者は「自分に落ち度があった」と考えがちだが、「どんな場合でも暴力をふるった人が悪い」という認識をもって、「あなたのせいではない」というメッセージを伝えることが肝要である。

性犯罪被害では他の犯罪被害に比べてPTSDの発症の割合が高いとされる[8]。PTSDでは、再体験、フラッシュバック、悪夢、あるいは回避や麻痺などが1ヵ月以上続く。

3 被害者へのサポート

性犯罪被害を受けた場合には、警察での捜査、医療機関での診察と治療、カウンセラーによる心理的サポート、法律家による法的支援が必要となる。しかし被害直後の混乱した心理状態で、これらの支援を受けるために何ヵ所も訪れたり繰り返し被害について説明することは容易ではない。1ヵ所でこのような支援を受けることのできるワンストップ支援センターの設置が望まれる。ワンストップとは、一度の手続きで必要とする関連作業をす

べて完了させられるようなシステムのことを指す。わが国でも、ワンストップ支援センターの設置を促進するため、2012年内閣府はこのようなセンターを各都道府県に少なくとも1ヵ所設置することを目指し、「開設・運営の手引」を公表している。

近年の携帯電話、スマートフォンの急速な普及は若者が性犯罪被害に遭う危険性を高めており、対策が望まれる。被害者は精神的なショックや羞恥心から警察に対する被害申告をためらうことも多い。警察のほかにも民間被害者支援団体など相談する期間があることを説明し、相談を勧める。医療機関は日頃から地域の連絡可能なセンターを周知し連携を図っておくことも大切である[9]。

4 デートDV

DV（ドメスティック・バイオレンス）とは配偶者・恋人など親密な関係にある男女間に起こる暴力のことをいう。近年10～20代の交際中の若いカップルの間で起こる暴力が問題になっており、殺傷事件など痛ましい事件となって新聞紙上をにぎわすことも少なくない。「デートDV」と呼ばれるこのような暴力は、将来深刻な夫婦間のDVにつながる可能性が高く防止策が急がれている。

内閣府男女共同参画局「男女間における暴力に関する調査報告書」（平成24年4月）[10]によると、約10人に1人は交際相手から被害を受けた経験があり、被害を受けた女性の約3割はどこにも相談していないと答え、「別れたい（別れよう）と思ったが、別れなかった」が約4割であった。さらに女性の約30人に1人は交際相手の暴力により生命の危険を感じたことがあると答えている。このようにデートDVは決して稀なことではない。

この調査では、交際相手から受けた被害による生活上の変化について質問している。その内容を表4に示す。女性の約6割に心身の不調、不眠、会うことへの恐怖、転職、転居など生活上の変化があった。

表4● 交際相手からの被害による生活上の変化（女性）（%）

心身に不調をきたした	34.2
夜、眠れなくなった	15.1
異性と会うのが怖くなった	11.6
仕事（アルバイト）を辞めた・変えた	11.0
転居（引越し）をした	11.6
外出するのが怖くなった	9.6
学校（大学）は辞めなかったがしばらく休んだ	3.4
仕事（アルバイト）は辞めなかったがしばらく休んだ	1.4
学校（大学）を辞めた・変えた	0.7
その他	2.1

（内閣府男女共同参画局「男女間における暴力に関する調査報告書」（平成24年4月）による）

デートDVの暴力の種類は、DVと共通しており、身体的暴力、心理的暴力、経済的暴力、性的暴力などがある。デートDVの特徴は「束縛」と「性的暴力」であり、性的暴力は、性感染症、人工妊娠中絶、若年妊娠、若年出産などへとつながり、これらはさらに将来の児童虐待との関連性が指摘される。また、DV被害者は、将来のための就業トレーニングを受ける時期を逃すことになり、貧困につながることもある。

デートDVには予防と教育が必要である。教育の現場で若者にデートDVの実態を理解させ、もし自身がその被害を受けている場合には周囲に助けを求め、友人が被害を受けている場合には手を差し伸べて、組織的な支援の輪につなぐことが望まれる。

● おわりに

思春期における性の問題は、本人の現在の問題にとどまらず、生涯にわたる健康障害や、時には次世代への悪影響を引き起こすことが懸念される。また、性と生殖に関して、自ら判断し、決定し、相互に尊重するということ、すなわちリプロダクティブヘルス・ライツの概念が重視されるべきである。性教育は、青少年の性行動が低年齢化・活発化し、また性情報に触れる機会が増大したという現実を踏まえ、その充実が望まれる。

(甲村弘子)

■文献
1) 日本性教育協会(編):「若者の性」白書;第7回青少年の性行動全国調査報告. 小学館, 東京, 2013.
2) 東京都幼稚園・小・中・高・心障性教育研究会(編):東京都の児童・生徒の性意識・性行動に関する実態調査. 学校図書, 東京, 2005.
3) 母子衛生研究会(編):母子保健の主なる統計;平成25年度刊行. 母子保健事業団, 東京, 2014.
4) Hannaford PC, Selvarai S, Elliott AM, et al:Cancer risk among users of oral contraceptives; cohort data from the Royal College of General Practitioner's oral contraception study. BMJ 335:651, 2007.
5) 桑原慶充, 中井章人:若年妊婦における妊婦健診・分娩時の問題点. 周産期医 43(7):895-898, 2013.
6) 岡部信彦, 多田有希:発生動向調査から見た性感染症の最近の動向. 日性感染症会誌 22(1)(Suppl):126-141, 2011.
7) 厚生労働省:性感染症発生動向調査・性感染症報告数(http://www.mhlw.go.jp/topics/2005/04/tp0411-1.html).
8) 小西聖子:性暴力被害. 心的トラウマの理解とケア, 外傷ストレス関連障害の病態と治療ガイドラインに関する研究班, pp107-120, じほう, 東京, 2001.
9) 日本産科婦人科学会, 日本産婦人科医会(編・監):産婦人科診療ガイドライン婦人科外来編. 日本産科婦人科学会, 東京, 2014.
10) 内閣府男女共同参画局:男女間における暴力に関する調査報告書(平成24年4月)(http://www.gender.go.jp/e-vaw/chousa/).

4 性と気分障害、不安障害、睡眠障害

1 気分障害、不安障害

●はじめに

　これらの障害の性差を考えるうえでは、疫学、症候学、病態生理における性差に加えて、脳の構造的あるいは機能的、ストレス反応性に関連した性差、性ホルモンへの曝露の相違や、社会的要請や社会的経験などの性による違いも考慮する必要がある。しかし、精神疾患に特異的に関連するような要因は明らかになっていない[1]。

　心理社会的環境の差が精神疾患の性差に及ぼす影響も考えられる。文化的な女性の行動様式が精神疾患のリスクに影響することも考えうるが、これらが文化的なものか、生物学的な性差によるものかを分けるのは困難である[1]。女性のライフステージに関連した心理社会的要因で精神疾患の発症リスクを高める可能性のあるものがいくつかある。子育ての過程において女性は、母としての社会的役割を担い、家族や近親者など他者と協調し、子の社会的発達を促すため成熟することを求められる。これらに対する対処を適切に行うことができないと、拒絶、批判、別離などの過敏な反応をもたらし、うつ病や不安障害のリスクを増すことになることが知られている[1]。但し、これらは子育てにおける男女の役割分担とも関係するため、属する社会により異なると考えられる。

　女性に特有な、月経周期や妊娠期間中の性ホルモンやグルココルチコイドの変化は中枢神経系にも大きな影響を及ぼすことが知られている[1]。例えば、黄体ホルモンによる体温上昇はこの時期における種々の身体的変化と関連し、神経ステロイドとしての作用は黄体後期における眠気と関連が深いことが知られている[2]。但し、ほとんどすべての女性が月経、妊娠、閉経に関連したホルモンの変動を経験するが、実際に月経前不快気分障害（premenstrual dysphoric disorder；PMDD）のような月経前の著しい問題や、産後や更年期の大うつ病を経験するものを抱えるのは実際には少数である[1]。臨床例の報告からは、PMDD、産後うつ病、更年期うつ病などにおいて、特異的な内分泌学的所見は得られておらず、性ホルモンのレベルは正常範囲内であることが多い[1]。このことから、性ホルモンの精神や行動への影響には個人差が大きく、精神疾患に関連したそれ以外の素因やそれらと性ホルモンの変化の相互作用によることが多いと考えられている。

　本稿においては、気分障害、不安障害について臨床的立場から、症状、疫学、病態について概説し、それぞれにおける性差の考え方について述べる。

I 気分障害

1 大うつ病

1 ■ うつ病の症状

　最新の代表的診断基準DSM-5の大うつ病性エピソードの診断基準を**表1**に示す。うつ病とは、症状のうち、抑うつ気分、あるいは興味や喜びの著しい減退を含む5つ以上の症状がほとんど1日中、ほとんど毎日あり、2週間にわたっている。症状が臨床的に著しい苦痛、または生活機能の障害を引き起こしている状態として定義される[3]。

　こうした操作的診断基準は、うつ病を多く診ている精神科医にとっては便利なものであるが、専門の異なる臨床家にとっては、全体のイメージがつかみにくく、これだけをもとに診断しようとすると意外に使いにくい。このため、うつ病のイメージをもっておく必要がある。「抑うつ気分(憂うつ感)」や「興味・喜びの喪失」などの主要な症状が、眠って休息を取ろうとしても回復せず、自発的に気分転換を試みてもうまくいかず、改善できないまま2週間以上続くのがうつ病と考えてよい[4]。つまり、睡眠が障害されているため、休息による気分や不調感の回復が図れず、それまで好きだったことに楽しみを見い出せないために、気分転換もできず、抑うつ気分を主とする心の不調が長く続く状態である。好きなことをしているときに熱中、楽しめている場合はうつ病とは考えない。

表1 ● うつ病の症状（DSM-5の診断基準）

A．以下で1)または2)を含み、5つ以上が2週間にほとんど毎日存在し、病前と比べ機能が低下。
　1) 抑うつ気分：気分の落ち込み、気分の重さ
　2) 興味、喜びの著しい減退：どのような活動にも興味や喜びを感じない
　3) 体重減少か増加、または食欲減退か増加：1ヵ月で5%以上の体重の減少または増加
　4) 不眠または過眠：就床しても眠れない、または著しく睡眠時間が延長
　5) 精神運動焦燥または制止：何をするにも億劫で動けない、またはイライラして落ち着けない
　6) 疲労感または気力の減退：疲れやすく、やる気が出ない
　7) 無価値感または罪責感：自分を無価値な存在と感じ、過度に自分を責める
　8) 思考力や集中力の減退または決断困難：考えるのがつらく、決断ができない
　9) 自殺念慮など：生きるのがつらく、死について考える

B．症状が臨床的に意味のある苦痛や生活における機能障害を引き起こしている。

(日本精神神経学会(日本語版用語監修)、髙橋三郎、大野　裕(監訳)：DSM-5精神疾患の診断・統計マニュアル．pp160-161、医学書院、東京、2014 より改変)

2 ■ うつ病の臨床

　うつ病では初期に身体症状が出現することが多く、患者自身は身体疾患ではないかと判断して、受診してくることが多い。特に、女性のうつ病では身体愁訴が男性と比べて多くみられることが知られている。早期発見・治療のためには、うつ病が頻度の高い疾患であることを認識し、疲労感が残る場合、体調の悪さを訴える場合、よく眠れないと訴える場合、不定愁訴が多い場合などに、この疾患を疑ってみることが第一である。

　抑うつ気分と興味・喜びの低下の2症状がきちんと捉えられれば90％のうつ病を診断できるという報告もあり、この2つはうつ病診断において選択性の高い症状である。抑うつ気分については、憂うつな感じ、気分が重たい感じ、すっきりしない感じが晴れることなく続いているかについて、いくつかの表現で確かめる。同時に、観察上では暗い表情、感情表出の乏しさ、小声で抑揚のない話し方、ため息の増加などを伴っていれば抑うつ気分に関して確実になる。

　興味・喜びの喪失については、仕事や日常業務に関する関心喪失だけでなく、新聞が読めなくなったか、テレビが見ていられなくなったか、音楽を聴く気にならないかなど、通常は自然にやっていたことや楽しめていたことに関して問診で確かめる。

　日常診療において精神科以外の医師が患者に「憂うつですか？」とはなかなか問診しづらい。医師が日常診療において患者の気持ちにまで一歩踏み込むということは勇気がいる。これは医師の側に「うつ病を疑っているという態度を見せれば患者の気分を害するのではないか？」「憂うつという言葉を出すと余計に患者を憂うつにさせるのではないか？」「詮索あるいは尋問しているようにとられないだろうか？」との懸念が生じるからと考えられる。

　こうしたことを避けるためには、うつ病患者の精神症状について問診する際に、その症状によって患者が苦痛を感じ、生活上機能が低下していることに共感しながら尋ねるのが基本である。詮索的な印象を与えないためには、動機や原因を論理的に明らかにしようとするのでなく、どのように体験し、どのように感じたのか、相手を自分に置き換えて追体験しながら問診するのが原則となる[4]。うつ病が強く考えられるようなら、自殺についても問診しておく。自殺したいほどの苦痛があることに共感し、それがうつ病にみられる症状であることを説明するのが重要である。

　うつ病の診断がついた場合、一般臨床で治療を行うか、精神科に紹介するかの判断は必ずしも容易でない。うつ病であるとの確証がもてない、診断に迷うような場合、希死念慮がある場合、双極性障害が疑われる場合は、患者によく説明したうえで、精神科医ないし心療内科医に紹介する。この場合に重要なことは、患者が精神科に紹介されたことで、身

体科主治医から見放されたと感じないような配慮を行うことである。

3 ■ うつ病の治療

うつ病の治療では、精神療法と薬物療法の両者が必要である。精神療法では基本的に支持的な療法を行う。野村による外来診療における語りかけのポイントを**表2**に示した[4)5)]。

表2 ● うつ病への語りかけ

面接態度	望ましい語りかけ	望ましくない語りかけ
患者の立場に立って苦痛を理解する	「苦しんでいることはよくわかりました」	「そんなこと気にしてはいけません」「もっと頑張らないと」
うつ病に関する説明	「少し気持ちにゆとりが出てきますから、原因について考えるのはそれからです」	「なんでこうなったか考えてみてください」
うつ病治療について	「治療法がいろいろありますから、一歩一歩治療を進めましょう」	「最初からそんな悲観的だと治らないですよ」
生活指導	「身体の病気と同じように考えて、まずゆったりと休養してください」	「旅行に行くとか、スポーツとか、趣味をつくるとか気晴らしを考えたら」
抗うつ薬について	「徐々に苦しい症状を和らげることで、落ち込みの回復を促します」「副作用についてはよく説明します」「休養が取れるようになるまで睡眠薬も一緒に必ず服用してください」	「何も考えないで薬さえ飲めばいいのです」「睡眠薬は依存になるので頼り過ぎないように」
自殺について	「自殺したいと思うほどつらいのですね」「うつ病がよくなると気持ちが変わってきますから、絶対にしないと約束しましょう」	「自殺は悪いことですからやってはいけません」「自殺の話はここでは止めましょう」
自分を責める、過度な反省について	「つらいのはわかりますが、今はいい考えが浮かばないと思いますから、少しよくなったら一緒に考えましょう」	「まずその考えを直さないと」「会社を辞めた方がいいかも知れませんよ」

(文献4)5)による)

表3 ● 外来診療で最初に使うことの多い抗うつ薬

	一般名	商品名
SSRI	フルボキサミン パロキセチン セルトラリン エスシタロプラム	ルボックス、デプロメール パキシル ジェイゾロフト レクサプロ
SNRI	ミルナシプラン デュロキセチン	トレドミン サインバルタ
三環系抗うつ薬	アモキサピン アミトリプチリン	アモキサン トリプタノールなど
5HT$_2$受容体遮断薬	トラゾドン	デジレル、レスリン
四環系抗うつ薬	ミアンセリン ミルタザピン	テトラミド レメロン、リフレックス
ドパミン系作用薬	スルピリド アリピプラゾール	ドグマチール エビリファイ

(文献4)による)

薬物選択の概要について以下に述べておく(**表3**)。選択的セロトニン再取込み阻害薬(selective serotonin reuptake inhibitor；SSRI)はセロトニン再取込み阻害作用による気分低下への効果を期待し、気分低下が主体の軽症例に投与する。セロトニン・ノルアドレナリン再取込み阻害薬(serotonin noradrenaline reuptake inhibitor；SNRI)はセロトニンとノルアドレナリンの再取込み阻害作用をもち、ミルタザピンはノルアドレナリン系の自己受容体遮断作用によりノルアドレナリンとセロトニンの神経伝達を増強する。いずれも気分低下と身体面での活動困難が強いときに用いる。トラゾドンとミルタザピンは、セロトニン2受容体遮断作用とヒスタミン1受容体遮断作用も強くもち、眠前投与で熟眠障害に対して効果がある。スルピリドは、少量投与のときにはドパミン系の自己受容体遮断作用が優勢と考えられ、億劫感が強いときなどに朝1回投与する。少量のアリピプラゾールも同様の効果を期待して投与することがある[4]。

4 ■ うつ病の疫学

各国の疫学調査で、うつ病の12ヵ月有病率は4～10％程度と報告されている。男性は3～6％、女性は7～11％と、女性は男性の1.5～4倍うつ病が多い。わが国においては、うつ病を主とする気分障害患者総数は2002年の調査では71万人、2002～2003年における12ヵ月有病率は2.9％、生涯有病率は6.7％と推計されている[3)6]。

思春期前においては、うつ病の有病率に性差はない[7]。思春期になりTanner Stage Ⅱ以降は性差がみられるようになり、女性で頻度が高くなる。思春期以降で女性のうつ病有病率は男性の約2倍になり、女性が閉経を迎える中年期の終わりまで続く[1)7]。思春期において女性の方がストレッサーにさらされる頻度が高いことが関連しているとの指摘がある[1]。老年期における有病率について男女の性差は明らかでない。

大規模な臨床研究[8]において、うつ病で受診する女性は男性と比べて重症度が高く、特に過食や体重増加、過眠、対人問題、消化器症状が目立つことが報告されている。女性のうつ病においては男性と比べ、不安障害、過食、身体化障害、自殺企図を伴いやすいとの指摘がある[8]。特に非定型病像といわれる過眠と体重増加は女性に多い。一方で、男性でより合併が多いのは、アルコールや物質の乱用である[8]。PMDDも非定型病像を示すことが多く、女性の大うつ病の半分では黄体後期の悪化を認めるという報告があるが、この病態生理学的機序についてはわかっていない[1]。

周産期のホルモン変動と大うつ病との関連についてはわかっていない。産後に大うつ病に罹患している人の1/4は妊娠前発症、1/3は妊娠中発症、残りの1/3強は産後の発症である。産後発症の人と比較して妊娠中発症の人は、虐待や社会的サポートの低さなどうつ

病の社会心理学的リスクファクターをもっている場合が多いことが指摘されている[1]。

更年期になると、妊娠中に大うつ病の既往のある女性では4～6倍、妊娠中にうつ病の既往のない女性では2～3倍再発が起こりやすくなる。重要なことは、閉経後においては女性のうつ病リスクは減り、男性と差がなくなる。更年期におけるうつ病の発症に、若年期の心理社会的要因が関連するという指摘もある[1]。

2 双極性障害

双極性障害は躁状態ないし軽躁状態、時に混合状態を伴う気分障害である[3]。うつ病にみられるような著明な性差は報告されていない。躁状態を伴う双極Ⅰ型の生涯有病率は男性0.8%、女性1.1%、軽躁状態までの双極Ⅱ型では、男性0.9%、女性1.3%である[1]。このように双極性障害の頻度に明らかな性差はないが、急速交代型は女性で頻度が高く[3]、70%が女性であるという報告がある[1]。産後の1～2週においては、躁状態が起こりやすいという報告がいくつかあり、このとき、幻覚・妄想、思路障害、奇異な行動などを合併する場合もある[1]。子どもの誕生自体が心理的に軽躁状態の引き金になるという報告もある。出産直後の気分高揚があるとその半数がうつになるという報告がある[1]。長期追跡調査では、産後うつ病は双極性障害のリスクを高めることが示されている。月経周期が双極性障害の症状に与える影響については研究がほとんどないが、双極性障害患者ではPMDDを呈する頻度が高く、半数において月経周期に関連した気分変動をもち、その中には排卵期と黄体期における躁状態もみられるという[1]。

3 季節性感情障害

季節性感情障害は、秋～冬に気分障害がみられ、春～夏に寛解する[1,3]。秋冬の気分変調は、うつ状態で過食、体重増加、過眠を伴う。季節性感情障害は一般人口の3～10%においてみられ、男女差がありその比率は2:1である。思春期から50代までの生殖年齢でみられる。これら秋から冬にかけての気分変化、炭水化物飢餓、体重増加、睡眠時間延長は一般人口において、女性に多いことが示されている[3]。

Ⅱ 不安障害

不安は外的対象のない漠然とした将来の脅威に対する予期的な恐れである。一方、恐怖は外的対象のある現実に切迫した脅威に対する情動反応である。不安や恐怖の程度が明らかに過剰で、長く持続し、臨床的に意味のある苦痛や生活における機能の障害を起こして

いるものを不安障害と呼び、ストレスなどにより一過性に誘発される正常反応としての不安や恐怖と区別される[3]。ここでは、頻度の高い不安障害として、パニック障害、全般性不安障害、社交不安障害について解説する。

1 パニック障害

　予期せぬ状態で突然に起こる激しい恐怖または強烈な不快感の高まりをパニック発作と呼ぶが、パニック障害は、このパニック発作が繰り返してみられる病態である。パニック発作は、通常起こって数分以内でピークに達し、10〜20分持続する。このとき、不安に関連した苦痛に充ちた身体症状を伴い、患者は現実感喪失、抑制力を失うことへの恐怖、死への恐怖を体験する。こうした苦痛のために、周囲に助けを求め、救急車で来院することも多い。従来の不安神経症でパニック（不安）発作を主な症状とするものである。

　パニック障害では、パニック発作の再発を恐れる予期不安を伴うことが多く、これが起こりうるような場所や状況を避ける広場（空間）恐怖症を伴うことがある。**表4**にDSM-5の診断基準の概要を示す[3]。

　一般人口におけるパニック障害の12ヵ月有病率は、欧米諸国において2〜3％であるが、アジア、アフリカ、ラテンアメリカでは0.1〜0.8％と、より低いとされる。高齢者では有病率が低下することが報告されている。女性で2〜3倍有病率が高く[7]、有病率の性差は思春期から顕著になる[1]。

表4●パニック障害の症状（DSM-5の診断基準）

A．繰り返される予期しないパニック発作。これは、突然、激しい恐怖または強烈な不快感の高まりが数分でピークに達し、その時間内に、以下のうち4つを伴う。
　1）動悸、心悸亢進、または心拍数の増加
　2）発汗
　3）身震いまたは震え
　4）息切れ感または息苦しさ
　5）窒息感
　6）胸痛または胸部の不快感
　7）嘔気または腹部の不快感
　8）めまい感、ふらつき感、頭が軽くなる感じ、または気が遠くなる感じ
　9）寒気または熱感
　10）異常感覚
　11）現実感消失
　12）抑制力を失うことに対する恐怖
　13）死ぬことへの恐怖

B．パニック発作が起こることに関する予期不安またはそれに関連した回避行動が1ヵ月以上続いている。

C．症状が臨床的に意味のある苦痛や生活における機能障害を引き起こしている。

（日本精神神経学会（日本語版用語監修），髙橋三郎，大野　裕（監訳）：DSM-5精神疾患の診断・統計マニュアル．pp206-207，医学書院，東京，2014より改変）

性差に関しては、不安感受性が関連していると考えられている。多くの研究において、男性と比較して女性では、年代と関連なく不安感受性が高いことが報告されている[1]。女性では、息切れ感、気の遠くなる感じ、窒息感を訴え、パニックによる身体症状を恐れる傾向が強いが、男性では不安の社会的結末をより恐れる傾向がある[9]。これは、女性の方が、症状についての懸念を表現するときに、自己注目を助長するような積極的強化を受けやすく、身体的な不快感を知覚しやすいことと関連していると考えられている[9]。パニック障害は、GABA（gamma-aminobutyric acid）受容体作動薬であるベンゾジアゼピン系抗不安薬に反応性が高いことが知られている[1,3]。これに関連し、産後のパニック障害の発症または再発については、分娩後の急激なプロゲステロンやアロプレグナノロンの低下とこれらによるGABA神経系の促進効果の喪失によると考えられている[1]。但し、月経周期や更年期におけるパニック障害に対するGABA神経系の変化については知られていない[1]。

2 全般性不安障害

全般性不安障害では、持続的で、多くの出来事や活動に関する不合理で過剰な心配ないし不安が、緊張感や易疲労性、集中困難、筋肉の緊張、睡眠困難などを伴って6ヵ月以上にわたって続く[3]。心配や不安は、将来に対する予期的な憂慮や取り越し苦労の形をとることが多い。これらにより、日常生活における重大な機能障害を引き起こす。従来の不安神経症のうちで、パニック発作を伴わず、持続する不安感を主な症状とするものである。全般性不安障害においては、1つの心配が解決すると新たな心配事が生じるというように、心配事の焦点が経過の中で移り変わることがよくみられる（**表5**）。

全般性不安障害の生涯有病率は女性では6.6%、男性では3.6%とされ[7]、性差は思春期中期から明らかになる[1]。平均発症年齢は男女共32歳と同様であるが、経過や臨床症状に

表5● 全般性不安障害の症状（DSM-5の診断基準）

A．多くの出来事や活動に関する過剰な心配が6ヵ月以上続く。
B．心配を抑えるのが困難。
C．以下のうち3つ以上の症状を伴う。
　1）落ち着きのなさ、緊張感、神経の高ぶり
　2）易疲労感
　3）集中困難または心が空白になる
　4）易怒性
　5）筋緊張
　6）睡眠困難
D．症状が臨床的に意味のある苦痛や生活における機能障害を引き起こしている。

（日本精神神経学会（日本語版用語監修），髙橋三郎，大野　裕（監訳）：DSM-5精神疾患の診断・統計マニュアル．p220, 医学書院，東京，2014より改変）

は性差がある[3]。女性では、男性と比較して、疲労感、筋緊張や自律神経系、心呼吸系、消化器系の症状などの身体的苦痛を訴えることが多い[1]。男性では、過剰な心配の結果として友人や家庭との関係悪化を訴えることが多い[1]。全般性不安障害が慢性化すると、男性ではアルコールや物質の乱用を併存することが多く、一方、女性では気分障害やその他の不安障害の併存が高頻度でみられる[3]。

3 社交不安障害

　社交不安障害は頻度の高い精神疾患であり、社交場面や他者の注視を浴びる可能性のある状況における著しい恐怖または不安により特徴づけられ、それが臨床的に意味のある苦痛や生活における機能の障害を引き起こしているものをいう[3]。日本においては、従来の対人恐怖症と呼ばれていたものに相当する。日本における対人恐怖症の研究では、赤面恐怖や吃音恐怖などのように対人場面において恥をかくこと、醜形恐怖や自己臭恐怖などのように他人に不快な思いをさせることを恐怖することが特徴とされている[10]。

　世界的に社交不安障害の12ヵ月有病率は0.5〜7%とされるが、米国では7%とこれらより高い[3]。加齢により有病率は減少する[3]。一般人口における有病率は男性と比較して女性に高く[7]、性差は思春期前からみられる[1,7]。臨床症例では、性差ははっきりしないか、あるいは男性でやや多く、男性患者の社会的役割や成果への期待が援助希求行動を高めていると考えられている[3]。症状別にみると、女性が恐怖を感じるのは、面接、権威者との会話、会合で発言、人前での飲食、受験などである[1]。男性では、デートを恐れることが多く、孤立、別離、離婚をしている場合が多い[1]。注目すべきは、男性では反社会的パーソナリティ障害、病的賭博、物質乱用などの外在化障害を伴うことがある一方、女性では、気分障害やその他の不安障害のような内在化障害を伴いやすい[1]。さらに女性では、より多くの社交的な恐怖をもち、状況依存的パニック発作を伴う[1]。

　この障害をもつ女性では月経前に症状の悪化を経験することが多いが、妊娠中や更年期における変化は認められない[1]。怒りに充ちた表情などの脅威となる社交的な刺激に対する性差を機能画像を用いて検討すると、男性と比べ女性では一致して対人的場面で感じる緊張や恐怖により過敏で、社交的拒絶を恐れる傾向が強い。一方で、男性では対人的場面での成否によってもたらされる結果への心配や不安により強く反応するという[1,11]。

（内山　真、横瀬宏美、降籏隆二）

■文献
1) Altemus M, Sarvaiya N, Neill Epperson C : Sex differences in anxiety and depression clinical perspectives. Front Neuroendocrinol 35(3) : 320-330, 2014.

2) Shibui K, Uchiyama M, Okawa M, et al：Diurnal fluctuation of sleep propensity and hormonal secretion across the menstrual cycle. Biol Psychiatry 48(11)：1062-1068, 2000.
3) American Psychiatric Association：Diagnostic and statistical manual of mental disorders. 5th edition, American Psychiatric Publishing, Arlington, 2013.
4) 内山　真：産婦人科におけるうつ病の診断のポイント．OG scope 3：8-11，2012.
5) 野村総一郎：うつ病．内科外来診療実践ガイド，Medical Practice 21（臨時増刊号），Medical Practice 編集委員会（編），pp321-324，文光堂，東京，2004.
6) 今野千聖，鈴木正泰，大嵜公一，ほか：日本在住一般成人の抑うつ症状と身体愁訴．女性心身医学 15(2)：228-236，2010.
7) Kessler R, McGonagle K, Zhao S, et al：Lifetime and 12-month prevalence of DSM-III-R psychiatric disorders in the United States；Results from the National Comorbidity Survey. Arch Gen Psychiatry 51(1)：8-19, 1994.
8) Marcus S, Kerber K, Rush A, et al：Sex differences in depression symptoms in treatment-seeking adults；confirmatory analyses from the Sequenced Treatment Alternatives to Relieve Depression study. Compr Psychiatry 49(3)：238-246, 2008.
9) Sheikh J, Leskin G, Klein D：Gender differences in panic disorder；findings from the National Comorbidity Survey. Am J Psychiatry 159(1)：55-58, 2002.
10) 高橋　徹：日本における不安障害の系譜；対人恐怖から社会恐怖まで．精神科治療 18(3)：257-262，2003.
11) McClure E, Monk C, Nelson E, et al：A developmental examination of gender differences in brain engagement during evaluation of threat. Biol Psychiatry 55(11)：1047-1055, 2004.

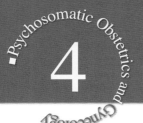

性と気分障害、不安障害、睡眠障害

2 睡眠障害

●はじめに

睡眠の問題は頻度の高い愁訴の1つである。最近の一般人口を対象とした疫学調査から、日本において成人のおよそ5人に1人は入眠困難、中途覚醒、早朝覚醒などの夜間の睡眠困難、つまり不眠の訴えをもち[1)2)]、20人に1人が睡眠薬を使用している[3)]ことが報告されている。さらに、日本において成人の40人に1人が日中の耐え難い眠気の訴えをもっている[4)]。患者が不眠を訴えている場合に限っても、疑うべき、そして鑑別すべき睡眠障害は、不眠症をはじめとして、周期性四肢運動障害、レストレスレッグス（むずむず脚）症候群など多い。ここでは、臨床現場で高頻度でみられる睡眠障害として、不眠症、睡眠時無呼吸症候群、周期性四肢運動障害とレストレスレッグス（むずむず脚）症候群、ナルコレプシーについて述べる。

I 不眠症（不眠障害）

1 不眠症の症状

DSM-5[5)]において、不眠症（不眠障害）とは、入眠困難、睡眠維持困難（中途覚醒）、早朝覚醒など睡眠困難の1つ以上を伴った睡眠の質あるいは量の不満足であり、そのために臨床的意味のある苦痛、または社会的、職業的、教育的、学業上、行動上または他の重要な領域における機能の障害を起こすもので、1週間に3夜以上、3ヵ月持続するものとして定義される。すなわち、適切な時間帯に床で過ごす時間が確保されているにもかかわらず、睡眠困難があり、これによって日中に生活の質の低下がみられる状態である。

生活の質の低下を中心に不眠症を考えることは臨床的に大きな意味をもつ。不眠治療では、眠れないことにこだわる患者の目を、眠れないために起こった生活の質の低下に向くよう指導し、不眠により損なわれた日中の生活の質を改善することが治療のゴールとなる。一方、仕事や遊びなどで適切な時間帯に床で過ごす時間が確保できないなど、社会活動によりもたらされた睡眠の量的不足については、不眠（insomnia）とは分けて、断眠（sleep deprivation）ないし睡眠不足と呼ぶ。

2 不眠症の病態と非薬物療法

健常人の生理的睡眠時間は一定の範囲内にあり、寝床の中で長い時間過ごしても生理的な睡眠時間を大きく超えて長く眠ることができるわけではない。たくさん眠ろうと生理的な睡眠時間を超えて長く床に就いていると睡眠が全体に浅くなり、中途覚醒が増える[6]。

若年成人の正味の夜間睡眠時間は 7 時間程度であり、高齢になるほどこれが短くなっていき、65 歳以上になると 6 時間程度となる（図 1）[7]。これと同時に、睡眠の深さは、睡眠の前にどのくらい長く覚醒していたかによって影響される。睡眠に対する要求が強い場合には深くなり、これが弱いと浅くなる。生理的な睡眠時間を超えて寝床で過ごすと、浅眠や睡眠維持困難が起こりやすくなる。睡眠維持困難を行動学的に治療するため、寝床で過ごす時間を制限するのが認知行動療法の一種である睡眠制限法である[6]。

最近の身体的疾患と睡眠時間の関連に関する疫学研究では、6 時間台ないし 7 時間台の睡眠を取っている人で高血圧、糖尿病、高脂血症などの身体疾患罹患の頻度およびリスク、うつ病罹患の頻度が、短時間睡眠や長時間睡眠の人と比べて少ないことが明らかにされている[8]。これらから不眠症治療の目標睡眠時間は年齢に応じ 6〜7 時間に設定し、就床から起床までの寝床で過ごす時間は 7 時間以内に指導することが重要である。

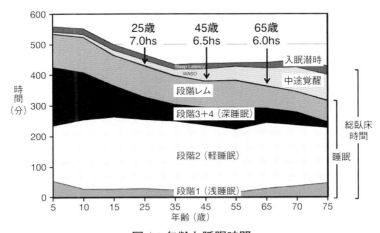

図1● 年齢と睡眠時間

65 編の終夜睡眠ポリグラフ検査を用いて客観的に夜間睡眠量を調べた研究から、5〜102 歳の健常人 3,577 人の睡眠についてまとめたもの。正味の夜間睡眠量は、10 代前半では 8 時間、25 歳で約 7 時間、45 歳には約 6.5 時間、65 歳で約 6 時間と加齢により減少する。脳波的には、加齢により深睡眠が減少し、軽睡眠や浅睡眠が増えることがわかる。

(Ohayon MM, Carskadon MA, Guilleminault C, et al：Meta-analysis of quantitative sleep parameters from childhood to old age in healthy individuals；developing normative sleep values across the human lifespan. Sleep 27：1255-1273, 2004 より改変)

ストレスを受けると、一過性に不眠が起こる。しかし、このときの対処が適切でないとこれが慢性化して不眠症に発展する。寝つけないで苦しい思いを経験すると、眠りに対するこだわりが強くなる。このような場合、寝床に就くと今晩は気持ちよく寝つけるかどうかということが一番の気がかり・関心になる。このため頭が冴えてさらに寝つけなくなる[9]。つまり、不眠を恐れる気持ちが強いために入眠時の情動的興奮が増強され、入眠を妨げる。入眠困難に対する認知行動療法である刺激制御療法では、眠たくなるまで寝床に就かないことと、寝つけない場合には寝床を離れることで、寝つけない恐怖を断ち切る治療法である[6]。

　睡眠のタイミングは体内時計の発振する概日リズムによってコントロールされている。概日リズムからみて最適な睡眠時間帯の前後の時間帯では、覚醒度が高く睡眠が抑制され、

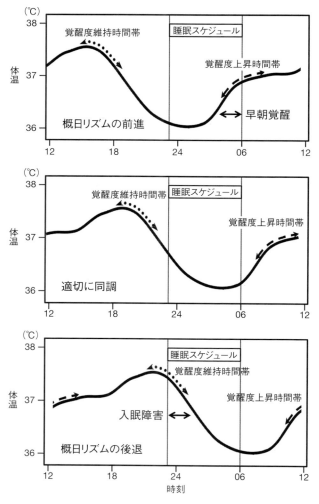

図2● 概日リズムの前進・後退と不眠
深部体温の概日リズムと睡眠が適切に同調している状態(中段)と比べて、概日リズムが前進していると、覚醒度上昇時間帯が4時頃から始まり早朝覚醒が起こる(上段)。概日リズムが遅れていると、覚醒度維持時間帯も遅れ、就床時刻に重なり、睡眠が抑制され入眠障害が起こる(下段)。
(内山　真：不眠障害. 臨精医 43(7)：971-978, 2014 による)

これにより昼夜の覚醒と睡眠のメリハリが保たれている[10]。就床前に睡眠が抑制される時間帯は、覚醒度維持時間帯(wakefulness maintenance zone)と呼ばれ、早朝の体温最低時刻からおよそ6〜9時間前にあたる(図2)[11]。もう1つは、覚醒度上昇時間帯(wake-up zone)と呼ばれ、起床後に目を覚ましていく時間帯であり、体温上昇期に相当し、通常は最低体温出現時刻から4〜7時間後にあたる(図2)。23時半から6時半の間の時間帯に毎日規則的に夜間睡眠を取っている人の場合、体温の最低時刻は4時頃になるのが通常であることから、覚醒度維持時間帯は18〜22時、覚醒度上昇時間帯は8〜12時にあることになる(図2中段)。

加齢などで概日リズムが前進してくると覚醒度上昇時間帯のために早朝覚醒が起こる(図2上段)。長期的休暇中の夜更かし生活などで概日リズムが遅れた場合に、望ましい時間帯で睡眠を取ろうとすると覚醒度維持時間帯のために入眠障害が起こる[10](図2下段)。

3 不眠症の薬物療法

服薬時刻、就床時刻、起床時刻などの睡眠習慣について具体的に指導する。ベンゾジアゼピン受容体作動性睡眠薬の場合は、服薬時刻から就床時刻までを20分以内にする。就床時刻から起床時刻までの時間を長くとも7時間を超さないように設定する。長く眠らせようとするほど睡眠薬投与量が増加する。「就床時服用」などのような漠然とした指示を出さない。

ベンゾジアゼピン受容体作動薬は、少量から投与して毎日服用とし、最初は1週間以内に来院させ副作用およびその効果について確認したうえで、必要なら徐々に増量する。基本的に単剤投与とする。

ベンゾジアゼピン受容体作動薬を選択する場合、不眠のタイプに応じた作用時間、抗不安作用、脱力・ふらつきなどの筋弛緩作用による副作用を考える。メラトニン受容体作動薬のロゼレムやオレキシン受容体拮抗薬のスボレキサントは抗不安作用は弱いが、脱力・ふらつきなどの筋弛緩作用が極めて少ないため、こうした副作用が予想される場合には第一選択になりうる。腎機能や肝機能の低下している患者には、活性代謝産物のない薬剤を用いる。表1に睡眠薬投与の原則をまとめた[12]。

認知症や脳血管障害などの脳器質性の障害をもつ場合には記憶障害・奇異反応が生じやすいため注意を要する。メラトニン受容体作動薬はこのような副作用をもたないため第一選択となる。

いずれの薬剤を用いる場合にも、アルコールとの併用の禁忌、服薬時刻と就床時刻について具体的指示を与えるとともに、副作用について十分説明しておく。副作用として重要

表1● 睡眠薬投与の原則

	入眠障害 (超短時間型、短時間型)	中途覚醒、早朝覚醒 (中時間型、長時間型)
神経症的傾向が弱い場合 脱力・ふらつきが出やすい場合 (抗不安作用・筋弛緩作用が弱い薬剤)	ゾルピデム ゾピクロン エスゾピクロン ラメルテオン スボレキサント	クアゼパム スボレキサント
神経症的傾向が強い場合 肩こりなどを伴う場合 (抗不安作用・筋弛緩作用をもつ薬剤)	トリアゾラム ブロチゾラム エチゾラムなど	フルニトラゼパム ニトラゼパム エスタゾラムなど
腎機能障害、肝機能障害がある場合 (代謝産物が活性をもたない薬剤)	ロルメタゼパム	ロラゼパム

(文献12)より改変)

表2● 睡眠薬の副作用

持ち越し効果	翌朝以後まで、眠気、精神作業能力低下が出現。 確保したい睡眠時間に比べ相対的に作用時間の長い薬物が多く用いられた場合。
健忘	服薬後から入眠まで、中途覚醒時、翌朝覚醒後の出来事の健忘(前向性健忘)。 アルコールとの併用、一度入眠した後に覚醒して仕事などをした場合。
反跳現象・退薬症候	中止時に著しい不眠、重篤な場合、不安焦燥、振戦、発汗、せん妄。 作用時間の短い睡眠薬を急激に中断した場合、背景に器質性疾患がある場合。
筋弛緩作用	睡眠薬服用後の中途覚醒、起床時などに脱力が出現。 $\omega 2$ 受容体を介した作用、高齢者では転倒の原因。

(文献12)による)

なのは、持ち越し効果、健忘、反跳現象・退薬症候、筋弛緩作用がある(**表2**)[12]。

4 不眠症の疫学と性差

　一般人口における疫学調査からは、成人の約1/3が睡眠困難(不眠症状)をもち、随伴する日中の支障を経験しているのは10～15%、不眠症の基準を満たすのは6～10%である[5]。プライマリ・ケアでは、その10～20%の患者が睡眠困難の症状をもっている[5]。睡眠困難は、多くの報告において男性と比べて女性に多いことが明らかとなっており、メタ解析では女性で約1.41倍であり、不眠の重症度についても男性に比べて女性で高い[5]。これらに関しては、女性の月経周期、周産期、更年期など女性に特有な性ホルモン変化の影響、専業主婦が多いなど男性と異なった生活環境の影響、うつ病などの不眠を伴いやすい疾患の性差などが指摘されてきた。日本における代表的疫学研究では、不眠の性差は、生活習慣やストレス要因などを含めて多変量解析すると明らかでなくなることから、必ずしも生物学的な要因によるものではないことが示唆されている[1]。最近の睡眠困難の亜型に着目した研究では、入眠障害が最も性差が大きいことが一致して指摘されている[2]。

II 睡眠時無呼吸症候群

　睡眠時無呼吸症候群とは、昼間の覚醒時には呼吸障害がみられないのに、夜間睡眠中に換気停止(無呼吸)が頻回に生じ、睡眠が障害される病態である[5)9)]。この結果として、動脈血中酸素飽和度が低下し、二酸化炭素分圧が上昇する。化学受容体を介した覚醒反応が生じ、夜間睡眠の分断化、浅眠化が起こり、日中の過度の眠気、居眠りを生じる。日中の眠気、息苦しさ、起床時の口渇や頭痛などとともに、熟睡感欠如や中途覚醒が出現することがある。激しいいびきと呼吸停止が観察される。

　ベンゾジアゼピン受容体作動性の睡眠薬は筋弛緩作用のため無呼吸を悪化させ、症状を増悪させることがある。治療は、経鼻持続陽圧呼吸(continuous positive airway pressure;CPAP)や歯科装具により睡眠中の気道を確保することで症状が改善する。男性では成人の4%、女性では2%とされ、高齢になるほど頻度が高くなる。男女の有病率の比は男性で2〜4倍高いが、閉経期以降女性でも増加するため、性差は加齢とともに減少する[5)]。

III 周期性四肢運動障害とレストレスレッグス症候群

　周期性四肢運動障害では、睡眠中に繰り返す、四肢の不随意運動が原因となって浅眠化や中途覚醒が引き起こされる。夜間睡眠が障害された結果として、日中の過剰な眠気が出現することもある。睡眠中の動きを観察すると、下肢や上肢にピクつくような不随意運動が反復してみられる。下肢に起こる場合には、バビンスキー徴候や脊髄逃避反射によく似た運動が観察される。これが疑われた場合には、終夜睡眠ポリグラフ検査で睡眠中の周期的な四肢不随意運動を捉える必要がある[5)9)]。

　レストレスレッグス(むずむず脚)症候群では、就床と同時に下肢に異常な感覚が生じ、下肢をじっとしているのが困難で寝つくことができない。異常感覚の訴え方は、足がむずむずする、足が火照る、足の奥が痒いなど多彩である。異常感覚のため動かさずにいられなくなること、歩くなどの運動や局所の冷却により異常感覚が軽減することは本症候群に特徴的である。終夜睡眠ポリグラフ検査では、入眠前の覚醒時、入眠時に下肢の筋の収縮を認める。

　周期性四肢運動障害およびレストレスレッグス症候群とも、通常の睡眠薬は有効でない。背景にある異常感覚や不随意運動を抑えるために、ドパミン作動薬を眠前に投与する。ドパミン作動薬としては、非麦角系のプラミペキソール、ロピニロール、あるいはl-DOPA

が用いられる。ベンゾジアゼピン系薬剤であるクロナゼパムも単独あるいはドパミン作動薬と併用で用いられる。周期性四肢運動障害およびレストレスレッグス症候群ともドパミンの機能が低下した状態で起こるものと考えられている。血中フェリチン値の低下がみられる場合が多く、フェリチンの低下する鉄欠乏性貧血や腎不全で多いことから、ドパミン合成の補酵素としての鉄の低下がこれら症候群の病態として重視されている。

レストレスレッグス症候群の国際診断基準を使った研究において、有病率は成人人口の2〜7.2％とされる[5]。症状の発生頻度を週に1回以上とすると有病率は4.5％となる[5]。有病率には性差があり、女性で男性の1.5〜2倍多い。女性では妊娠中に、一般人口の2〜3倍の有病率となるが、未経産の女性では同年代の男性と同程度である[5]。

IV　ナルコレプシー

ナルコレプシーにおける過眠の本態は、反復する眠気と居眠りである。典型的には、日中耐え難い眠気に襲われ10〜20分眠り、比較的さっぱり目覚めるが1〜2時間で再び耐え難い眠気をもよおす。患者は眠ることが通常考えられないような状況、すなわち試験中、商談中、運転中などにおいて、しばしば耐え難い眠気（睡眠発作）により眠ってしまう[5,10]。

情動脱力発作は、ナルコレプシーに特異的にみられる症状で、強い情動により、両側性の骨格筋の筋緊張の発作的消失が起こる。これは、本来レム睡眠中にのみ起こる強力な錐体路抑制機構が覚醒中に働いてしまうレム睡眠解離現象と考えられている。誘因となる情動変化としては、大笑い、大喜び、驚きなどが多い。情動脱力発作の持続は、数秒〜数分で、速やかかつ完全に回復する点が特徴である。発作中は意識清明で記憶は保たれる[5,10]。

睡眠麻痺は、入眠期に随意運動ができなくなる状態、いわゆる金縛りである。これも、入眠期に起こる錐体路抑制機構が関連したレム睡眠解離現象である。通常、持続は数分であり、呼吸筋は麻痺しないが、初めて起こった場合には呼吸ができない感じを伴うことが多い。入眠時幻覚は、睡眠開始時にみられる鮮明な夢見体験である。自覚的には目覚めていると感じることが多く、通常は幻視の形をとるが、聴覚的あるいは触覚的要素を含む場合もある[5,10]。

ヒト組織適合性抗原について、HLAのDR、DQをDNA配列でタイピングすると、QB1＊0602およびDQA1＊0102が情動脱力発作を伴うナルコレプシーの遺伝子マーカーとして認められている。オレキシンは90年代になって同定されたペプチドで、脳では外側視床下部に存在し食欲や睡眠の制御に関連した作用をもつ。これを含有する神経細胞は、睡眠と覚醒に関連した神経核に投射している。オレキシン神経系の機能不全をもつ

実験動物でナルコレプシー様症状がみられること、情動脱力発作を伴う典型的ナルコレプシーで特異的に髄液中オレキシンの著しい低下がみられることが明らかになり、ヒトのナルコレプシーの病態として視床下部におけるオレキシン欠乏が考えられるようになった。

10代で昼間の眠気で発症し、情動脱力発作は2年くらいのうちに出現することが多い。診断には、臨床的に明らかな過眠の症状があることと、情動脱力発作のあることで十分であるが、客観的な補助診断として、終夜睡眠ポリグラフ検査による夜間睡眠の評価と反復睡眠潜時検査(Multiple Sleep Latency Test；MSLT)による眠気および入眠期レム睡眠の確認ができると診断は確実になる。

日中の眠気に対しては精神刺激薬を用いる。第一選択は、モダフィニールである。この薬剤は、血中濃度半減期が約14時間あり臨床的作用時間が8〜10時間あるため朝1回投与、朝昼の2回投与で日中をカバーできる。以前に使用されていたメチルフェニデートやペモリンと比較して、頻脈、動悸、火照り感などの循環器系副作用、吐き気や上腹部不快感などの消化器系の副作用が少ない。情動脱力発作、睡眠麻痺、入眠時幻覚などのレム睡眠関連症状に対しては、レム睡眠抑制作用をもつ三環系抗うつ薬、SSRIやSNRIを用いる[3]。

欧米の多くの国における調査において、ナルコレプシーの有病率は一般人口の0.02〜0.18％である。日本における推計有病率は欧米諸国と比べて0.16〜0.18％とやや高い[13]。有病率に性差はみられない。

（内山　真、横瀬宏美、降籏隆二）

■文献

1) Kim K, Uchiyama M, Okawa M, et al：An epidemiological study of insomnia among the Japanese general population. Sleep 23(1)：41-47, 2000.
2) 降籏隆二，今野千聖，鈴木正泰，ほか：一般成人における不眠症状と性差について，女性心身医学 19(1)：103-109，2014.
3) Kaneita Y, Uchiyama M, Takemura S, et al：Use of alcohol and hypnotic medication as aids to sleep among the Japanese general population. Sleep Med 8(7-8)：723-732, 2007.
4) Kaneita Y, Ohida T, Uchiyama M, et al：Excessive daytime sleepiness among Japanese general population. J Epidemiol 15(1)：1-8, 2005.
5) American Psychiatric Association：Diagnostic and statistical manual of mental disorders. 5th edition, American Psychiatric Publishing, Arlington, 2013.
6) 山田尚登：認知行動療法．睡眠障害の対応と治療ガイドライン第2版，睡眠障害の診断・治療ガイドライン研究会，内山　真(編)，pp137-144，じほう，東京，2012.
7) Ohayon MM, Carskadon MA, Guilleminault C, et al：Meta-analysis of quantitative sleep parameters from childhood to old age in healthy individuals；developing normative sleep values across the human lifespan. Sleep 27(7)：1255-1273, 2004.
8) Uchiyama M, Inoue Y, Uchimura N, et al：Clinical significance and management of insomnia. Sleep Biol Rhythms 9(2)：63-72, 2011.
9) 古田壽一：睡眠関連呼吸障害群．睡眠障害の対応と治療ガイドライン第2版，睡眠障害の診断・治療ガイドラ

イン研究会,内山 真(編), pp213-222, じほう, 東京, 2012.
10) 清水徹男:過眠症. 睡眠障害の対応と治療ガイドライン第2版, 睡眠障害の診断・治療ガイドライン研究会, 内山 真(編), pp185-191, じほう, 東京, 2012.
11) 内山 真:不眠障害. 臨精医 43(7):971-978, 2014.
12) 梶村尚史:ベンゾジアゼピン受容体作動薬. 睡眠障害の対応と治療ガイドライン第2版, 睡眠障害の診断・治療ガイドライン研究会, 内山 真(編), pp106-115, じほう, 東京, 2012.
13) 日本睡眠学会診断分類委員会(訳):睡眠障害国際分類第2版. 医学書院, 東京, 2010 [American Academy of Sleep Medicine: International Classification of Sleep Disorders, Second edition, diagnostic and coding manual. American Academy of Sleep Medicine, Darien, 2005].

5 女性と身体症状症および関連症群

●はじめに

　どのような診療科においても、医学的に説明のつかない身体症状をもつ患者は多い。例えば、しびれ、下痢、動悸など多彩な症状をもって来院した50歳の女性患者に対して、甲状腺機能、女性ホルモン、神経学的検査、循環器的検査などを行っても異常を認めないことがあり、担当医は診断や治療に苦慮する。医学的に説明のつきにくいまたは説明のつかない身体症状は日本では従来、「不定愁訴」や「自律神経失調症状」などと呼ばれてきた。こうした患者は、日本に限らず、欧米においても以前から注目されており、medically unexplained symptom または functional somatic syndrome などと呼称されている。

　こうした身体症状の原因には、機能的な異常に伴う症状である場合(片頭痛、過敏性腸症候群、線維筋痛症などがこれに該当する)、比較的に稀または診断が困難な身体疾患が隠れている場合、精神疾患による身体症状である場合に大別することができる。さらに、多彩な身体症状を呈する精神疾患の代表が、うつ病、不安症、身体症状症である。特に、身体症状症は患者の苦痛が強く、社会生活上の制限や支障度が大きいにもかかわらず、有効な治療薬に乏しく臨床的に治療が困難となりやすい病態として知られている。

　本稿では、身体症状症および関連症群を取りあげ、基本となる概念、診断やマネジメントのポイントなどについて概説するとともに、代表的な症例も提示したい。

I 身体症状症および関連症群の概要

1 病態と病因

　まず、身体症状症および関連症群は診断名ではなくカテゴリーの名称であることに留意すべきである。一般内科を受診した患者の約7%がこの病態であると考えられているように、頻度は高く、女性に多いことが知られている。しかし、実際に身体症状症および関連症群と適切に診断・評価されている患者は少なく、「自律神経失調症」や「不定愁訴」などと暫定的な診断や評価が下されていることが多い。

　身体症状症群とは、身体化された身体症状が持続する病態の総称であるが、もともとの意味での「身体化」とは、心理的苦痛を身体症状に転換するメカニズムを説明する用語として用いられたとされ、Freud の転換ヒステリーと近い概念である。例えば、姑に対して無

意識的な陰性の感情をもつ妻が、夫の実家に行くときに、頭痛や吐き気が出現する場合は「身体化」に当たる。このように、もともと「身体化」という用語は無意識的な心理的要因を背景にした身体症状が顕在化するという現象に用いられるものであった。こうした症状は、特定の人にだけ認められるわけではなく、程度や頻度の差はあれ、ほとんどの人が人生の中のさまざまな場面で経験するものである。しかし、現在では、「身体化」という言葉は多義的な意味をもつようになり、「身体化」自体が身体化障害という疾患を示すことがある。また、感情障害や不安障害にしばしば認められる身体症状が「身体化」と表現されたり、症状に固執し、医療を執拗に求めるという特有の疾病行動を指して「身体化」と呼ばれることもある。

身体症状症および関連症群の病因については、無意識の葛藤以外にも、失感情症（自分の感情に対して気づきにくい傾向）、身体感覚の増幅（痛みやしびれなど身体の感覚に対して過敏な状態）、サイトカインの関与などが考えられている[1]が、不明な部分が多く残されている。

身体症状症および関連症群は、精神疾患の代表的な診断基準であるDSM-5において採用された病態のカテゴリーである[2]。以前のDSM-IVでは、身体表現性障害がこれに該当するものの、DSM-5においては身体表現性の再構成および再概念化がされている。これには、DSM-IVでは、身体表現性障害の間に多くの重複があり、診断の境界が不明瞭であったため、精神医療の専門家以外の身体医には身体表現性障害の診断基準を理解して使いこなすことが困難であった背景が存在している。

DSM-IVでは、身体表現性障害の診断基準の中で「適切な検索を行っても、個々の症状は、既知の一般身体疾患または物質（乱用薬物、投薬）の直接的作用として十分説明できない」と記載されているように、医学的に説明のつかない身体症状であることが過度に強調されていた。しかし、実際には身体症状症および関連症群は医学的身体疾患とともに診断することが可能であり（例：月経困難症と身体症状症としての下腹部痛）、DSM-5では医学的に説明のできないことを診断の基礎におくことは問題であるとされるに至った。そのため、DSM-5では、医学的に説明のつかない身体症状であることの記載はない。

2 診断分類

身体症状症および関連症群には表1に示した疾患が属する。ここでは、疾患の概略を説明する。

表1 ● 身体症状症群の分類

・身体症状症
・病気不安症
・変換症/転換性障害（機能性神経症状症）
・他の医学的疾患に影響する心理的要因
・作為症/虚偽性障害
・他の特定される身体症状症および関連症
・特定不能の身体症状症および関連症

1 ■ 身体症状症

　適切な検査を行っても医学的に説明することができない多彩で不安定な身体症状を呈する身体症状症および関連症群の代表的疾患である。DSM-Ⅳでは身体化障害として診断されていた。DSM-5における身体症状症の診断基準を**表2**に示した。

　身体症状症の多くは若い頃(DSM-Ⅳの身体化障害では30歳以前とされていた)から身体的な不定愁訴を呈している。症状は多彩で、産婦人科系、消化器系、循環器的、神経系などの多くの症状を併せ持っている。身体症状の特徴として、程度に変化がみられるものの症状が消えることはない点、症状の部位に移動が認められる点、薬剤に反応しにくい点が挙げられる。DSM-Ⅳにおける身体化障害の診断には、4つの疼痛症状、2つの胃腸症状、1つの性的症状、1つの偽神経学的症状のすべてを満たすことが要件とされていたが、DSM-5では、身体症状の内容には触れずに、苦痛を伴う身体症状であることに加えて、そうした症状に対する反応としての思考、感情、および行動の異常を基準としている点が特徴である。

　身体症状症の有病率はまだわかっていない。DSM-Ⅳの身体化障害の有病率(1％程度)よりは高く、およそ5〜7％程度と考えられている。女性は男性と比べて身体愁訴を報告する傾向が高いため、結果的に女性の方が有病率は高くなる。

　症状の原因は無意識的な葛藤であるため、本人は自覚できておらず、治療者側から「ストレスについてはどうですか？」と尋ねられても、「いえ、特にストレスは感じていません」と答えることが多く、むしろストレスなど心理的要因の関与を疑うことに対して拒否的な態度をとりやすい。

　受療行動上の特徴としては、いわゆるポリサージェリーに至ってしまうことが多く、症状に対するこだわりは極めて強く、自らの症状の経過をノートにびっしりとまとめてくることも少なくない。訴えは感情的・誇張的であり、いかに自分がつらいかということを治

表2● 身体症状症の診断基準

A. 1つまたはそれ以上の、苦痛を伴う、または日常生活に意味のある混乱を引き起こす身体症状

B. 身体症状、またはそれに伴う健康への懸念に関連した過度な思考、感情、または行動で、以下のうち少なくとも1つによって顕在化する。
  (1) 自分の症状の深刻さについての不釣り合いかつ持続する思考
  (2) 健康または症状についての持続的に存在する強い不安
  (3) これらの症状または健康への懸念に費やされる過度の時間と労力

C. 身体症状はどれ1つとして持続的に存在していないかも知れないが、症状のある状態は持続している(典型的には6ヵ月以上)。

(日本精神神経学会(日本語版用語監修)、高橋三郎、大野　裕(監訳)：DSM-5精神疾患の診断・統計マニュアル．p307、医学書院、東京、2014より一部改変)

療者に繰り返し述べる反面、深刻みに欠けることが多い。

　身体症状症は頻度が少ないことと病態の多様性の点から、この分野の研究は非常に少ない。そのため予後に関する詳しいことはわかっていない。但し、他の精神疾患に比べて治療への反応性は間違いなく低く、慢性的な経過を辿る一方、患者の症状改善への要求は強いため治療者から患者に対して陰性の感情をもつことも少なくない。身体症状症患者の約半数は経過中にうつ病など、他の精神疾患を随伴する。また、反社会性パーソナリティ障害、演技性パーソナリティ障害、境界性パーソナリティ障害の併存も多いとされている[3]。

▶症例◀　30歳、女性

[主訴] 月経不順、下痢、頭痛、めまい、失神
　27歳で結婚し、その年に男の子を出産した。その頃から腹痛や下痢などの消化器症状を呈することが多かった。夫は、献身的であり、患者の体調不良時には家事を代わりにしてくれていた。しかし、28歳時からは頭痛とめまいを呈するようになり、食事があまり摂れなくなった。また、自宅で時々失神するようになった。近くの内科を受診し、精査を受けるも器質的異常は認められなかった。多彩な症状が続き、家事もままならず、日常生活への支障度は高くなり、抑うつ気分も随伴した。内科医の方から症状に対して、対症療法的な薬剤および抗うつ薬などが処方されるも、症状の改善は得られなかった。さらに、月経が不順となり、産婦人科を受診した。精査上、明らかな原因はなく、不定愁訴に関して心理的な要因が疑われ、心療内科を紹介された。心療内科初診時、「こんなにつらいのに、どうして、異常はないのですか」「早く治してほしい」と涙ながらに訴えた。

[本例の心療内科での評価]
　本例は20歳代後半から消化器症状を有しており、神経学的症状、産婦人科的症状が加わっており、多系統にまたがる症状である。心療内科でも改めて身体的な精査を施行したが、医学的に説明のつく異常所見は見つからず、身体症状症と診断した。詳細な面接の結果、本例の症状発現の背景には、夫との愛情面における葛藤の存在することが疑われた。

2 ■ 病気不安症

　病気不安症は身体症状が、自分が重篤な病気にかかっている、またはかかりつつあるという訂正不能な観念へのとらわれを呈する病気である（表3）。DSM-Ⅳでは心気症に相当するが、DSM-5の病気不安症では身体症状は存在しない、または存在してもごく軽度で

表3● 病気不安症の診断基準

- A．重い病気である、または病気にかかりつつあるというとらわれ
- B．身体症状は存在しない、または存在しても軽度である。他の医学的疾患が存在する、または発症する危険が高い場合(例：濃厚な家族歴がある)は、とらわれは明らかに過度であるか不釣り合いなものである。
- C．健康に対する強い不安が存在し、かつ健康状態について容易に恐怖を感じる。
- D．その人は過度の健康関連行動を行う(例：病気の徴候が出ていないか繰り返し調べ上げる)、または不適切な回避を示す(例：受診予約や病院を避ける)。
- E．病気についてのとらわれは少なくとも6ヵ月は存在するが、恐怖している特定の病気は、その間変化するかも知れない。
- F．その病気に関連したとらわれは、身体症状症、パニック症、全般不安症、醜形恐怖症、強迫症、または「妄想性障害、身体型」などの他の精神疾患でうまく説明できない。

(日本精神神経学会(日本語版用語監修)，髙橋三郎，大野 裕(監訳)：DSM-5 精神疾患の診断・統計マニュアル．p311，医学書院，東京，2014 より改変)

あるという点が異なっている。医学的には異常がないことを繰り返し説明しても本人は納得しない。むしろ、どうしてわかってくれないのか(病気を見つけてくれない)とドクターショッピングを繰り返し、「検査をしてほしい」と訴える傾向が強い。病気不安症の患者は主治医に対する強い不満をもち、医師も患者に対してフラストレーションを感じやすい。また、病気不安症の重要な構成要素として、病的なとらわれ、疾病恐怖、心身の些細な不調、他者への訴えの4つが知られている[4]。病気不安症をもつ患者は自分が重篤な身体疾患に罹患しているのではないかという不安が強いため、精神医療よりも身体医療の現場で遭遇しやすい。

3 ■ 変換症/転換性障害(機能性神経症状症)

変換症は、「目が見えない」「声が出ない」「足が動かない」など、神経学的な異常を疑うような症状が1つまたは複数認められる疾患である(**表4**)。DSM-Ⅳでは転換性障害と呼ばれていた。変換症では、DSM-Ⅳでの基準と違い、神経疾患との不適合性を明確に示さないと診断できない点が特徴である(例：視覚症状における、らせん状視野や管状視野)。つまり、単に神経学的な検査で異常はない、または症状が奇妙だからという理由では、診断できない

表4● 変換症/転換性障害の診断基準

- A．1つまたはそれ以上の随意運動、または感覚機能の変化の症状
- B．その症状と、認められる神経疾患または医学的疾患とが適合しないことを裏づける臨床的所見がある。
- C．その症状または欠損は、他の医学的疾患や精神疾患ではうまく説明されない。
- D．その症状または欠損は、臨床的に意味のある苦痛、または社会的、職業的、または他の重要な領域における機能の障害を引き起こしている。または医学的な評価が必要である。

(日本精神神経学会(日本語版用語監修)，髙橋三郎，大野 裕(監訳)：DSM-5 精神疾患の診断・統計マニュアル．p314，医学書院，東京，2014 より改変)

表5●他の医学的疾患に影響する心理的要因の診断基準

A．身体症状または医学的疾患が（精神疾患以外に）存在している。
B．心理的または行動的要因が以下のうち1つの様式で、医学的疾患に好ましくない影響を与えている。
　(1) その要因が、医学的疾患の経過に影響を与えており、その心理的要因と、医学的疾患の進行、悪化、またはその回復の遅延との間に密接な時間的関連が示されている。
　(2) その要因が、医学的疾患の治療を妨げている（例：アドヒアランス不良）。
　(3) その要因が、その人の健康へのさらなる危険要因として十分に明らかである。
　(4) その要因が、基礎的な病態生理に影響を及ぼし、症状を誘発または悪化させている、または医学的関心を余儀なくさせている。
C．基準Bにおける心理的および行動的要因は、他の精神疾患（例：パニック症、うつ病、心的外傷後ストレス障害）ではうまく説明できない。

（日本精神神経学会（日本語版用語監修），髙橋三郎，大野　裕（監訳）：DSM-5 精神疾患の診断・統計マニュアル．pp317-318，医学書院，東京，2014より改変）

点に留意すべきである。変換症は男性と比べて女性の方が2～3倍多いと考えられており、予後は青年および成人よりも年少の子どもの方が良好な傾向がある。変換症の症状が意図的につくり出された症状かどうかの鑑別は重要であるが、その判断は難しいことも多い。

4 ■ 他の医学的疾患に影響する心理的要因

本邦での「心身症：一般身体疾患の中で心理社会的な要因が発症や経過に密接に関与する病態でありうつ病や神経症などの精神疾患を除く」に相当する概念であり、診断基準を**表5**に示した。心理社会的および行動的な要因には、心理的苦痛、対人関係の様式、対処の方法、症状への否認、低いアドヒアランスなどが含まれる。例えば、育児のストレスから悪化した気管支喘息や不妊の悩みによって悪化した過敏性腸症候群などがこれに該当する。一般に、心理的な要因や不適切な行動が関与する身体疾患では、通常の身体的なアプローチだけでは十分な治療効果が得られない。逆に、身体疾患において通常の身体的なアプローチで思うような効果が得られない際には心理的背景の関与を疑う姿勢が重要となる。

5 ■ 作為症/虚偽性障害

身体的または心理的な症状を意図的にねつ造する病態である。作為症には、自らに徴候を負わせるタイプと他者（子ども、ペットなど）に負わせるタイプがあり、自ら負わせるタイプの診断基準を**表6**に示した。詐病は、病気を呈することによって金銭や保障など社会的な利益を目的とすることが特徴であるが、作為症は明らかな外的報酬のない中で、症状に対して事実を曲げて述べる、擬態するまたは不正行為を行っていることを示さなければならない。本症の病態は複雑であるが、病人としての役割を果たすことによって周囲の関心が向けられるなど、病人になること自体が目的となりやすい。

表6● 作為症/虚偽性障害の診断基準

A．身体的または心理的な徴候または症状のねつ造、または外傷または疾病の意図的な誘発で、確認されたごまかしと関連している。
B．自分自身が病気、障害、または外傷を負っていると周囲に示す。
C．明らかな外的報酬がない場合でも、ごまかしの行動が確かである。
D．その行動は、妄想性障害または他の精神病性障害のような精神疾患ではうまく説明できない。

(日本精神神経学会(日本語版用語監修)，髙橋三郎，大野 裕(監訳)：DSM-5 精神疾患の診断・統計マニュアル．p320，医学書院，東京，2014 より改変)

II 身体症状症および関連症群の治療

　身体症状症および関連症群は、複数の疾患が包括されており、ここでは代表疾患である身体症状症を中心に治療方針を述べる。

　基本となる治療のスタンスは、治す(cure)というスタンスではなく、患者の身体の症状と上手に向き合い、自分で現実的な問題を解決していけるように癒し(care)、支援することが大切となる。そこでは、傾聴、受容、支持保証といった一般心理療法が主体となる。

　しかし、執拗に痛みを訴える患者を前にして治療者は陰性感情を患者に抱きやすく、良好な関係を構築することが困難なケースも多い。身体症状症患者と信頼関係を築く第一歩は「話をよく聴く」ことであり、「検査で異常はなくとも心身の些細な不調は紛れもなく存在するのだ」という考えで接することである[5]。医学的な諸検査で異常がない際に、重篤な身体疾患でないことを保証することは重要である。しかし、症状が医学的に説明がつかないということを強調することは、良好な治療者-患者関係を構築するうえで妨げとなる。身体症状症の治療原則を**表7**に示す[6]。さらに治療(対応)のポイントを列挙する[7]-[9]。

表7● Morrison の ABC

- **A**ccommodation(受け入れ)：患者を受け入れラポールを形成すべきである。
- **B**ehavior modification(行動変容)：不適応的な症状は無視して、より適応的な行動を賞賛する。
- **C**onfrontation(直面化)：治療が進展したところで、患者の行動が家族や友人に与える影響について評価する。
- **D**rug reduction(薬物の減量)：徐々に薬を減らし、最終目標はすべての薬剤の中止とする。
- **E**ducation(教育)：症状は情緒的なものであることを知る。
- **F**amily involvement(家族の参加)：家族からの情報提供と治療参加
- **G**uilt and anger in the physician(罪悪感と怒り)：治療者の陰性感情を抑制する。
- **H**ospitalize ever?(入院は？)：極端な行動化がない限り入院はさせない。

(文献6)による)

[治療(対応のポイント)]
①操作的病理(長時間にわたる診察への要求、頻回な時間外診察、「なぜよくならないのか」「なんとかしてくれ」などの攻撃的言動)によって治療者に湧き上がる陰性の感情に注意する。

②無理な要求に応じない。時には毅然とした態度で接する。
③基本的に、1人の医師が主治医となる。
④他の医師からの処方を受けることを想定し、薬物の過剰使用に注意する。
⑤検査は必要最小限とし、定期的に身体診察を行う。
⑥診察は短時間かつ定期的(通常は月に1〜2回)に行う。
⑦依存性の高い薬剤は避ける。
⑧患者を医原性の問題から守る。
⑨身体的な訴えを聴くことから、心理的要因について話してもらう方向へ徐々に強調点を変える。

治療は1人の医師が行った方が好ましいものの、身体医だけでは対応が困難なことも少なくない。身体医とメンタル医とで併診する際には、連携を密にすることが、患者の安定と多剤処方のリスク軽減につながる。

III 薬物療法

基本的に、薬物療法は治療の中心にならない病態と考えてよい。依存性や乱用の問題があり、抗不安薬の使用は最小限にとどめておく必要がある[10]。

いくつかの研究で、三環系抗うつ薬や選択的セロトニン再取込み阻害薬(SSRI)またはセロトニン・ノルアドレナリン再取込み阻害薬(SNRI)の効果が示されているが、確固たるエビデンスレベルはなく、抗うつ薬および抗不安薬の使用は、長期にわたる身体症状のために併存している抑うつ症状や不安症状に対しての治療と位置づけるべきである。

(端詰勝敬、臼井幸治)

■文献

1) Barsky AJ, Wyshak G, Klerman GL：The somatosensory amplification scale and its relationship to hypochondriasis. J Psychiatr Res 24(4)：323-334, 1990.
2) 日本精神神経学会(日本語版用語監修)、高橋三郎、大野　裕(監訳)：身体症状症および関連症群．DSM-5 精神疾患の診断・統計マニュアル、pp305-322、医学書院、東京、2014.
3) 竹内龍雄：身体化障害．日医雑誌 134(2)：183-187、2005.
4) 上島国利(監)：神経症性障害とストレス関連障害．精神科臨床ニューアプローチ、pp124-129、メジカルビュー社、東京、2005.
5) 三浦聡太郎：不定愁訴に対する精神療法．臨精医 41(3)：317-322、2012.
6) Morrison J：Managing somatization disorder. Dis Mon 36：537-591, 1990.
7) 川原健資：心療内科医に必要な精神症状の知識；身体化(特に身体化障害、心気症)．心療内科 2：345-350、1998.
8) 山田和男：身体表現性障害の診断と治療；身体化障害の診断と治療．精神科 4(2)：95-100、2004.
9) 葛西龍樹、津田　司：Somatization；A Review．家庭医療 2：65-70、1994.
10) 澤田法英：不定愁訴に対する薬物療法．臨精医 41(3)：301-308、2012.

Column-4 ● 月経関連片頭痛

　女性は男性よりも頭痛をもちやすいことが知られている。慢性頭痛の代表的な疾患である片頭痛においても、女性は男性の3倍ほど罹患しやすく、女性の約7人に1人は片頭痛もちであると考えられている。女性に多い背景の1つには、エストロゲン、プロゲステロンといった女性ホルモンによる影響が考えられている。疫学的にも女性ホルモンの影響が示されており、片頭痛は20歳代～40歳代の性成熟期に起こりやすい、または増悪しやすい疾患だが、妊娠中は女性ホルモンが安定する影響で片頭痛は発作回数が減り、程度も軽くなるとされている。また、遺伝負因もあり、母親が片頭痛もちであった場合にその娘の約半数は片頭痛をもつといわれている。

　月経前から月経時にかけて腹痛以外に頭痛を自覚する女性は少なくない。片頭痛が女性ホルモンと深く関係しているため、その頭痛のタイプは片頭痛が多いと考えられている。頭痛の診断は、国際頭痛分類第2版（International Classification of Headache Disorders, 2nd ed；ICHD-2）が用いられる。その分類の中で、片頭痛は前兆の有無によって大きく分類されており、さらに「前兆のない片頭痛」の下位診断として月経時または月経関連片頭痛が下記のように示されている。
- A1.1.1　前兆のない純粋月経時片頭痛
- A1.1.2　前兆のない月経関連片頭痛
- A1.1.3　前兆のない非月経時片頭痛

「前兆のない純粋月経時片頭痛」は、月経開始日±2日つまり、月経開始2日前から月経3日目までのみに生じ、月経3周期中2周期以上で認めその他の時期には認めないものをいう。「前兆のない月経関連片頭痛」は、月経開始2日前から月経3日目までに加え、その他の時期にも発作を認めるものとされている。

　片頭痛は、中等度から重度の頭痛であることが多く、吐き気や嘔吐などの随伴症状のために日常生活へ大きな支障が生じやすい疾患である。さらに、月経関連片頭痛では通常の片頭痛よりも発作の持続時間が長く、鎮痛薬の効果も得られにくいことがわかっている。そのため、月経関連片頭痛を単なる月経時の頭痛とせずに適切な治療を行うことが推奨されている。

　月経関連片頭痛の治療として、まず挙げられるのがトリプタン製剤である。トリプタンはセロトニンに作動して血管収縮作用、炎症抑制作用などの働きによって片頭痛の痛みを著しく抑制する。トリプタンにはいくつかの種類があり、使用方法も経口薬、口腔内速溶錠、点鼻薬、注射薬の方法がある。効果には個人差があり、患者の服薬感や副作用（吐き気、胸部違和感が出ることが

ある)の有無に合わせてベストの方法を探すようにする。また、トリプタンの使用には以下の注意事項がある。

　①頭痛発作の初期に内服する：トリプタンは頭痛発作のできるだけ早い段階で使用することが求められる。頭痛を我慢し過ぎて痛みがピークになってから使用しても十分な効果は得られない。

　②頻回使用は避ける：月経関連片頭痛は通常の発作よりも薬が効きにくいので、初回トリプタン無効時に追加投与することは可能である。但し、薬物乱用頭痛（鎮痛薬を過剰に使用することによって頭痛が慢性化する疾患）を予防するためにトリプタンの使用は月に10日以内に抑えないといけない。トリプタンの効果が得られにくいときには、NSAIDs（ロキソニン®など）を追加または同時投与することも効果がある。また、発作の回数が多い女性には抗てんかん薬（バルプロ酸）、β拮抗薬（インデラル®）、抗うつ薬（アミトリプチリン）を予防薬として使用することを検討する。

〈端詰勝敬〉

6 月経困難症

●はじめに

　月経困難症とは月経期間中に月経に随伴して起こる病的症状で、下腹痛、腰痛、腹部膨満感、頭痛、吐気、疲労・脱力感、食欲不振、イライラ、下痢などの症状があるとされている(産科婦人科用語集・用語解説集改訂第3版, 2013)が、中でも多いのは下腹痛や頭痛を主とする痛みの症状である。月経困難症は月経随伴症状の中でも最も頻度が高く、多くの女性を悩ませ、女性のQOLを損なう病態であるが、特殊な場合(慢性骨盤痛や疼痛性障害が疑われるような症例)を除いて、これを心身医学的に考えるというアプローチはほとんどなされていないのが現状であろう。そこで本稿では、月経困難症の一般的事項を概説しながら、これを心身医学的視点から捉えた研究を紹介し、さらに器質性月経困難症の代表である子宮内膜症と子宮筋腫についての研究にも触れてみたい。

I　定義と頻度

　月経困難症は、原発性(機能性)月経困難症と続発性(器質性)月経困難症に分けられる(表1)。原発性月経困難症は器質的疾患を伴わない月経困難症で、初経後まもなく始まり、月経初日から2日目頃に強く、年齢とともに軽快し、出産後は消失することも多い。子宮頸管の狭小や子宮内膜で産生されるプロスタグランジンによる子宮の過収縮などが原因と考えられている。これに対して続発性月経困難症は、子宮内膜症や子宮筋腫などの疾患が背景にあるもので、20代後半から30代以降に出現し、症状は月経開始前から月経終了時

表1● 月経困難症の分類

	原発性(機能性)月経困難症	続発性(器質性)月経困難症
概念	原因となるような器質的な疾患がない	器質的疾患が原因で起こる月経困難症
原因	子宮頸管の狭小や子宮内膜で産生されるプロスタグランジンによる子宮の過収縮が一因とされている	子宮内膜症、子宮筋腫など
発症年齢	初経後まもなく	初経後しばらくしてから(多くは20代半ば以降)
開始時期	月経直前または月経開始時	月経の数日前からのこともある
持続	月経開始後1〜2日で軽快	月経終了まで続くこともある
加齢変化	徐々に軽快、妊娠・出産後は消失することもある	疾患の進行とともに増悪、子宮内膜症の場合は妊娠・出産後に軽快することもある

まで持続することもあり、疾患の進行とともに増悪する。進行すると月経時以外にも排便痛や性交痛などの症状がみられることがある。

　WHO（世界保健機関）のreview[1]によると、月経困難症の頻度は16.8〜81％と報告によって開きがあるが、重症例は12〜14％と報告されている。一方、本邦で行われた関東地域に居住する20〜49歳の女性4,000名あまりを対象にした調査[2]では、2/3の女性は月経痛がないかあっても生活に支障はないと答えていたが、鎮痛薬を飲めば普通に過ごせると答えたものが26.8％、鎮痛薬を飲んでも日常生活に支障をきたすと答えたものが6％にみられていた。また、約1割の女性は半年間の間に月経困難のために仕事を休んだことがあり、休まないまでも仕事の量を減らしたものが2割に及んでいた。さらに月経困難のために離職や転職をしたものが1.1％にみられ、報告では半年間の労働損失を1,890億円と試算している。またこの報告によると、半数以上の女性は周囲の理解が得られていると感じていたが、4割程度は周囲の理解は不十分と感じており、社会的啓発が必要であると述べられている。

II　リスク因子と心理社会的要因の関与

1　月経困難症のリスク因子

　年齢が進むほど、また経産回数が増えるほど月経困難症は軽快するという傾向は内外の報告で一致している[2,3]。その他、Juら[3]のreviewによると、月経不順や月経過多、月経困難の家族歴がある場合は月経困難が強くなる傾向があり、経口避妊薬の使用や野菜・果物の摂取は月経困難を軽減する傾向がある。また、初経年齢やBMI、喫煙、経済状況などとは一定の関連がなく、帝王切開の既往や教育、結婚、アルコールの使用、居住地などとは関連がみられなかったと報告されている。

2　心理社会的要因と月経困難症

　プロスタグランジンが月経困難症の原因物質として認識されて以来、心理社会的要因が月経困難症に及ぼす影響については、（おそらくその評価が困難なことも手伝って）十分な研究は行われておらず、コンセンサスは得られていないのが現状である。ここではそうした状況を踏まえたうえで、心理社会的要因と月経困難症との関連を検討した論文を紹介する。

1 ■ 自覚的ストレスと月経困難

本邦ではNoharaら[4]が2,000名あまりの就労女性を対象にした調査を行い、疫学的因子や就労状況が月経に及ぼす影響を検討している。それによると、7割の女性は月経困難がないか、あっても生活に支障をきたさない程度であったが、重症が25.8％、とても重症が2.8％で、就労女性に月経困難がより強い傾向はみられなかった。月経困難と関連する要因としては、自覚的なストレスとBMIが月経困難を強める要因として抽出されたが、仕事の内容や就労形態との関連はみられなかった(表2)。この報告では、重症の月経困難を経験していた女性のうち、医療の介入を求めていたのは半数に満たなかったことも報告されている。

表2 ● 月経困難と関連する要因

	odds ratio	95% CI
高温多湿の環境	0.69	(0.99〜0.48)
ストレス	1.46	(1.87〜1.13)
年齢	0.94	(0.96〜0.93)
BMI	1.42	(1.80〜1.12)
子どもの数	0.7	(0.94〜0.52)
飲酒の習慣	1.19	(1.48〜0.96)

(文献4)による)

また中国の縫製工場で働く女性を対象にした前向的な調査[5]では、自覚的に強いストレスを経験すると翌周期の月経困難が悪化すること(2.4倍)、また前周期に月経困難があるとさらにその傾向が強まること(9.0倍)などが報告されている。

いずれの報告もストレスを客観的に評価できていないという問題はあるが、就労条件よりも自覚的ストレスの方が月経困難との関連が強いことが明らかになったという意味で注目すべき結果といえよう。

2 ■ 月経随伴症状と全般的健康状態

Barnardら[6]は、一定期間に軍の病院を外来受診した女性を対象に、月経随伴症状の有無と疫学的因子および心身の健康状態について調査を行っている。これによると、月経随伴症状(月経不順や過多月経、月経困難症、月経前症候群を含む)の訴えがある女性は、これらの訴えがまったくない女性と比べて、収入が少なく、抑うつ症状やアルコールに関連した問題が多く、在職中に性的暴行の既往があり、現在の性生活に満足していないという結果が得られている。また月経随伴症状のある女性は、陰性感情のスコアは高くないが、頭痛や過敏性腸症候群、甲状腺疾患、不妊症などの身体疾患の頻度が高くなっていた。さらに、身体機能やそれに伴う役割の制限、痛み、全般的な健康感、社会的機能、活力、情緒的問題や精神的健康などの項目を含む質問票(SF-36)を使った比較では、月経随伴症状のある女性ではすべての項目で健康状態が有意に悪化しているという結果が得られていた。筆者らは、対象に偏りがあることは否めないとしたうえで、月経随伴症状を訴える女

性は全般的な健康状態にも問題があることが多く、その傾向は他の重症な慢性疾患に匹敵すると述べている。

　Barnardらの報告は、月経困難症に限ったものではないが、月経随伴症状を心身症として捉える必要があることを強く示唆する結果になっているといえよう。

3 ■ 心理社会的因子、婦人科疾患との関連

　Patel[7]らは、インドのゴア北部の地域に住む女性を無作為に抽出して聞き取り調査を行い、月経困難症と社会経済的因子、心理社会的因子およびリプロダクティブ・ヘルスに関連する要因との関係を検討している。対象は18〜45歳の女性2,262名で、このうち中等度以上の月経困難を訴えた女性は33.4％であった。これによると、社会経済的因子では、年齢が若く、教育を受けていない女性に月経困難を訴える女性が多くなっていた。心理社会的因子では、若年での結婚、配偶者からの暴力、配偶者以外の者からの暴力、主体性のないこと、などが月経困難と関連していた。また面接による精神状態の評価では、精神的健康度が低くなるほど月経困難を訴える女性の割合が多くなっていた。精神疾患では、うつ病や不安障害よりも身体表現性障害との関連が強くなっていた。さらにリプロダクティブ・ヘルスに関連する要因では、初経年齢が早いことや月経量が多いことは月経困難の頻度を高める要因になっていた。また妊娠の経験がある女性では月経困難を訴えるものが少ないという結果はほかの報告と同様であったが、1年以内に不妊治療をしている場合には月経困難を訴えるものが多いという結果がみられていた。そのほか、帯下、外陰部瘙痒感、(月経と関連のない)下腹痛、排尿障害、性交痛などを訴える女性にも月経困難の頻度が高いという結果が得られているが、性感染症との関連はみられなかった。

　これらの結果を受けて筆者らは、月経困難症の少なくとも一部は広い意味での身体表現性障害と考えることができると考察し(**図1**)、臨床的には性的被害の有無や精神的健康度、他の身体症状の有無なども考慮したアプローチを導入し、症例によっては、鎮痛薬に加えて抗うつ薬の使用や認知行動療法などの精神療法を取り入れることが有用な可能性があると述べている。

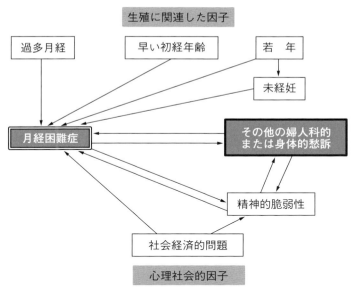

図1● 月経困難症に影響する要因

筆者らは調査の結果から、生殖に関連した因子や心理社会的因子が生物学的な機序に関与して月経困難症を強める可能性を指摘し、月経困難症の一部は慢性骨盤痛や慢性腰背痛、過敏性腸症候群などに似た病態と考えられると述べている。また、これらの病態は相互に関連していると同時に、抑うつや不安とも強く関連していると指摘している。

(Patel V, Tanksale V, Sahasrabhojanee M, et al：The burden and determinants of dysmenorrhea；a population-based survey of 2262 women in Goa, India. BJOG 113(4)：453-463, 2006 による)

Ⅲ 治療における心身医学的アプローチの可能性

1 月経困難症の一般的治療

　産婦人科診療ガイドライン婦人科外来編2014[8]では、機能性月経困難症の治療はプロスタグランジンの合成阻害薬である非ステロイド抗炎症薬(non-steroidal anti-inflammatory drugs；NSAIDs)または低用量エストロゲン・プロゲスチン配合薬(low-dose estrogen progestin；LEP)の使用が推奨されており、そのほかに漢方薬や鎮痙薬が有効な場合があるとしている。器質性月経困難症の場合には、原疾患の治療が優先されるが、症例によっては、NSAIDsやLEP製剤を用いることもある(**表3**)。

　欧米での考え方もほぼ同様で、機能性月経困難症にはNSAIDsまたはLEP製剤を中心とするホルモン療法が推奨されている。第一選択薬はNSAIDsで、月経が始まる直前から使用を開始し、数日間は定時で内服することが勧められている。ホルモン療法では、通常

表3● 月経困難症の治療

原発性月経困難症
・非ステロイド抗炎症薬(NSAIDs) 　アスピリン、メフェナム酸、ジクロフェナックナトリウム、イブプロフェン、ナプロキセンなど
・低用量エストロゲン・プロゲスチン製剤(LEP) 　ノルエチステロン・エチニルエストラジオール錠(ルナベル配合錠LD®およびULD錠®) 　ドロスピレノン・エチニルエストラジオール錠(ヤーズ®)
・その他 　漢方薬：当帰芍薬散、加味逍遙散、桂枝茯苓丸、桃核承気湯、芍薬甘草湯など 　鎮痙薬：ブチルスコポラミン臭化物
続発性月経困難症(原疾患の治療)…軽症例の治療は機能性月経困難症に準じて行うこともある
・子宮内膜症 　①ホルモン療法 　　LEP製剤、黄体ホルモン療法(デイナゲスト®)、GnRHa療法、ダナゾール療法など 　②外科的治療
・子宮筋腫 　①ホルモン療法(GnRHa療法) 　②外科的治療(子宮筋腫核出術、子宮摘出術) 　③子宮動脈塞栓術(uterine artery embolization；UAE) 　④MRガイド下集束超音波治療(MR guided focused ultrasound surgery；FUS)

のLEP製剤の使用方法(1周期28日)のほか、LEP製剤の長期投与や、インプラント、腟リング、子宮内システム、注射剤なども使われている[9]。

2　心身医学的治療の可能性

　産婦人科診療ガイドライン婦人科外来編2014[8]には、「保存的治療が無効な場合は、心理社会的背景が関与している可能性があるので、カウンセリングや心理療法を考慮してもよい」、また「思春期で低年齢の場合には、月経をネガティブにとらえやすいので、不安・緊張が強く、月経に嫌悪感を抱いている場合には、月経があることは妊孕性を備えた健康で成熟した女性になった証であるという、ポジティブな考えを持つように指導する」と記載されており、心理的アプローチの重要性にも言及している。

　しかし月経困難症に対する薬物療法以外の具体的なアプローチについては、定説となっているものはほとんどないのが現状である。Cochrane databaseには、行動療法および運動療法の効果についてのreviewがあり[10)11)]、リラクゼーションや疼痛コントロール、ウォーキングやジョギングなどが月経困難症に有効だったとする報告があることが指摘されているが、いずれも十分に信頼性があるとは言い難く、今後の検討が必要であると述べられている。

　前述のように、月経困難症は自覚的ストレスや全般的な健康度、性的被害などとも関連している可能性があり、今後特に難治性の原発性月経困難症の場合には、心身症または身

体症状症の視点も取り入れたアプローチを検討する必要が考えられる。

Ⅳ 子宮内膜症に伴う心身医学的問題

　子宮内膜症は、子宮内膜類似組織が卵巣や骨盤腹膜などの子宮外組織に異所性に存在する疾患で、卵巣では古い血液を含んだチョコレート囊胞を形成し、骨盤腹膜に存在する場合は骨盤臓器の癒着をきたし、最終的には小骨盤腔が完全に閉鎖するfrozen pelvisの状態に至ることもある。稀には膀胱、直腸、腎臓、胸膜などにもみられ、血尿や下血、呼吸器症状などの原因になる。主な症状は月経困難をはじめとする疼痛と不妊で、90％近くの患者は月経困難を訴えており、続発性月経困難症の最も重要な原因疾患である。治療には、ホルモン療法を主とする薬物療法と外科的治療があるが、子宮および卵巣を摘出する根治手術以外の方法で閉経前にこれを完治させることは難しく、慢性的な月経困難や不妊の問題は生殖可能年齢の女性にとって大きな問題となる。

　近年、子宮内膜症は、身体的・精神的・社会的に女性の人生に及ぼす影響が大きい疾患であるという認識が深まっており、患者の生活全般を視野に入れた研究が行われている。欧州10ヵ国の多施設共同研究[12]では、さまざまな治療を行ってもなお症状が完治しないこと、症状のために仕事やパートナーとの関係といった社会生活に深刻な影響をきたしていること、さらに痛みを中心とする症状が生活全般のQOLを低下させていることなどが明らかになり、現在の治療は患者にとって満足できるものではなく、今後は精神的、性的、社会的問題を解決する手段を含むPatient-centered approachが必要であると指摘している。またCulleyら[13]は複数の文献を解析し、子宮内膜症に伴う問題として、診断がつくまでに時間がかかるうえに長期の治療を行っても完治の見込みがないこと、日々の活動が制限されること、パートナーとの関係における問題（疼痛を我慢してのセックスやセックスができないことの罪悪感）、不妊症に伴う不全感や抑うつ、仕事に支障をきたすことや周囲の理解が得られないこと、孤独や抑うつ、自分に価値がないという感情、内膜症を抱えての生活についての情報が不足していることなどがあると指摘し、内膜症に伴う曖昧さを十分に話し合える体制をつくり、全人的なマネジメントを行っていく必要があるとまとめている。

　わが国でも、一般に婦人科診療の現場では身体的治療に終始していることが多く、患者は自助グループなどを通じて日常生活を送るための情報や精神的なサポートを得ているというのが現状ではないかと思われる。しかし子宮内膜症が女性の人生に及ぼす影響の大きさや今後女性のライフスタイルの変化に伴って患者のさらなる増加が推測されることなど

を考えると、より多くの分野の専門家がかかわってさまざまな角度から患者をサポートしていく体制を考えていく必要があると思われる。

V 子宮筋腫に伴う心身医学的問題

　子宮筋腫は子宮の筋組織から発生する良性の平滑筋腫で、発生原因は不明だが、発育にはエストロゲンが関与していると考えられている。発生部位や大きさによって症状は異なるが、月経困難、過多月経、下腹部腫瘤、下腹痛、不妊などの原因になることが多く、続発性月経困難症の原因としては子宮内膜症に次いで多いと考えられる。ホルモン療法によって一時的に縮小させることは可能であるが、根治的な治療は外科的摘出である。

　子宮筋腫は、白人では50歳までに70％の女性が経験するのではないかといわれているほどポピュラーな疾患であるが、これが患者の生活に及ぼす影響を調べた論文は少ない。Williamsら[14]は、1998～2005年に発表された29の文献を参照して、子宮筋腫の女性ではQOLが全般的に低下しており、症状（特に痛みの症状）が強いほど、また子宮摘出を要する女性でその低下が顕著であること、子宮摘出や子宮動脈塞栓術などの治療を行うことにより、QOLが回復することなどを確認している。彼らは、子宮筋腫については今後新たな治療法が出てくると予想されるので、患者のQOLを評価する研究がますます重要になると述べている。一方、心理的ストレスが子宮筋腫の発生に関与していることを示唆する研究もある。Vinesら[15]は、子宮筋腫と診断される以前の1年間に起きたライフイベントの数を検討し、その数が多いほど、またストレスを強く感じているほど、子宮筋腫になるリスクが高まっていたと報告している。彼らは、ストレスによって視床下部・下垂体・副腎皮質系の活動が高まることが子宮筋腫の発生に関与している可能性があると指摘しているが、子宮筋腫の頻度がより高い黒人では、ストレスと子宮筋腫の関係が白人ほど顕著ではなかったことなどから、さらなる研究が必要であると述べている。

　わが国でも子宮筋腫は大変ポピュラーな疾患であるが、無症状で経過する例も多く、また良性疾患で閉経すれば自然退縮するという特徴もあり、患者のQOLという視点からの研究はあまりなされていないように思われる。しかし臨床の現場では、過多月経と重症貧血、骨盤腔を占拠するほどの腫瘤形成などで、明らかにQOLが障害されていると思われるにもかかわらず、治療に抵抗する症例に遭遇することが少なくない。女性にとって子宮とはなんなのか、子宮筋腫を通じて考えさせられるテーマである。

● おわりに

　月経困難症について、一般的な事項を概説しながら、心身医学的な視点からみた研究のいくつかを紹介した。月経困難症の多くは、鎮痛薬やLEP製剤でコントロールできるようになってきたが、身体症状としての側面があることや月経困難が女性のQOLを低下させていることなどは忘れるべきではない。また子宮内膜症や子宮筋腫の場合は、痛みの存在に加えて、疾患が女性の人生を左右する可能性があり、その結果として重篤な精神的病態を惹起する可能性があることも認識しておかなくてはならないだろう。月経困難症についての心身医学的研究はまだ十分とは言い難く、今後の研究が期待される。

（相良洋子）

■文献

1) Latthe P, Latthe M, Say L, et al：WHO systematic review of prevalence of chronic pelvic pain；a neglected reproductive health morbidity. BMC Public Health 6(6)：177, 2006.
2) 厚生科学研究（主任研究者：武谷雄二）：リプロダクティブ・ヘルス（性と生殖に関する健康）から見た子宮内膜症等の予防，診断，治療に関する研究．平成12年度研究報告書，2001.
3) Ju H, Jones M, Mishra G：The prevalence and risk factors of dysmenorrhea. Epidemiol Rev 36：104-113, 2014.
4) Nohara M, Momoeda M, Kubota T, et al：Menstrual cycle and menstrual pain problems and related risk factors among Japanese female workers. Ind Health 49(2)：228-234, 2011.
5) Wang L, Wang X, Wang W, et al：Stress and dysmenorrhea；a population based prospective study. Occup Environ Med 61(12)：1021-1026, 2004.
6) Barnard K, Frayne SM, Skinner KM, et al：Health status among women with menstrual symptoms. J Womens Health 12(9)：911-919, 2003.
7) Patel V, Tanksale V, Sahasrabhojanee M, et al：The burden and determinants of dysmenorrhea；a population-based survey of 2262 women in Goa, India. BJOG 113(4)：453-463, 2006.
8) 日本産科婦人科学会，日本産婦人科医会：CQ301 機能性月経困難症の治療は？　産婦人科診療ガイドライン婦人科外来編2014，pp113-114，日本産科婦人科学会，東京，2014.
9) Osayande AS, Mehulic S：Diagnosis and initial management of dysmenorrhea. Am Fam Physician 89(5)：341-346, 2014.
10) Proctor M, Murphy PA, Pattison HM, et al：Behavioral interventions for dysmenorrhea. Cochrane Database Syst Rev 18(3)：CD002248, 2007.
11) Brown J, Brown S：Exercise for dysmenorrhea. Cochrane Database Syst Rev 17(2)：CD004142, 2010.
12) De Graaff AA, D'Hooghe TM, Dunselman GA, et al：The significant effect of endometriosis on physical, mental, and social wellbeing；results from an international cross-sectional survey. Hum Reprod 28(10)：2677-2685, 2013.
13) Culley L, Law C, Hudson N, et al：The social and psychological impact of endometriosis on women's lives；a critical narrative review. Hum Reprod 19(6)：625-639, 2013.
14) Williams VSL, Jones G, Mauskopf J, et al：Uterine fibroids；a review of health-related quality of life assessment. J Womens Health 15(7)：818-829, 2006.
15) Vines AI, Ta M, Esserman DA：The association between self-reported major life events and the presence of uterine fibroids. Womens Health Issues 20(4)：294-298, 2010.

7 月経前症候群(PMS)

●はじめに

　月経は、成熟に伴って思春期の二次性徴の1つとして、女性のみに発現する「生殖を目的とした生理的機能」である。思春期から更年期に至るまでの約40年間、多くの女性は、毎月繰り返されるこの生理現象を当たりまえのこととして受容し、むしろ、規則的な月経を有することで、自身の身体が正常に機能し妊孕性が維持されていることを確認している[1]。しかしその一方で、月経周期に関連して、女性はかなり高い確率をもって、心身違和感を経験する。特に排卵後の黄体期には、乳房緊満感や下腹部痛、イライラや憂うつといった身体的・精神的症状が繰り返し出現し、集中力・意欲の低下や作業能率の低下、人間関係の悪化といった社会的行動上の変化も生じる。これら一連の愁訴は「月経前症候群（premenstrual syndrome ; PMS）」と呼ばれている。

　PMSは、古くは太古ヒポクラテスの時代から認識されていたようだが、近代では、1931年に米国の産婦人科医Robert Frankが、月経前7〜10日頃に精神的緊張を主とする症状を反復する15例の女性の治療経験を月経前緊張症（premenstrual tension）として発表したことに始まる。その後、1953年にGreene & Daltonが、「精神症状に限らず、月経前に心身共に周期的に起こる症状」を一括してPMSと提唱し、1990年に採択されたWHO（世界保健機関）の国際疾病分類ICD-10にも記載され、現在、この名称が広く用いられている[2]。

　Frankの発表以来80年以上経過し、その間、世界各国から発表されたPMS関連論文は、平成27年7月1日現在、PubMedで検索する限り、4,000件を優に超える。この数字が示すように、PMSへの関心が高まりつつあることは確かであるが、その全貌は、今日なお完全には明らかにされていない。PMSは、月経開始とともに自然軽快し、生命予後にも影響を及ぼすことがないため疾患としての認識を低め、受診するまでには至らないケースが多い。また、本疾患は、身体症状と精神症状が混在しており、病態の本質を把握するのが難しく、特に本邦においては、重症度の判定や評価法はいまだ確立しておらず、発症頻度に関する報告も少ない[3]。本稿では、このような現状も視野に入れ、これまでに発表された国内外の研究成果をもとにPMSに関する知見をまとめてみたい。

I　定義と診断基準

　PMSは日本産科婦人科学会用語集・用語解説集[4]によると、「月経前、3〜10日の黄体期のあいだ続く精神的あるいは身体的症状で、月経発来とともに減退ないし消失するものをいう。いらいら、のぼせ、下腹部膨満感、下腹痛、腰痛、頭重感、怒りっぽくなる、頭痛、乳房痛、落着かない、憂うつの順に多い。」と定義されている。わが国では、現在のところ統一した診断基準は作成されていないが、米国産科婦人科学会（American College of Obstetricians and Gynecologists；ACOG）は、Mortolaらの診断基準をガイドラインに採用している。これを**表1**に示す[5)6)]。

　また、米国精神医学会の診断・統計マニュアル Diagnostic and Statistical Manual of Mental Disorders, 5th edition（DSM-5）では、PMSのうち精神症状を中心とする重症型を月経前不快気分障害（premenstrual dysphoric disorder；PMDD）と称し、抑うつ障害群の1つとして、その診断基準を提示している。具体的には、精神症状を中心とした11項目のうち5項目以上を認め、かつその中に、「著しい感情の不安定性」「著しい怒り」「著しい抑うつ気分」「著しい不安・緊張」という4つの中核症状のうち少なくとも1つの症状が存在することと規定している。またPMDDは、既に存在する精神疾患が月経前に悪化するもの（premenstrual exacerbation）ではなく、月経前に繰り返される精神症状により、対人関係の悪化や作業効率の極端な低下が生じ、社会生活が著しく妨げられる独立した疾患として扱われている[7)]。

表1● 月経前症候群の診断基準（米国産科婦人科学会）

1. 過去3回の月経周期において、月経開始前5日間に下記の精神症状または身体症状が少なくとも1つ存在したこと。

    ［精神症状］
    ・抑うつ気分
    ・怒りの爆発
    ・イライラ
    ・不安感
    ・混乱した気分
    ・社会的ひきこもり

    ［身体症状］
    ・乳房痛または乳房の張り
    ・下腹部膨満感
    ・頭痛
    ・関節痛または筋肉痛
    ・体重増加
    ・四肢のむくみ

2. 上記の症状は、月経開始後4日以内に消失し、少なくとも月経周期13日目までは再燃しないこと。
3. 症状の発症は、薬物療法やホルモン摂取、薬物またはアルコールの使用によるものではないこと。
4. 2周期の前方視的記録により、症状の出現が確認されること。
5. 症状による社会的活動・学業・仕事への障害が確認されること。

（文献5)6)より改変）

月経前の心身違和感は、生殖年齢にある多くの女性が経験しているが、日常生活に支障をきたさない程度のものは、生理的な変化(premenstrual molimina)と考え、「PMDDの診断基準を満たさないが、身体的あるいは精神的症状が月経前に限局しており、社会生活にも支障をきたし、患者自身が治療を望む状態」をPMSとして対応することが現実的かつ実際的である[2]。

　近年、英国の産婦人科医O'Brienを中心に、PMS/PMDD研究を牽引してきた欧米・豪州の臨床家および研究者が集結し、International Society for Premenstrual Disorders (ISPMD)という学術団体が形成され、月経前障害(premenstrual disorder；PMD)の新たな診断基準を作成する試みがなされている[8]。提案された診断基準では、PMS/PMDDを1つのまとまった疾患、Core PMDとして取り扱っている。表2に示したように、Core PMDの臨床的特徴は、上述したACOGのPMS診断基準およびDSM-5のPMDD診断基準に示されたものと大差ない[8)-10]。ISPMDが提唱する基準では、PMD症状の種類(身体的または精神的)や数よりもむしろ、日常生活や社会活動にも影響を及ぼすほど強いと

表2 ● International Society of Premenstrual Disordersが提唱する月経前障害の診断基準(2013)

分類		臨床的特徴
Core PMD*		・症状は排卵を伴う月経周期において生じる。 ・症状は特定されないが、典型的な身体的・精神的症状は存在する(表3参照)。 ・身体的症状も精神的症状も同様に重要である。 ・症状は1つの場合もあれば、いくつも現れる場合がある。 ・症状は黄体期に繰り返し生じる。 ・症状は月経終了時までに消失し、排卵が起こるまでの間(卵胞期)、認められない。 ・少なくとも2周期にわたる前方視的記録により、症状が確認される。 ・症状は、既存する精神的・身体的疾患の増悪ではない。 ・症状は、苦痛をもたらし、仕事、学校、社会活動、趣味、他者との関係を著しく妨げる。
Variant PMDs	Premenstrual exacerbation	既存する精神的・身体的疾患の症状が月経前に増悪する。
	無月経型PMD	無月経だが、現存する卵巣活動により症状が生じる。(例：子宮摘出・卵巣温存、子宮内膜切離、レボノルゲストレル子宮内避妊システム)
	プロゲステロン誘発型PMD	ホルモン補充療法や避妊目的によるプロゲステロン投与により症状が起こる。
	無排卵性卵巣活動によるPMD (稀なケース)	症状は排卵以外の卵巣活動により生じることもある。

PMD：premenstrual disorder
*Core PMDは、身体症状主体型、精神症状主体型、混合型の3つに細分類される。精神症状主体型または混合型PMDを有する女性の一部が、DSM-5に規定されたPMDDに該当する。
(文献8)-10)による)

いう「強度」と黄体期に繰り返し出現するという「時期」が強調され、さらに、前方視的記録により確認することと規定されている。一方、Variant PMDs は純粋な PMD ではなく、PMD 様症状を伴う 4 つのコンディションを含む。本基準が国際的にも汎用可能か否かについては、日本における PMD 研究の実施も含め、さらなる検証が必要であろう。

II 症状の種類と出現様式

　PMS の症状は、身体・精神症状から社会・行動上の変化に至るまで多彩で、その種類は 100 とも 200 ともいわれているが、主要な症状は**表 3** のようにまとめられる[9)11)]。

　PMS 症状の種類、強度や頻度には、個人差が認められる。また、PMS 症状の出現期間も、月経周期後半の数日間～2 週間とバリエーションがあるが、多くの場合、明らかな症状は月経開始 6 日前に出現し始め、月経開始 2 日前にピークに達するとされる[2)]。周期性に関しては、黄体期に繰り返して出現するのが PMS の特徴であるが、症状の種類や程度は性ステロイドホルモンの血中濃度とは関係がなく、その周期のストレス状況や体調など、さまざまな要因で修飾されるため、必ずしも毎周期同じパターンで出現するとは限らない[1)2)]。この点に関しては明確な基準がなく、少なくとも 2 周期連続して前方視的症状調査を行ったうえで、PMS の周期性を確認する必要がある。

表 3 ● 月経前症候群の主な症状

身体的症状	心理・行動症状
関節痛・筋肉痛・腰痛 乳房痛・乳房の張り 腹痛・下腹部痛 下腹部膨満感 頭痛 皮膚障害 体重増加 四肢のむくみ	食欲の変化・過食・嗜好の変化（特定の食べ物に対する食欲増加） 疲労・無気力・意欲の減退 気分の変動（例：突然悲しくなる、または泣きたくなる・拒絶過敏） イライラ 怒り 睡眠障害 落ち着かない 集中力の低下 社会的ひきこもり 抑制できない 通常の活動への興味減退 孤独感 不安 抑うつ感 混乱 緊張 絶望感

（文献 9)11) による）

Ⅲ 疫学的知見

1 発症頻度

　PMSの発症頻度については、近年、世界各国から報告されている。研究形態が小規模アンケート調査から数千人単位の女性を対象とした国際疫学調査まで多岐にわたっており、加えて、各研究により、対象者の選択基準、年齢、PMSの判定方法も異なるため、必ずしも統一した見解が得られているわけではないが、大半の性成熟期女性が月経前になんらかの心身違和感を経験しており、その頻度は90％に達すると推定される[2)10)]。しかし、諸外国の調査をまとめると、月経前の身体・精神症状が日常生活にも影響を及ぼすというACOGの基準に該当する女性の割合は20〜40％、PMDDになると2〜10％にまで減少する[2)10)]。疫学研究では回顧的手法が用いられることが多いが、即時的・前方視的記録を用いた米国の調査では、28.7％の女性がACOGのPMS診断基準に該当し、4.7％の女性がPMDDを有することを報告している[11)]。

　本邦では、相良らが、15〜47歳までの有経女性185人に対し、2周期にわたり、連日記入式のアンケート調査を行った結果、月経前に心身の変化を感じ取ると答えたものは54.6％、この症状を日常生活の障害と感じているものは22.7％で、この症状に対する治療を希望しているものは全体の7％であった[12)]。また、Takedaらは、20〜49歳の女性1,152名を対象に、スクリーニングツールを用いて、後方視的にPMS/PMDDの実態調査を行ったところ、月経前になんらかの症状を経験するものは93.5％、治療を必要とされる中等度・重度のPMSを有するものは5.3％、PMDDに該当するものは1.2％であった[13)]。

　年齢との関係では、20代後半から30代にPMS症状のピークがあるという報告が多くみられるが、症状の出現は10代に始まっている[2)]。Steinerらは12〜18歳の女子生徒578名を対象に回顧的手法を用いPMS実態調査を行ったところ、重度のPMSに該当するものは21.3％、PMDDは8.3％の生徒に認められた[14)]。日本の女子高校生1,296名を対象とした研究では、中等度・重度のPMSを経験するものは11.3％、PMDDの基準を満たすものは3.2％であり、さらに、PMS/PMDDの強度と月経困難症の症状レベルとの間には有意な正相関が認められている[15)]。

　これらの結果を考慮すると、「日常生活活動の障害」と「生活の質(QOL)の低下」という基準を満たす本邦のPMSの頻度は、諸外国の調査と比較するとやや少ないようであるが、

年齢を問わず、民族文化の違いを超えて、かなりの女性がこの症状に悩んでいるものと思われる。

2 社会生活と QOL に及ぼす影響

PMS はその多種多様な症状が患者自身に苦痛を与えるだけでなく、その女性の社会的機能や人間関係にも著しく影響を及ぼす。PMS の精神症状には、抑うつ、不安、情緒不安定などがあるが、時には自制困難なイライラや攻撃性を伴うこともある。その結果、家族にあたる、子どもをきつく叱る、物を壊す、周期的に会社や学校を休むなどの行動が繰り返されるために、家族関係が悪くなるだけでなく、仕事も続けられなくなるなど深刻な状況に陥る場合もある[1]。

18〜45 歳の女性を対象に、2ヵ月間の症状日誌により判定した PMS と社会生活との関連を調べた米国の研究では、PMS を有する女性は、本症状を経験しない女性と比較し、医療費が年間 59 ドル高く、欠勤や仕事の生産性の低下に伴う損失も年間 4,333 ドル多くなることが報告されている[2)11]。19ヵ国の女性を対象とした調査でも、PMS に伴う社会生活や QOL への影響は地域差なく認められるが、欧米諸国の女性と比較すれば、アジア諸国の女性において、その障害の程度は低いようである[11]。また、PMS 症状を有する女性では、症状が顕著に現れる黄体後期にアルコール摂取量や非致死性自殺行動が増加することも報告されている[2]。加えて、欧米では、PMS が犯罪における限定責任能力の理由として認められたという歴史的事実もあることから、女性の社会的機能や責任能力をも左右する本症候群が、女性の人生に与える影響は大きいといえる[1]。

IV 病因

1 性ステロイドホルモンと神経伝達物質との関係

PMS の原因については諸説あるが、確証の得られたものはないのが現状である。本症候群は、排卵周期にのみ起こり、黄体期に繰り返して出現するという特徴から、性ステロイドホルモンの関与があることは間違いないが、PMS 患者と対照群の間で、血中エストロゲン値およびプロゲステロン値に有意な差がないことが定説になっている。また、GnRH agonist 治療中に PMS 症状が軽減すること、さらにエストロゲンと黄体ホルモン製剤を投与すると、PMS 患者にのみ症状が再現することから、性ステロイドホルモンの変動に対する標的器官の感受性の差が PMS の発症に関与していると考えられる[2)10]。

性ステロイドホルモンが関与する仮説の中には、黄体中期から後期にかけてプロゲステロンの血中濃度が低下してくることがPMS発症のトリガーになるとの考えもある。プロゲステロンは、神経組織で5α-reductaseにより5α-dihydroxyprogesteroneに代謝され、さらに3α-hydroxysteroid oxidoreductaseで還元されることによりアロプレグナノロン（allopregnanolone；ALLO）が合成される。ALLOはベンゾジアゼピン様作用を有し、抑制性神経伝達物質であるγ-アミノ酪酸（GABA）の受容体（GABA$_A$受容体）に結合して鎮静作用や抗不安作用、抗けいれん作用などを発現する。PMSを有する女性では対照群と比較して、黄体後期のALLO濃度が顕著に低下しており、これによってGABA作動性伝導不足が生じ、不安やうつなどの精神症状が発現する可能性が指摘されている[2]。また、プロゲステロンの低下により、GABA$_A$受容体δサブユニットの発現が抑制され、GABA$_A$受容体の構造が変化すると、ALLOのようなモジュレーターに対する感受性が変化し、GABA神経伝達が低下するとも考えられている。しかし、PMS患者の中には黄体期初期より症状を呈するものもいるため、この仮説によりPMSの発症機序を完全に説明することはできない[16]。

　PMSの発現に関与するもう1つの神経伝達物質としてセロトニンが挙げられる。近年、PMSのfirst-line therapyとも称される選択的セロトニン再取込み阻害薬（SSRI）は、脳内のGABA濃度を上昇させることが報告されている。また、SSRIがプロゲステロンの代謝に影響を与えることでGABA受容体機能を調節することも指摘されている。加えて、PMS患者におけるセロトニン神経伝達には、多くの部分で異常が認められており、SSRIやセロトニン受容体作動薬、セロトニン前駆物質トリプトファンがPMSの症状を軽減する一方、セロトニン受容体遮断薬やトリプトファン欠乏食がPMS症状を誘発することも報告されている。これらの研究成果を考慮すれば、GABA神経伝達がプロゲステロンとセロトニンの作用を受けて変動することが、PMS発症の重要な要因ではないかと推察される[16]。しかし、SSRIがすべてのPMS症状に有効というわけではなく、PMSの全貌解明に向けては今後さらなる研究が必要である。

2 自律神経活動動態の関与

　自律神経系は、交感神経と副交感神経の2つの神経系から構成され、内臓諸器官の相互の働きの調和を保つ調節系であると同時に、身体に生じる諸々の変化を精神活動の座である脳に伝達するため、心にも絶えず影響力を与える。身体症状と精神症状を併せ持つPMSの病態像を考慮すれば、交感・副交感神経の機能低下やバランスの乱れなど、「心と身体をつなぐルート」とも喩えられる自律神経系のなんらかの変調がPMSの発現に関与してい

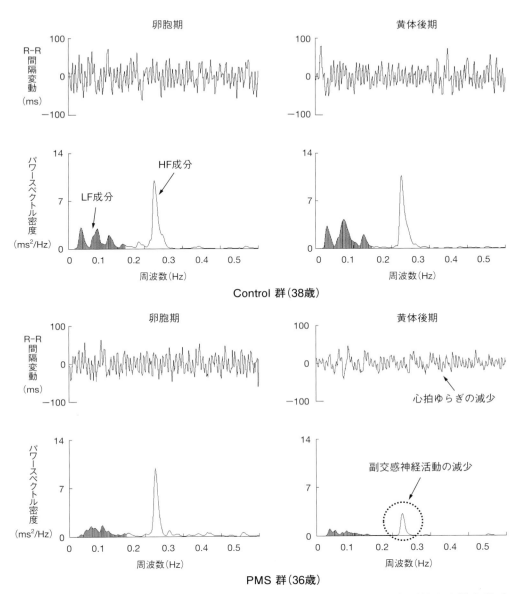

図1 ● Control 群（38歳）・PMS 群（36歳）の卵胞期・黄体後期における典型的な心拍変動パワースペクトル
低周波（low-frequency：LF）成分：交感・副交感神経活動を反映
高周波（high-frequency：HF）成分：副交感神経活動を反映
（Matsumoto T, Asakura H, Hayashi T：Biopsychosocial aspects of premenstrual syndrome and premenstrual dysphoric disorder. Gynecol Endocrinol 29(1)：67-73, 2013 による）

る可能性が示唆される。

20〜40代の正常月経周期を有する女性を対象に、心拍変動パワースペクトル解析を用いて、PMSと自律神経活動との関連について検討した筆者の研究では、Menstrual Distress Questionnaire により評価した月経前の不快症状が、卵胞期に比べ30％以上の顕著

な増加を経験する場合(PMS群)、黄体後期では概して心拍のゆらぎが小さく、副交感神経活動を反映する高周波成分が減少することが明らかとなった(図1)[2]。また、交感神経活動の指標であり、精神的ストレスに対して鋭敏に反応するとされる唾液クロモグラニンA (chromogranin A ; CgA)を用いた研究では、Profile of Mood Statesにより測定した月経前精神症状が、卵胞期に比べ30％以上増加する女性において、黄体後期のCgA濃度が顕著に増加することが認められている[17]。これらの知見は、PMSの発症には交感神経活動の亢進および副交感神経活動の低下が関連することを示したものと思われる。PMSは症例ごとに身体症状と精神症状、社会行動上の変化の比重が異なるため、原因を特定することは困難を極めるが、上述した月経周期に伴う卵巣ホルモンの変動、神経伝達物質、自律神経系との相互関係についても探究しながら、PMSのメカニズムについて理解を深める必要があるだろう。

V 診 断

　時間をかけて十分な医療面接を行うことにより症状を聴取し、その発現時期と月経周期との関連性を見い出すことがPMSの診断の第一歩となる。但し、個人により大きく症状が異なり、どの症状が重症感を招くかについても、個人によりさまざまであるため、治療者が認識できる症状のみで診断を行ってはいけない。また、患者の回顧的な訴えと実際の症状の出現パターンが一致しないことが多いため、少なくとも2周期の前方視的な症状調査により、症状の種類や時期的変動、日常生活に対する障害の程度を確認する必要がある。

　調査表に関しては、さまざまな形式が考案されているが[2]、ISPMDはEndicottらが開発した前方視的記録Daily Record of Severity of Problems(DRSP)の使用を推奨している[8]-[10]。DRSPはインターネットからダウンロードできる(RCOG 2007, Green-top guideline no.48)。また、携帯電話やタブレット端末、パーソナルコンピュータからアクセスし、オンライン上での症状記録が可能なソフトも開発されている(Symptometrics, www.symptometrics.com)。回顧的スクリーニングツールとしては、Steinerらが開発したPremenstrual Symptoms Screening Tool(PSST)が、初診時の使用に有効とされている[8]-[10]。本邦では、患者が経験する症状とその強度を連日記録し、同時に月経期間や基礎体温も記入できる調査表が相良により紹介されている[1]。この調査法により、排卵の確認や症状の出現状態を医師が確認するだけでなく、患者自身も自覚することができる。また、生活上の出来事や使用薬剤なども記載しておくとストレスとの関連を推測することができ、さらに有用である。

PMS を診断する際、月経開始後の卵胞期に症状が軽減するものの継続して認められるような場合や、月経周期と症状の発現との関係が曖昧な場合は基礎疾患の存在を疑う。PMS と鑑別を要する疾患としては、うつ病、双極性障害、全般性不安障害、パニック障害、薬物依存、注意欠如・多動症、パーソナリティ障害などの精神疾患がある。また、身体疾患としては、月経困難症、子宮内膜症、経口避妊ピルの副作用、閉経周辺期症状、けいれん性疾患、てんかん、片頭痛、自己免疫疾患、甲状腺機能低下症、アレルギー、喘息、慢性疲労症候群などが挙げられる[2)3)]。

PMS を確定診断するための特定の検査法はないが、必要に応じて採血検査や自律神経機能検査など、各種臨床検査が用いられる。また、心理・性格テストも患者の精神状態や性格特性、価値観や人生観を知るうえで助けとなる。

Ⅵ 治療

PMS の絶対的治療基準はないが、症状の種類と程度に応じ、非薬物療法と薬物療法が用いられている。また、O'Brien ら[9)]、Nevatte ら[10)]の最近の総説論文には、ISPMD が推奨する Core PMD および Variant PMDs の治療戦略が紹介されている。

PMS の治療を行うにあたっては、まず、本症候群に関する正しい情報を患者に伝える。日々の症状を記録させ、PMS の症状の種類や発症する時期と頻度、重症度について認識させることにより、本症候群を受容し共存していくことができるようになる[1)]。また、症状出現のパターンやタイミングがわかることにより、不要不急の用事については調子の悪い時期を避けるなど、仕事の予定などを調整することができ、仕事量の制限や家庭生活の責任も軽減することが可能となる[18)]。

規則正しい生活、十分な睡眠、適度な運動、カフェインやアルコールの制限、禁煙、ストレスからの解放など基本的な生活習慣の改善は、症状の程度にかかわらず PMS を治療するうえで重要である。食事指導としては、複合炭水化物の摂取の促進、精製糖・人工甘味料摂取の制限が一般的であり、これは、急激な血糖値の変動を避け、セロトニンの前駆体であるトリプトファンの脳への取り込みを促進するためである[18)]。その他、非薬物療法として、カルシウム(600 mg, twice a day)、ビタミン B_6(100 mg/day 以内)、セイヨウニンジンボク(chasteberry)も軽症 PMS には有効であることが報告されている[9)10)]。PMS を訴える女性の中には、心身医学的な種々の手法を駆使する必要がある症例も少なくない。心理療法においては、カウンセリングに加え、認知行動療法が有効であるとされている[9)10)]。

薬物療法としては、対症療法、ホルモン療法、向精神薬、漢方薬などがある。PMS が軽

症の場合は、情緒不安定に対する精神安定剤、浮腫に対する利尿薬、頭痛・腹痛に対する鎮痛薬などを適宜投与する[18]。経口避妊薬については、一相性・三相性ともに身体症状に対する有効性は認めるが、精神症状に対する効果は明らかではない。第4世代のプロゲスチンであるドロスピレノンを配合するヤーズ®は、身体症状が優位なPMSのみならず、PMDDにも効果があることが報告されている[3)18)]。

漢方薬もPMSの治療に有効であることが報告されている。めまい・むくみが目立つ場合は当帰芍薬散(とうきしゃくやくさん)、腹部膨満感には桂枝茯苓丸(けいしぶくりょうがん)、精神症状が優位な場合は加味逍遥散(かみしょうようさん)、桃核承気湯(とうかくじょうきとう)を試してみてもよい。また、頭痛には川芎茶調散(せんきゅうちゃちょうさん)が頓用で使用できる[18]。

気分障害が強いPMS/PMDD患者には、SSRIが使用される。本剤は欧米では承認されているが、本邦では、PMS、PMDDとしての保険適応はなく、うつ症状に対する病名を付けて投薬することになる[3)18)]。月経周期全体を通して通常の臨床用量を内服するという使用方法が一般的であるが、PMSの場合には、月経前の症状が出現する黄体期のみに投薬しても有効である[3)16)18)]。PMS/PMDDの投与量は、うつ病に対する有効薬剤量よりも低いことから、うつ病とPMS/PMDDに対するSSRIの作用メカニズムが異なることが示唆される[18]。SSRIと年齢との関係については、7〜18歳の大うつ病性障害患者を対象としたプラセボ対照試験において有効性が確認されておらず、自殺のリスクも増加すると報告されている。したがって、思春期女性のPMS/PMDDに対するSSRIの投与は非常に慎重に行う必要がある[18]。

排卵を抑制する治療薬として、経口避妊薬のほか、高用量プロゲスチン、GnRH agonist、ダナゾールが挙げられる。GnRH agonistは最終的な薬物療法として位置づけられるが、その使用には制約が多い[3]。

● おわりに

PMSについて、筆者の研究成果も交えながら最近の文献をもとに概説した。PMSは、女性の一生の中で生活環境が劇的に変化する時期に、程度の差こそあれ、ほぼ毎月のように生じる疾患といえる。その高い発症率にもかかわらず、また日常生活への障害を感じているにもかかわらず、これを主訴として受診する女性はいまだ少ない。PMSは、生物学的な要因だけでなく、その女性の性格傾向や身体症状に発展しやすい心理反応、偏った食生活や運動不足、喫煙などの不適切な生活習慣、家庭環境や職場におけるストレスなど、女性を取り巻く社会環境の変化も症状の発現と増悪に影響する。その意味で、PMSは現代女性の新たな生活習慣病といえるのかも知れない。PMS予防のための支援プログラムや女性のQOLを高めることができる健康教育プログラムの構築はもちろんのこと、PMS

の発症が思春期に始まることから、学校現場における性教育・月経教育を含めた保健科教育の充実も急務であろう。基礎・臨床医学分野はもちろんのこと、看護学、心理学、栄養学、学校保健学領域をも含む学際的なPMS研究の今後の発展に期待する。

（松本珠希）

■文献
1) 相良洋子：月経随伴症状に対する心身医学的対応. 心身医学 49(11)：1163-1170, 2009.
2) Matsumoto T, Asakura H, Hayashi T：Biopsychosocial aspects of premenstrual syndrome and premenstrual dysphoric disorder. Gynecol Endocrinol 29(1)：67-73, 2013.
3) 甲村弘子：月経前症候群(PMS)に関する知見. 女性心身医学 16(3)：260-263, 2012.
4) 日本産科婦人科学会(編)：産科婦人科用語集・用語解説集. 改訂第3版, pp175-176, 日本産科婦人科学会, 東京, 2013.
5) American College of Obstetricians and Gynecologists(ACOG)：Premenstrual syndrome. Guidelines for Women's Health Care, A Resource Manual, Forth Edition. pp607-610, ACOG, Washington DC, 2014.
6) Mortola JF, Girton L, Yen SS：Depressive episodes in premenstrual syndrome. Am J Obstet Gynecol 161(6Pt1)：1682-1687, 1989.
7) 日本精神神経学会(日本語版用語監修), 髙橋三郎, 大野 裕(監訳)：DSM-5精神疾患の診断・統計マニュアル. pp171-174, 医学書院, 東京, 2014.
8) O'Brien PM, Bäckström T, Brown C, et al：Towards a consensus on diagnostic criteria, measurement and trial design of the premenstrual disorders；the ISPMD Montreal consensus. Arch Womens Ment Health 14(1)：13-21, 2011.
9) O'Brien S, Rapkin A, Dennerstein L, et al：Diagnosis and management of premenstrual disorders. BMJ 342：d2994, 2011.
10) Nevatte T, O'Brien PM, Bäckström T, et al：ISPMD consensus on the management of premenstrual disorders. Arch Womens Ment Health 16(4)：279-291, 2013.
11) Dennerstein L, Lehert P, Heinemann K：Epidemiology of premenstrual symptoms and disorders. Menopause Int 18(2)：48-51, 2012.
12) 相良洋子, 桑原慶紀, 水野正彦：本邦における月経前症候群の疫学的事項とその診断における問題点. 産婦の実際 40(8)：1235-1241, 1991.
13) Takeda T, Tasaka K, Sakata M, et al：Prevalence of premenstrual syndrome and premenstrual dysphoric disorder in Japanese women. Arch Womens Ment Health 9(4)：209-212, 2006.
14) Steiner M, Peer M, Palova E, et al：The premenstrual symptoms screening tool revised for adolescents (PSST-A)；prevalence of severe PMS and premenstrual dysphoric disorder in adolescents. Arch Womens Ment Health 14(1)：77-81, 2011.
15) Kitamura M, Takeda T, Koga S, et al：Relationship between premenstrual symptoms and dysmenorrhea in Japanese high school students. Arch Womens Ment Health 15(2)：131-133, 2012.
16) 川村 論, 中山和彦：月経前症候群(PMS)・月経前不快気分障害(PMDD)の病態と管理方法. 産と婦 80(8)：987-991, 2013.
17) Matsumoto T, Asakura H, Hayashi T：Increased salivary chromogranin A in women with severe negative mood states in the premenstrual phase. J Psychosom Obstet Gynaecol 33(3)：120-128, 2012.
18) 武田 卓：月経前症候群の治療. 産と婦 78(11)：1311-1314, 2011.

8 月経前不快気分障害（PMDD）

●はじめに

　世界中で行われた大うつ病の疫学調査[1]によれば、どの地域においても、女性の有病率が男性の有病率の1.5〜3倍となっている。これには2つの大きな要因が関連しているといわれている。その1つは、心理社会的要因である。例えば、女性は出産・育児と仕事のバランスで悩む機会が多いなど、男性よりさまざまな心理社会的負荷が多いというものである。2つめは、女性は月経、妊娠、出産、産後、更年期といった男性にはみられない性ホルモンの大きな変動を経験することによるというものである。事実、月経前、産後、更年期（閉経期）の3つの時期には、うつ病を中心とした気分障害を呈することが多い。月経前には月経前症候群（premenstrual syndrome；PMS）、月経前不快気分障害（premenstrual dysphoric disorder；PMDD）が、産後にはマタニティーブルーズ、産褥期うつ病が、更年期には更年期障害と更年期うつ病がみられる。本稿では、PMDDを中心に、女性の精神疾患と女性ホルモンとの関係に関しても述べる。しかし、気分障害関連疾患と女性ホルモンの関係は複雑多岐であり、単純化できるものではないことを最初に述べておく。

I　PMSの診断と歴史

　月経前になんらかの身体的、精神的変化をきたす女性が少なくないことは、広く知られている。この月経前に生じる症候は、1931年にFrank[2]が黄体期後期に出現し社会生活に支障をきたしている15例を月経前緊張症（premenstrual tension）として報告したのが始まりである。その後、1953年に、GreeneとDalton[3]が、同様な患者を月経前症候群（PMS）と表現し、PMSの方が一般的となった。特に海外では、PMSはかなり市民権をもち、家庭、学校、職場で女性がPMSのせいで本来のパフォーマンスができないことを、自ら積極的に告白し、さらにその状況を男性が理解し、公私両面でカバーしようとするような状況があると聞く。国際疾病分類ICD-10[4]には、月経前の黄体期にのみに発現し、月経直前にピークを呈し月経発来と同時に消退もしくは消失する症状として、身体または精神症状8項目のうち

表1●月経前症候群の診断基準（ICD-10）

・中等度の心理的症状

・腹部膨満、胸部圧痛、体重増加、腫脹、疼痛、集中困難、睡眠障害、食欲の変化

　　この症状のうち1項目が黄体期に該当し、月経開始時に消失する。

（文献4）による）

1つ以上存在する場合にPMSと規定されているが、特に重症度についての規定はない(**表1**)。精神症状は必須ではなく、ICD-10の分類上も生殖・泌尿器系の疾患として位置づけられている。

日本産科婦人科学会用語集・用語解説集[5]によれば、PMSは「月経前、3〜10日の黄体期のあいだ続く精神的あるいは身体的症状で、月経発来とともに減退ないし消失するもの」とある。しかし、実際には月経発来とともに消退するとばかりもいえず、American College of Obstetricians and Gynecologists(ACOG) Practice Bulletin 診断基準[6]の「月経開始後4日以内に軽快し、13日目まで再発しない」を採用する場合も多い(前項参照)。

II PMDDの歴史

1987年のDSM-III-R[7]の付録に、臨床的に重要な情緒的・行動的症状パターンが黄体期最終週に生じた後に卵胞期開始2〜3日以内に消退する、社会的・職業的機能に影響を及ぼす病態として黄体期後期の不機嫌性障害(late luteal phase dysphoric disorder；LLPDD)が登場した。LLPDDはPMSと異なり、身体症状のみの場合には診断がされず、「特定不能の精神障害」の1つとして取り扱われていた。次いで、1994年のDSM-IV[8]で同様の病態をPMDDという診断名に変更し、「特定不能のうつ病性障害」の1つとして取り

表2●月経前不快気分障害の研究用基準案(DSM-IV)

A．過去1年の間の月経周期のほとんどにおいて、以下の症状の5つ以上が黄体期の最後の週の大半に存在し、卵胞期の開始後2〜3日以内に消失し始め、月経後1週間は存在しなかった①、②、③または④のいずれかの症状が少なくとも1つ存在する。 ①著しい抑うつ気分、絶望感、自己卑下の観念 ②著しい不安、緊張、"緊張が高まっている"とか"いらだっている"という感情 ③著しい情緒不安定性(例：突然、悲しくなるという感じ、拒絶に対する敏感さの増大) ④持続的で著しい怒り、易怒性、または対人関係の摩擦の増加 ⑤日常の活動に対する興味の減退(例：仕事、学校、友人、趣味) ⑥集中困難の自覚 ⑦倦怠感、易疲労性、または気力の著しい欠如 ⑧食欲の著明な変化、過食、または特定の食べ物への渇望 ⑨過眠または不眠 ⑩圧倒される、または制御不能という自覚 ⑪他の身体症状、例えば、乳房の圧痛または腫脹、頭痛、関節痛または筋肉痛、"膨らんでいる"感覚、体重増加
B．この障害は、仕事または学校、または通常の社会的活動や他者との対人関係を著しく妨げる(例：社会的活動の回避、仕事または学校での生産性および効率の低下)。
C．この障害は、大うつ病性障害、パニック障害、気分変調性障害、または人格障害のような他の障害の症状の単なる悪化ではない(但し、これらの障害のどれに重なってもよい)。
D．基準A、B、およびCは、症状のある性周期の少なくとも連続2回において、前方視的に行われる毎日の評定により確認される(診断は、この確認に先立ち、暫定的に下されてもよい)。

(文献8)による)

表3 ● 月経前不快気分障害の診断基準(DSM-5)

A. ほとんどの月経周期において、月経開始前最終週に少なくとも5つの症状が認められ、月経開始数日以内に軽快し始め、月経終了後の週には最小限になるか消失する。

B. 以下の症状のうち、1つまたはそれ以上が存在する。
　①著しい感情の不安定性(例:気分変動;突然悲しくなる、または涙もろくなる、または拒絶に対する敏感さの亢進)
　②著しいいらだたしさ、怒り、易怒性、または対人関係の摩擦の増加
　③著しい抑うつ気分、絶望感、自己批判的思考
　④著しい不安、緊張、および/または"高まっている"とか"いらだっている"という感覚

C. さらに、以下の症状のうち1つ(またはそれ以上)が存在し、上記基準Bの症状と合わせると、症状は5つ以上になる。
　①通常の活動(例:仕事、学校、友人、趣味)における興味の減退
　②集中困難の自覚
　③倦怠感、易疲労性、または気力の著しい欠如
　④食欲の著しい変化、過食、または特定の食物への渇望
　⑤過眠または不眠
　⑥圧倒される、または制御不能という感じ
　⑦他の身体症状、例えば、乳房の圧痛または腫脹、関節痛または筋肉痛、"膨らんでいる"感覚、体重増
　注:基準A～Cの症状は、先行する1年間のほとんどの月経周期で満たされていなければならない。

D. 症状は、臨床的に意味のある苦痛をもたらしたり、仕事、学校、通常の社会活動または他者との関係を妨げたりする(例:社会活動の回避:仕事、学校または家庭における生産性や能率の低下)。

E. この障害は、他の障害、例えばうつ病、パニック症、持続性抑うつ障害(気分変調症)、またはパーソナリティ障害の単なる症状の増悪ではない(これらの障害はいずれも併存する可能性はあるが)。

F. 基準Aは、2回以上の症状周期にわたり、前方視的に行われる毎日の評定により確認される(注:診断は、この確認に先立ち、暫定的に下されてもよい)。

(日本精神神経学会(日本語版用語監修)、髙橋三郎、大野 裕(監訳):DSM-5 精神疾患の診断・統計マニュアル. pp171-172, 医学書院, 東京, 2014 より改変)

あげられた。扱いとしては「今後の研究のための基準案と軸」に掲載されたに過ぎなかったが、これを契機に、PMDDの研究が盛んとなった。DSM-IV[8]のPMDDは著しい抑うつ気分、著しい不安、著しい情緒不安定、持続的で著しい怒りを基本とする11項目の症状のうち5項目以上を黄体期最終週の大半で有し、さらに社会的生活に支障をきたし、連続2回以上前方視的に症状が確認されて初めて診断される(表2)。そしてついに、2013年、19年ぶりで改訂されたDSM-5[9]では、初めて抑うつ障害群のカテゴリーの1つに分類され、うつ病(DSM-5)/大うつ病性障害と同列の独立した疾患として本文中に診断基準が記載されるまで格上げされた。表3にDSM-5[9]のPMDD診断基準を示す。後述するが、細部に違いがあるが、概ねDSM-IVを踏襲している。

III　PMDDの症状と診断

DSM-5[9]のPMDD(表3)によれば、基準Bの「著しい感情の不安定性」「著しいいらだたしさ」「著しい抑うつ気分」「著しい不安」のうち、1つ以上が存在し、かつ基準Cと合わせ計

11項目の症状のうち5項目以上を月経開始前最終週に認め、月経終了後には最小限になるか消失する。有症期間中は社会的活動や他者との関係を妨げられ、連続2回以上前方視的に症状が確認されて診断が下される。DSM-5[9]の基準B、Cは、ほぼDSM-IV[8]の基準A(表2)だが、DSM-IV[8]の基準Aは「著しい抑うつ気分」「著しい不安」「著しい情緒不安定性」「持続的で著しい怒り」の順であったのに対し、DSM-5[9]では、「著しい感情の不安定性」と「著しいいらだたしさ」を最初に持ってくることにより、PMDDの特徴をより明確にした印象である。また、DSM-IV[8]のA基準にあった「過去1年の間の月経周期のほとんどにおいて」が、DSM-5[9]では「注」に記載され、「先行する1年間のほとんどの月経周期で満たされていなければならない」と月経周期に伴う規則性が強調されている。これは、DSM-5[9]の基準Fとも連動する。つまり、先行する1年間のほとんどの月経周期に確認されていれば、2回以上の症状周期にわたり、前方視的な毎日の評価により確認される前に暫定的に診断されてもいいことになる。

DSM-5[9]の基準Eは、DSM-IV[8]の基準Cに相当する。PMDDが他の障害、例えばうつ病、パニック障害、持続性抑うつ障害(気分変調症)、またはパーソナリティ障害と併存する可能性はあるが、それらの障害の単なる症状の増悪(exacerbation)ではないことを強調している。これは、臨床上極めて重要な点である。

IV PMDDの疫学

PMSの診断基準は比較的緩く、重症度の規定もないことから実に女性の8割がその基準を満たすという報告もあり[10]、疾患という概念よりも月経に伴う一般的な症状という捉え方がされる傾向もある。Cohenら[11]の閉経前女性513人を対象とした厳密な日記調査によれば、PMDDの有病率は6.4%であった。DSM-5[9]によれば、PMDDの12ヵ月有病率は、有月経女性の1.8〜5.8%とある。筆者ら[12]は、861人の看護師を対象に質問票による調査を行った結果、PMDDを4.2%に認めた。以上より、PMDDは有月経女性の3〜8%に存在すると考えられている[13)14]。PMSの中でも重症度別に分類した場合には30%が中等症、3〜8%が重症であったという報告などから、ほぼ重症PMSがPMDDに相当すると考えられる[13)14]。

V PMDDの発症機序

PMDDは黄体期後期のエストロゲンが減少する時期に一致して症状が発現する。排卵

後にもエストロゲンは一時的に減少するが、このときの症状は月経前ほどではない。月経前はエストロゲンとプロゲステロンがほぼ同時に減少し、さらにプロゲステロンの代謝産物であるアロプレグナノロン（allopregnanolone；3α-hydroxy-5α-pregnan-20-one）などが増加する時期である。この事実だけからも、PMDDの発症機序がエストロゲンだけではなく、さまざまな要因が絡み合って複雑であろうことがわかる。

多くの報告で、PMDD群と健常者において、黄体期のエストロゲン、プロゲステロン濃度に差がみられないことがいわれている[15]。このように、末梢の性ホルモン血中濃度の研究からは、PMDDにおける明らかな異常所見を見い出すのは難しい。

そのような中、PMDDとの関連で注目されているステロイドホルモンの1つがアロプレグナノロンである[16]。プロゲステロンは5α-pregnane-3,20-dioneを経て3α-HSD（hydroxysteroid dehydrogenase）により代謝されアロプレグナノロンになる。アロプレグナノロンはGABA作動性の神経ステロイドであり、抗不安作用があることが動物実験にて示され[16]、PMDD患者は健常者より黄体期アロプレグナノロン値が低いとの報告が相次いだ[17)18]。中でも、Monteleoneら[18]の報告によれば、PMS患者と健常者を比較したところ、アロプレグナノロン値は卵胞期に差はないが、黄体期にはPMS群が有意に低く、さらに、プロゲステロン値も卵胞期、黄体期共にPMS群が有意に低かった。この報告では、黄体期エストラジオールがPMS群で有意に高くなっている。Monteleoneら[18]は、GnRHを投与して分泌されるべきアロプレグナノロンとプロゲステロンの反応が、PMS群では健常者と比較して有意に低反応だったとも報告した。この低反応とPMS、PMDD症状発現が関連するのではないかと考察している。Wangら[19]は黄体期のアロプレグナノロン濃度が高いとPMDD症状が軽度であったともいっている。

しかし、月経前にかけてアロプレグナノロンが上昇するのに伴いPMDD症状が出現すること[20]や、PMDD群と健常者でアロプレグナノロン濃度に差がないという報告[19]もあり、さらなる検討が必要である。近年、アロプレグナノロンがプロゲステロンにより起こる否定感情を改善させる作用をもつのは、低濃度や高濃度のときで、ちょうど黄体期の濃度（中濃度）では否定感情を改善させる作用が弱い（つまり反応はU字型）という報告[16)21]も出され、性ホルモンと気分の相関の難しさを物語っている。

PMDDの治療薬として、選択的セロトニン再取込み阻害薬（SSRI）の有用性はある程度確立している[22]。Griffinら[23]は、SSRIが直接的に3α-HSDの活性を上げ、プロゲステロンの代謝を促進し脳内のアロプレグナノロンレベルを上昇させているとSSRIがPMDDに有効であることの根拠を述べた（前項参照）。

VI　PMDDとうつ病の異同

　PMDDの各症状（抑うつ気分、不安、情緒不安定、易刺激性など）にSSRIが有効であるという研究が集積されている[22]。一方、ノルアドレナリン再取込み阻害作用の強いmaprotilineはプラセボと有意差がなく、SSRIのparoxetineより有意に劣るというデータ[24]などから、PMDDとセロトニンとの関係が示唆されている。SSRIの中でもfluoxetine、sertraline、paroxetineは、無作為化プラセボ対照試験にて高い有効性を示している[22]。

　また、PMDDに対するSSRIの治療は、黄体期のみに使用する間欠投与でも効果がある[22]ことから、効果発現までに2〜4週間以上を要するうつ病とは、症状発現機序が異なることが想定されている。PMDDは脳内シナプス間隙のセロトニン量が一過性に減少した状態であるのに対し、うつ病はシナプス間隙のセロトニンが長期にわたって減少したことによる、後シナプスのセカンドメッセンジャー系の異常まできたしている状態であるとの仮説が成り立つ[13]。

VII　PMDDの危険要因・関連要因

　先述の筆者らの報告[12]では、PMDD群は非PMDD群と比較して、有意にうつ病の併存率が高く、神経症的性格傾向が強く、外向性性格が弱いうつ病親和型性格を示し、かつ、PMDDの有無にストレッサーの強さと夜勤の有無が有意に相関していた。これは、PMDDの発病にはストレスとなるさまざまなライフイベントが関連するとの指摘と矛盾しない[25]。DSM-5[9]によれば、ストレス、対人関係上の外傷体験、季節の変化、一般に女性的に振る舞うことへの社会文化的側面、特に女性の社会的役割に関するものをPMDDの発病に関連した環境因子として挙げている。

　また、PMDDとマタニティーブルーズや産褥期うつ病[26]、および反復性の大うつ病、双極性障害の併存や関連性に関する報告も多い[27]。

VIII　PMDDの治療

　PMDDの治療で最も確立しているのは薬物療法とホルモン療法である[28]。薬物療法は先述のとおり、SSRIが第一選択薬として確立している[22]。SSRIは持続投与でなく月経前10〜14日間の間欠投与にも効果が認められている点が注目される[22]。わが国ではPMDD

の適用となっているSSRIはなく、うつ病・うつ状態の病名での処方となる。PMDDの薬物療法に関しては山田らによるガイドラインがあるので参照して頂きたい[22]。他の療法として、認知行動療法、生活療法、運動療法、鍼[29]、ハーブ[29]、灸などがある。

● おわりに

　PMDDは1994年のDSM-Ⅳで「今後の研究のための基準案と軸」に掲載されて以降、盛んに研究されるようになった新しい疾患概念である。しかし、実はもっと昔から注目されていてもいい病態であったかも知れない。女性特有の感情の不安定さは昔からあったわけだし、おそらく女性はずっと我慢していたであろうし、男性はそれを見て見ぬふりをしていただけなのだから。

（大坪天平）

■文献

1) Weissman MM, Leaf PJ, Tischler GL, et al：Affective disorders in five United States communities. Psychol Med 18(1)：141-153, 1988.
2) Frank RT：The hormonal basis of premenstrual tension. Arch Neurol Psychiatry 26(5)：1053-1057, 1931.
3) Greene R, Dalton K：The premenstrual syndrome. Br Med J 1：1007-1014, 1953.
4) World Health Organization：Mental, behavioral and developmental disorders. International Statistical Classification of Diseases and Related Health Problems(ICD-10), World Health Organization, Geneva, 1996.
5) 日本産科婦人科学会（編）：産科婦人科用語集・用語解説集．改訂第3版，pp175-176，日本産科婦人科学会，東京，2013.
6) American College of Obstetricians and Gynecologists(ACOG) Practice Bulletin：Premenstrual syndrome. Int J Gynecol Obstet 73：183-191, 2011.
7) American Psychiatric Association：Diagnostic and statistical manual of mental disorders, third edition. American Psychiatric Press, Washington DC, 1987.
8) American Psychiatric Association：Diagnostic and statistical manual of mental disorders, fourth edition reviced. American Psychiatric Press, Washington DC, 1994.
9) American Psychiatric Association：Diagnostic and statistical manual of mental disorders, 5th edition. American Psychiatric Publishing, Arlington, 2013［日本精神神経学会（日本語版用語監修），髙橋三郎，大野裕（監訳）：月経前不快気分障害．DSM-5 精神疾患の診断・統計マニュアル，pp171-174，医学書院，東京，2014］．
10) Johnson SR：The epidemiology and social impact of premenstrual symptoms. Clin Obstet Gynecol 30(2)：367-376, 1987.
11) Cohen LS, Soares CN, Otto MW, et al：Prevalence and predictors of premenstrual dysphoric disorder (PMDD) in older premenopausal women；The Harvard study of moods and cycles. J Affect Disord 70(2)：125-132, 2002.
12) 大坪天平，尾鷲登志美：月経前不快気分障害（PMDD）とうつ病；看護師861人を対象としたアンケート調査より．女性心身医学 12(1)：268-272, 2007.
13) 大坪天平，尾鷲登志美：気分障害関連疾患と女性ホルモン．脳とこころのプライマリケア7；食事と性，中山和彦（編），pp406-414，シナジー，東京，2011.
14) Wittchen HU, Becker E, Lieb R, et al：Prevalence, incidence and stability of premenstrual dysphoric disorder in the community. Psychol Med 32(1)：119-132, 2002.
15) Reed SC, Levin FR, Evans SM：Changes in mood, cognitive performance and appetite in the late luteal

and follicular phases of the menstrual cycle in women with and without PMDD (premenstrual dysphoric disorder). Horm Behav 54 (1) : 185-193, 2008.
16) Bäckström T, Bixo M, Johansson M, et al : Allopregnanolone and mood disorders. Prog Neurobiol 113 : 88-94, 2014.
17) Bicíková M, Dibbelt L, Hill M, et al : Allopregnanolone in women with premenstrual syndrome. Horm Metab Res 30 (4) : 227-230, 1998.
18) Monteleone P, Luisi S, Tonetti A, et al : Allopregnanolone concentrations and premenstrual syndrome. Eur J Endocrinol 142 (3) : 269-273, 2000.
19) Wang M, Seippel L, Purdy RH, et al : Relationship between symptom severity and steroid variation in women with premenstrual syndrome ; study on serum pregnenolone, pregnenolone sulfate, 5 alpha-pregnane-3, 20-dione and 3 alpha-hydroxy-5 alpha-pregnane-20-one. J Clin Endocrinol Metab 81 (1) : 1076-1082, 1996.
20) Bäckström T, Andreen L, Birzniece V, et al : The role of hormones and hormonal treatments in premenstrual syndrome. CNS Drugs 17 (5) : 325-342, 2003.
21) Andréen L, Nyberg S, Turkmen S, et al : Sex steroid induced negative mood may be explained by the paradoxical effect mediated by GABAA modulators. Psychoneuroendocrinology 34 (8) : 1121-1132, 2009.
22) 山田和男, 神庭重信 : エビデンスに基づいた月経前不快気分障害(PMDD)の薬物治療ガイドライン. 臨精医 40 (2) : 217-226, 2011.
23) Griffin LD, Mellon SH : Selective serotonin reuptake inhibitors directly alter activity of neurosteroidogenic enzymes. Proc Natl Acad Sci USA 96 (23) : 13512-13517, 1999.
24) Eriksson E, Hedberg MA, Andersch B, et al : The serotonin reuptake inhibitor paroxetine is superior to the noradrenaline reuptake inhibitor maprotiline in the treatment of premenstrual syndrome. Neuropsychopharmacology 12 (2) : 167-176, 1995.
25) Endicott J : History, evolution, and diagnosis of premenstrual dysphoric disorder. J Clin Psychiatry 61 (supple 12) : 5-8, 2000.
26) Pearlstein TB, Frank E, Rivera-Tovar A, et al : Prevalence of Axis I and Axis II disorders in women with late luteal phase dysphoric disorder. J Affect Disord 20 (2) : 129-134, 1990.
27) Cirillo PC, Passos RB, Bevilaqua MC, et al : Bipolar disorder and Premenstrual Syndrome or Premenstrual Dysphoric Disorder comorbidity ; a systematic review. Rev Bras Psiquiatr 34 (4) : 467-479, 2012.
28) Rapkin AJ, Lewis EI : Treatment of premenstrual dysphoric disorder. Womens Health (Lond Engl) 9 (6) : 537-556, 2013.
29) Jang SH, Kim DI, Choi MS : Effects and treatment methods of acupuncture and herbal medicine for premenstrual syndrome/premenstrual dysphoric disorder ; systematic review. BMC Complement Altern Med 14 : 11, 2014.

9 慢性骨盤痛と外陰痛

●はじめに

　患者のQOLを重視した医療が求められる中、慢性的な痛み症状に対して、たとえ明らかな器質的変化を認めなくても、医学的アプローチを試みる意義が認められるようになってきた。慢性的な身体の不快な症状は、精神的にも持続的な苦痛をもたらし、心身症状態を呈することで日常生活をも困難にする。特に婦人科領域にみられる慢性骨盤痛や外陰痛は、女性にとって症状が訴えにくいだけでなく、たとえ勇気をもって訴えたとしても満足できる医学的対応がなされず[1]、精神的負担から抑うつ症状が出現するケースやドクターショッピングを繰り返すケースをしばしば経験する[2]。いまだ発症のメカニズムや治療方法が明確にされてはいないが、慢性骨盤痛や外陰痛は女性の心身医学において軽視できない疾患である。

I 慢性痛とは

　慢性痛は1987年にBonicaが定義し、以来国際疼痛学会においても「治療に要すると期待される時間の枠組みを超えて持続する痛みあるいは、進行性の非がん性疾患に関する痛みである」としている。慢性痛の発症機序として、外傷やがん組織による組織障害による「侵害受容痛」と神経組織の損傷による「神経障害痛」とそれ以外の心理社会的要因や精神疾患が関与する「心因痛」が挙げられている[3]。また、ICD-10では、持続性身体表現性疼痛障害（persistent somatoform pain disorder）、または、慢性難治性疼痛・その他の慢性疼痛として分類される。一方、DSM-IV-TRでは疼痛性障害としての定義があったが、DSM-5では、身体症状症の定義中に含まれた形で示された[4]。しかし、国際疼痛学会による慢性痛の分類にも、婦人科領域の慢性痛は明示されていない。そこで、器質疾患のない慢性骨盤痛と外陰部周囲の痛みに分けて概説する。

1 慢性骨盤痛（chronic pelvic pain syndrome）

　女性の慢性骨盤痛は以前より、3ヵ月またはそれ以上持続する慢性的な不快な下腹部または骨盤内の痛み症状で[5]、それらの多くは、身体のみならず精神的苦痛も伴い、著しくQOLを損なう可能性があるものと報告されてきた。HowardやDSM-IV-TR疼痛性障害による定義を表1に示した[6]。

表1 ● 慢性骨盤痛

1. 6ヵ月またはそれ以上継続する月経症状以外の苦痛で、
2. それは解剖学的に骨盤内に限局する。
3. それは身体の機能上の障害を引き起こすほど十分に激しい症状である。
4. それは投薬や外科的治療が必要とされる。

一般には月経・排卵周期に関係のない骨盤痛を示す。慢性骨盤痛の発症頻度は女性の2.1～24%という報告がある[7]。

2 外陰痛（vulvodynia）

1983年に International Society for the Study of Vulvar Disease(ISSVD)が、病変のない外陰痛の分類と定義を提唱した[8]。それによると、灼熱感と表現されることが多い慢性的な外陰部の不快感であり、視診で明らかな所見や臨床的に指摘しうる特異的な神経学的な異常がないものをいう。症状は3ヵ月以上続き、除外診断によって診断がなされる[9]。それらは、部位と外的刺激に誘発されるかどうかによって分類される（**表2**）[10]。

外陰痛の発症頻度は文献によって3～14%と幅があるが、Reed らの2,452人の女性に対しての調査では8.3%と報告された[11]。

表2 ● 外陰痛の分類

1. 多発性（generalized vulvodynia）：疼痛部位が複数あるもの。大腿内側に放散することもある。
    - ①誘発性
    - ②非誘発性：以前、generalized vulvodynia とされていたもの
    - ③混合性
2. 限局性（localized vulvodynia）：疼痛部位が限局しているもの。腟前庭部が多く、また誘発される疼痛であることが多い。
    - ①誘発性：以前、vulvar vestibulitis syndrome とされていたもの
    - ②非誘発性
    - ③混合性

3 その他の婦人科領域の慢性痛

1 ■ Myofascial pelvic pain（筋・筋膜性骨盤痛）

肛門挙筋の過緊張により腟および肛門周辺に痛みを生じたもの。痛みは、下腹部・恥骨上部・尾骨および大腿後面でも感じられる。

2 ■ 骨盤うっ血症候群

骨盤うっ血は1857年頃より報告される。骨盤内の静脈系のうっ滞(特に卵巣静脈)により慢性的な骨盤の痛みの原因となる。卵巣静脈弁の損傷や妊娠や女性ホルモンの関与、免疫・アレルギーの関連など、さまざまな原因が予測され、薬物療法から外科的手術まで、いろいろな治療が試みられている。超音波・MRIおよび造影CTで診断される。日本では漢方療法などの内服治療も試みられるが、うっ血に対し、卵巣静脈の塞栓術が効果を現すとの報告がなされた[12]。

II 骨盤痛患者における心身症

慢性痛により、心理社会的にも強く影響を受けるため、うつ病性障害などの気分障害や不安障害などを引き起こす[13]。また、身体表現性障害、性的・身体的虐待などによる心的外傷後ストレス障害(PTSD)や社会的ストレスによって痛み症状を訴えるものもある[14]。

多くの慢性骨盤痛や外陰痛には心身相関が成り立つため、心身症としてのアプローチが必要となる[15]。

III 慢性痛の発現機序

慢性痛のメカニズムの1つとして、痛みの下行性抑制系の障害が挙げられる[16]。通常、弱い痛み刺激は、ノルアドレナリンまたはセロトニンを介する下行性疼痛抑制系によって、その知覚伝達が抑制され痛みとして認識されない。しかし、慢性的な痛み刺激が加わることにより、この疼痛知覚の抑制がなされずに痛みとして自覚され、苦痛が生じるようになる。その苦痛の持続によるストレスが作用し、悪循環を引き起こす結果になる。

IV 診断

慢性骨盤痛や外陰痛の診断は、除外診断(**表3**)によってなされる。

表3● 慢性骨盤痛に関係しうる鑑別疾患

1. 婦人科系疾患
   ①月経周期に起因しない骨盤痛
   　外陰炎、腟炎、クラミジア感染症、慢性付属器炎、子宮内膜炎、骨盤内炎症性疾患（PID）、Fitz-Hugh-Curtis syndrome、残留卵巣症候群、子宮留膿腫、慢性的な子宮留血腫、卵巣嚢腫、子宮腫瘍、外陰・腟腫瘍、外陰痛（vulvodynia）、更年期障害の頭痛・筋痛、腟内異物
   ②月経周期に起因する周期的な骨盤痛
   　排卵時痛、月経困難症、子宮内膜症（子宮腺筋症・チョコレート嚢胞）、月経困難症を伴う子宮筋腫、子宮頸部狭窄、先天性・後天性（感染・放射性障害など）の子宮・腟の閉塞性奇形、月経前症候群、子宮内避妊器具
2. 泌尿器系疾患
   　間質性膀胱炎、慢性尿路感染症、反復する尿路感染症、尿路結石症、不安定膀胱、尿道憩室、尿道カルンクル、膀胱腫瘍
3. 消化器系疾患
   　過敏性腸症候群、炎症性腸炎、憩室炎、慢性便秘、肛門痛症、腸閉塞、大腸癌
4. 筋骨格系疾患
   　腰痛、椎間板ヘルニア、変形性関節症、線維筋痛症、側彎症、下肢長異常、脊髄腫瘍
5. その他
   　術後不定愁訴、骨盤うっ血（pelvic congestion syndrome）、骨盤内癒着、帯状疱疹後神経痛、うつ病、ポルフィリン症

1 慢性骨盤痛の診断

1 ■ 問診・質問紙法

①病歴、妊娠・分娩歴、手術の既往について聴取する。妊娠・分娩中に起こった外傷や産科手術は、慢性骨盤痛の原因となりうるので、特に注意が必要である。

②痛みについて、その性状を詳しく聴取する。痛みの部位（患者自身にマッピングしてもらうとよい）、痛みの程度や性質（Visual Analog Scale や Face Scale などを適宜用いる）、痛みが刺激によって誘発されるか否か（外陰部の場合、綿棒などで触れて確認する）、痛みが周期的に生じるか否かを確認する。

③心理社会的な経過について聴取する。性的虐待や結婚生活・職場のハラスメントなどの社会的背景が関与することが少なくないことは、国内外からの報告でも明らかである[13]。また、うつ病などの精神疾患は、その重症度によっては専門医への速やかな紹介が必要となる。

④前項に関し、症状や年齢に応じて次のような質問紙法によるスクリーニングを行う。うつ病調査票、HAD 尺度（不安・うつ尺度）、STAI（不安調査票）、SDS（うつ調査票）、簡易更年期指数、慢性疲労問診票、POMS、QOL 評価表、エゴグラムなどによる。

2 ■ 身体的、理学的所見

　下腹部・外陰部・腰部や臀部などの触診にて、痛みの部位の確認と圧痛点や反跳痛の有無など確認する。また、動作や関節の屈伸・回旋などによる痛みの変化や部位の移動性などを診る。可能であれば、立位・坐位・臥位および内診台上での截石位での診察を行う。但し、慢性痛患者には性的被害者が潜在しうることと、たとえ既婚者でも婦人科診察に抵抗がある者が少なくないことを考慮し、婦人科診察は慎重に行う必要がある。直腸診も骨盤痛には重要な検査である。また、周期的な発熱や微熱を訴える症例が多いため、検温や基礎体温測定による体温の変化の確認も重要である。基礎体温によって、症状の月経周期との関連を確認することも可能である。

3 ■ 検体検査

a．尿検査
　一般尿検査で尿路感染症の鑑別や妊娠反応検査を行う。

b．微生物学的検査
　腟分泌液や頸管粘液の検鏡、細菌感染・トリコモナス原虫・真菌の有無を確認する。必要であれば、細菌培養検査やクラミジア・淋菌などの性感染症の検査を行う。尿路感染を疑う場合は尿の培養検査、寄生虫感染を疑う消化器症状がある場合には便中の虫体確認を行う。

c．病理学的検査
　性器出血や血尿など悪性疾患を疑う症状がある場合は、パパニコロウ染色による細胞診検査を行う。

d．血液検査
　炎症性疾患・感染性疾患などの症候性疾患との鑑別のために、末梢血液における白血球数・分画やヘモグロビン値、CRPなどの炎症反応、血液沈降速度などを測定する。間質性膀胱炎や慢性疲労症候群などアレルギー反応の関与が示唆される場合には、IgE抗体の変化にも留意する。

4 ■ 画像検査

a．超音波検査
　機能性症状の確認(排卵痛、排卵後の腹水や出血・出血性卵巣囊腫)、子宮・卵巣の腫瘍性疾患、その他の骨盤内腫瘍の有無、妊娠・異所性妊娠の有無、腎・尿路の石灰化や腫瘍の

有無、虫垂炎・消化器腫瘍の有無を確認する。

b．放射線・MRI検査

腹部単純撮影で消化管ガス像や石灰化の有無を確認する。リンパ節腫大や他臓器疾患の有無の確認にはCTを用いる。消化器疾患が疑われれば、消化管の造影検査も選択肢となる。骨盤うっ血症候群はMRIによって確認できることがある。悪性疾患の除外が必要であればMRIやPET検査も検討する。

5 ■ 内視鏡検査

内視鏡検査は形態学的な観察を行う検査として実施されるが、同時に治療的操作を行うことも可能である。子宮鏡・卵管鏡は、子宮および卵管疾患の有無を確認するために経腟的に行う検査で、腫瘍性変化や卵管通過障害などに対し行われる。腹腔鏡は、痛みの原因が癒着であることが疑われる場合や腫瘍性病変が疑われる場合に行われる。消化管内視鏡は、消化器系の病変検索のために行われる。

2 外陰痛の診断

外陰痛をきたしうる以下の疾患を除外する。各検査は前項の記述を参照。
①感染症（カンジダ腟症・外陰炎、性器ヘルペス、細菌性腟症など）
②炎症性疾患（硬化性苔癬、接触性皮膚炎など）
③腫瘍性疾患（パジェット病、扁平上皮癌など）
④神経性疾患（陰部神経痛、脊髄神経の圧迫など）

V 治療

1 薬物治療

1 ■ 消炎鎮痛薬

ロキソプロフェン（ロキソニン®）、ジクロフェナク（ボルタレン®）などの非ステロイド抗炎症薬が有効な症例が多いが、慢性痛では長期の内服による副作用が懸念される。また、近年神経障害性疼痛に用いられるプレガバリン（リリカ®）の有効性が報告されている[17]。慢性痛に対するプレガバリンの標準投与開始量は150 mg/日であるが、50〜75 mg/日での効果が期待できる[18]。

2 ■ 局所麻酔薬

痛みの部位に塩酸リドカイン(キシロカイン®)や塩酸ブピバカイン(マーカイン®)を注入する。局所麻酔薬は有効なこともあるが、反復する局注は心身共に対して負担になる。

3 ■ 鎮痙薬

腰痛などの筋緊張症状を伴う場合には、チザニジン(テルネリン®)や塩酸エペゾリン(ミオナール®)などを用いることがある。

4 ■ 抗うつ薬

慢性痛においては、下行性疼痛抑制の経路に障害が起き、痛み刺激の伝導が抑制されることなく認識されることが原因の1つと考えられている[15]。その伝達物質であるノルアドレナリンやセロトニンを調節することで痛みの抑制が期待でき、近年、イミプラミン(トフラニール®)やアミトリプチリン(トリプタノール®)などの三環系抗うつ薬(初回投与量10～25 mg/day、標準的維持量10～75 mg/day)や、セロトニン・ノルアドレナリン再取込み阻害薬(SNRI)のミルナシプラン(トレドミン®)(初回量30～50 mg/day、標準的維持量60～100 mg/day を目安に投与する)の有効性が示唆されてきた[19]。また、抑うつ状態があれば、海外で慢性痛の治療に用いられるデュロキセチン(サインバルタ®)(初回量30 mg/day、標準的維持量60 mg/day)の効果も期待できる。

5 ■ 漢方薬

以前より、日本では慢性の知覚異常に対し漢方を用いてきた。中でも、牛車腎気丸は糖尿病性神経障害や抗がん剤の副作用としての下肢痛に対し、しばしば使用される。その機序は、修治ブシの作用として、ダイノルフィンの遊離促進から脊髄内κオピオイド受容体の刺激を介することが示唆される[20]。その刺激は下行性痛覚抑制系を賦活化し、セロトニンやノルアドレナリンによる鎮痛作用が発現すると考えられる[21]。また、生薬の山薬や沢瀉は、一酸化窒素の産生量を増加させることで血行を改善させ、慢性痛やそれにまつわる症状を緩和すると考えられる[21]。

6 ■ その他

エストロゲンレベルの変化が疼痛閾値に作用するという報告もあり[22]、一部の症例では女性ホルモン補充療法が有効である。また抗不安薬・ワクシニアウイルス接種家兎炎症皮

膚抽出液(ノイロトロピン®)を用いることや末梢神経障害に対しビタミン B 剤を投与することもある。間質性膀胱炎が原因の症例では抗アレルギー薬、過敏性腸症候群ではマレイン酸トリメブチン(セレキノン®)や臭化メペンゾラート(トランコロン®)などを用いる。外陰痛に対しては、ワセリン軟膏を補助的に使用することもある。

2 精神療法

カウンセリング・認知行動療法などが行われる。主に他の治療と併行して行われるが、精神療法のみで治癒する症例もある。また、摂食障害に伴う消化器症状や性的・身体的虐待などの PTSD が認められる際には、専門的な治療とともに社会的なサポートが望まれる[13)23)]。

3 その他

骨盤底筋群体操やストレッチなどの理学的療法、ヨガやアロマテラピーなどの代替療法がある。また、肛門痛に対しては、筋肉弛緩薬、バイオフィードバック療法(肛門周囲筋の運動)、低周波電気刺激も試みることがある。外科的治療は、診断的腹腔鏡・癒着剥離・仙骨子宮靭帯切断などがあるが、日本においては器質疾患を認めない場合には手術療法が選択されることは少ない。

VI 慢性骨盤痛と外陰痛の治療例

2011〜2013 年に大阪市立大学医学部附属病院を受診した慢性骨盤痛と外陰痛の症例各 14 例を提示する(表 4)。慢性骨盤痛患者の方が外陰痛患者より若い傾向が認められた。症例ごとの症状や治療効果は多様であった。外陰痛では漢方が使われるケースが多く、特に牛車腎気丸に一定の効果があった。SNRI も効果が期待できるが、患者の同意が得にくい

表 4 ● 大阪市立大学医学部附属病院総合診療センターの症例(2011〜2013 年)

	慢性骨盤痛(14 例)		外陰痛(14 例)	
初診時年齢	26〜69(平均 46.8 歳)		51〜79(平均 66.4 歳)	
既婚者	7*(50.0%)		11(78.6%)	
経産婦	7*(50.0%)		11(78.6%)	
	処方症例数	有効症例数*	処方症例数	有効症例数*
牛車腎気丸処方例	5	4	6	5
SNRI 処方例	1	0	3	2
プレガバリン処方例	2	1	3	3

*有効数:痛み症状の軽減に有効またはやや有効であった症例数

ことと、8割以上で漢方での効果がみられたこと、さらにはプレガバリンの登場によって、その使用頻度は減少している。また、難治性の障害に対しては、抗うつ薬、漢方、女性ホルモン、抗アレルギー薬などを併用して効果を得ていた。半数以上で治療の効果が認められたが、面接と対症療法で根気よく対応することが治療の要であると思われる。

VII 疼痛の性差

近年、性差医療が注目されているが、痛みにも性差があるという報告が数多くなされている。例えば、痛みの閾値においては男性より女性の方が低いという報告がある一方、女性は痛みに耐えるためにいろいろな努力をする傾向があるという報告がある。また、エストロゲンの減少性変化が痛みを増強させる可能性を示唆する報告や、月経困難症を訴える女性では疼痛閾値が低い傾向にあるという報告もある[24]。

VIII 心身症としての慢性痛の診療における留意点

慢性的な痛み症状は患者のQOLを著しく低下させ、心理社会的にも強く影響を受けるため、うつ病性障害などの気分障害や不安障害などを引き起こす[13]。また、身体表現性障害や性的・身体的虐待などによるPTSDや社会的ストレスによって痛み症状を訴えるものもあり[13]、慢性骨盤痛の背景に性的虐待やDVが存在することもある。このように、多くの慢性痛性障害には心身相関が成り立つため、心身症としてのアプローチが必要となる。

● おわりに

女性の慢性痛の背景は複雑で、難治性のものが多い。また、明確に診断されないことで、患者の不安と医療者への不信感が募る。そのため、患者の"痛み"を否定せずに、"痛みの原因はないのではなくて、原因がわからない痛みが続く病気なのです"などと、患者に寄り添った医療面接を行う。しかし、たとえ少しずつ改善がみられたとしても、患者は"ちっともよくならない"と嘆き訴えるため、医療者における治療のモチベーションに影響することもある。そのため日頃から医療面接法を学び、治療的自己をコントロールできるように心がけることが大切である。適切な治療により、速やかな症状の改善をみる症例もあるため、患者の訴えを真摯に受け止め、症状の緩和に努力する必要がある[25]。

(森村美奈、針田伸子)

■文献

1) Montenegro ML, Gomide LB, Poli-Neto OB, et al：Abdominal myofascial pain syndrome must be considered in the differential diagnosis of chronic pelvic pain. Eur J Obstet Gynecol Reprod Biol 147(1)：21-24, 2009.
2) 森村美奈, 石河 修：右下腹部痛を中心として；多数の心身症症状を訴えた女性の症例, 複雑な心理・社会的背景の下に発症した慢性疼痛性障害. 女性心身医学 8(2)：151-154, 2003.
3) Bonica J：Importance of effective pain control. Acta Anaesthesiol Scand 85(suppl)：1-16, 1987.
4) 日本精神神経学会（日本語版用語監修）, 髙橋三郎, 大野 裕（監訳）：身体症状症および関連症群. DSM-5 精神疾患の診断・統計マニュアル, pp305-322, 医学書院, 東京, 2014.
5) Williams RE, Hartmann KE, Steege JF：Documenting the current definitions of chronic pelvic pain；implications for research. Obstet Gynecol 103(4)：686-691, 2004.
6) Howard FM：Chronic pelvic pain. Obstet Gynecol 101(3)：594-611, 2003.
7) Latthe P, Latthe M, Say L, et al：WHO systematic review of prevalence of chronic pelvic pain；a neglected reproductive health morbidity. BMC Public Health 6：177, 2006.
8) The International Pelvic Pain Society（http://www.pelvicpain.org/pdf/Patients/CPP_Pt_Ed_Booklet.pdf15：18/2013/7/21）.
9) Sadownik LA：Etiology, diagnosis, and clinical management of vulvodynia. Int J Womens Health 6：437-449, 2014.
10) Haefner HK, Collins ME, Wilkinson EJ：The vulvodynia guideline. J Low Genit Tract Dis 9(1)：40-51, 2005.
11) Reed BD, Harlow SD, Haefner HK, et al：Prevalence and demographic characteristics of vulvodynia in a population-based sample. Am J Obstet Gynecol 206(2)：170. e1-e9, 2012.
12) Edwards RD, Robertson IR, MacLean AB, et al：Case report；pelvic pain syndrome-successful treatment by ovarian vein embolization. Clin Radiol 47(6)：429-431, 1993.
13) Bodden-Heidrich R, Kuppers V, Beckmann MW, et al：Chronic pelvic pain syndrome（CPPS） and chronic vulvar pain syndrome（CVPS）；evaluation of psychosomatic aspects. J Psychosom Obstet Gynaecol 20(3)：145-151, 1999.
14) Collett BJ, Cordle CJ, Stewart CR, et al：A comparative study of women with chronic pelvic pain, chronic nonpelvic pain and those with no history of pain attending general practitioners. Br J Obstet Gynaecol 105(1)：87-92, 1998.
15) Dinoff BL, Meade-Pruitt SM, Doleys DM：Mental health care providers；resorce rather than last resort in patients with chronic pelvic pain. Clin Obstet Gynecol 46(4)：804-810, 2003.
16) Stephen M：The effect of antidepressant treatment on chronic back pain. Arch Intern Med 162(1)：19-24, 2002.
17) Jerome L：Pregabalin-induced remission in a 62-year-old woman with a 20-year history of vulvodynia. Pain Res Manage 12(3)：212-214, 2007.
18) 藤井洋泉, 岩木俊男, 植木秀樹, ほか：神経障害痛に対するプレバカリンの有効性と初回投与量. 日ペインクリニック会誌 20(1)：8-11, 2013.
19) Tsubokawa T, Yamamoto T, Katayama Y, et al：Thalamic relay nucleus stimulation for relief of intractable pain；clinical results and beta-endorphin immunoreactivity in the cerebrospinal fluid. Pain 18(2)：115-112, 1984.
20) Omiya Y, Goto K, Suzuki Y, et al：Analgesia-producing mechanism of processed aconiti tuber；role of dynorphin, an endogenous κ-opioid ligand, in the rodent spinal cord. Jpn J Pharmacol 79(3)：295-301, 1999.
21) Suzuki Y, Goto K, Ishige A, et al：Effect of Gosha-jinki-gan, a kampo medicine, on enhanced platelet aggregation in streptozotocin-induced diabetic rats. Jpn J Phramcol 78(1)：87-91, 1998.
22) Hellström B, Anderberg UM：Pain perception across the menstrual cycle phases in women with chronic pain. Percept Mot Skills 96(1)：201-211, 2003.
23) Dinoff BL, Meade-Pruitt SM, Doleys DM：Mental health care providers；resource rather than last resort in patients with chronic pelvic pain. Clin Obstet Gynecol 46(4)：804-810, 2003.
24) Giamberardino MA, Berkley KJ, Iezzi S, et al：Pain threshold variations in somatic wall tissues as a function of menstrual cycle, segmental site and tissue depth in non-dysmenorrheic women, dysmenorrheic women and men. Pain 71(2)：187-197, 1997.
25) 森村美奈, 津村 圭, 玉田太朗：患者と治療者の信頼関係の確立と治療的自我；女性心身医学における治療的自我. 日心療内誌 15(3)：146-151, 2011.

10 セクシュアリティと性機能障害

●はじめに

　セクシュアリティという言葉は、性ないしセックス(sex)の複雑な概念を包括する言葉として生まれた。「性」に近いが、言葉のイメージを刷新するため、敢えて日本語訳をせずに使用されている。多くの定義がある中で、WHO(世界保健機関)は2000年にsex、sexuality、sexual health(性の健康)のworking definitionを提案している。セクシュアリティのそれを翻訳すれば「人間であることの中核的な特質の1つで、セックス、ジェンダー、セクシュアル/ジェンダー・アイデンティティー、セクシュアル・オリエンテーション、エロティシズム、情緒的愛着/愛情、および生殖を含む」となる。性の健康は「セクシュアリティに関する身体的、精神的、社会的well-being」である。

　性の健康世界学会では、1999年に「性の権利」を人権の一部として人間に備わったものと位置づけた。また2005年には性の健康達成のため、以下の推進課題を挙げた(性の健康ミレニアム宣言)[1]。すなわち、①性の権利を広く人々に認識させる、②ジェンダーの平等を進める、③性にかかわる暴力をなくす、④性にかかわる情報を誰でも得られるようにする、⑤リプロダクティブ・ヘルスを、性の健康の一部として推進する、⑥HIV/AIDSと性感染の蔓延を抑える、⑦性機能障害に正しく対応し治療する、⑧性の喜びを性の健康の要素と認める、の8項目である。

　セクシュアリティは日本を含む多くの地域で、科学情報としての教育が抑制されている。他方、裏情報がIT普及によってかつてないほど氾濫し、認識の個人差と歪みを増幅している。そのことが性の健康に与える影響は大きい。医学もまた性を避けがちであるが、女性心身医学はそれを突破する最適の領域であろう。本稿は、女性のセクシュアリティをまず総論的に取りあげ、各論的には、主として性機能障害について解説する。

I　セクシュアリティと女性心身医学

　婦人科の日常診療で「性の健康」にかかわる場面は少なくない。例えば不妊症、妊娠中絶、性感染(症)の診療では直接的である。不妊症治療では性交の目的を妊娠に直結するあまり、夫婦の性生活に葛藤を生じることも稀ではない。妊娠中絶では「失敗した」女性に対して、安全な中絶技術を提供するとともに、その経験を行動変容の機会とするような支援が必要である。性感染予防や避妊を女性が主体的に行うためには、正しい情報提供とともに、自

尊感情を育てることが肝要である。これらを含め、リプロダクティブ・ヘルスの推進では、性の健康を念頭に入れた対応が求められる。

性暴力被害者の多くは女性であり、婦人科医療が対応する場面は多い。専門的に対応する場合はもちろん、一般婦人科医として診療する場合にも、疾患の背景にある性暴力被害を推測する力を養い、少なくとも性暴力被害者の診療で二次被害を与えないよう、基本的な準備が必要である。

上記ほど直接的ではないが、婦人科疾患はおしなべて性の健康に影響を与える。悪性腫瘍を含めた婦人科疾患の診断・治療・治療後には、生殖のみでなく、性の健康全般に配慮する。さらに、セクシュアリティが人間の特質の一部という視点では、他科の疾患にもセクシュアリティへの配慮が必要である。すなわち産婦人科には、女性の性の健康支援という、サブスペシャルな機能が求められる。特に女性のセクシュアリティは、関係性に強く影響されることが知られている。人間関係が全人医療の重要項目であることは言うまでもない。

身体の性別に違和感をもつ性同一性障害[2] (DSM-5 では性別違和)に対しても、婦人科医療の担当部分がある。性同一性障害とは、自らの性別の意識と身体的性別の間に不一致がある状態をいう。日本精神神経学会の診療ガイドラインによれば、診断には2人の精神科医が求められ、その前提として泌尿器科、ないし婦人科医の身体的性別の診断を要する。治療としては心理・社会的サポートを行いつつ、本人の希望に沿った(反対の二次性徴を得る)ホルモン治療や、性器・乳房に対する性別適合手術を行う。

II 性反応と性機能障害

1 人間の性反応

性反応とは、性行為の経過中に起こる心理・生理学的反応である。性行為が生殖に直結する他の動物とは異なり、人間では楽しむことも性の健康の要素である。Masters W (1915-2001) と Johnson V (1925-2013)(以下 M & J)は生理学的実験を経て『人間の性反応 (1966)』を著した。人間の性反応は、性的興奮を経てオルガズム反射で終わる自律神経反応である[3]。性的興奮反応は主に骨盤内の充血で、男性ではペニスが勃起、女性では外陰と腟周囲が充血・腫脹し、腟潤滑液が流出する。興奮期には骨盤底筋の伸展も起こり、これがピークに達した(エミッション)後に、オルガズムの交感神経反射が起こる。骨盤底筋はリズミカルな収縮を繰り返してもとの状態に復帰する。男性ではこのとき射精が起こる。こ

れらは通常、身体的および主観的な快感をもたらす。

後に精神科医のKaplan HS(1929-1995)は、M&Jの研究を発展させ、性的興奮の前提には性欲の段階があるとした[3]。性欲→興奮→オルガズムの3相の性反応サイクルを提案、DSM-IV(およびIV-TR、以下DSM-IV版)やICD-10分類はこれを踏襲した。

近年男性の性反応、特に勃起については、神経伝達物質と陰茎海綿体の血管拡張との詳細な研究があり、身体因性の勃起障害の臨床にも結びついていることは周知のことである[4]。

2 性機能障害研究の歴史

18、19世紀の西洋医学では性行為は健康を害するもので、過剰なマスターベーションは精神疾患の原因とされていた。近代医学発展の中、性はキリスト教の影響により科学研究から取り残されていた。女性蔑視も根強く、けいれんや意識消失を起こすヒステリーは、子宮の障害に根差す女性特有の疾患とする一方、性的不満が原因として、ハーブなどによる外性器刺激療法も推奨された。Freud S(1856-1923)によって性欲は、リビドーという、より広汎な人間のエネルギーとして、精神医学上のキーワードに昇格した。しかしFreudでさえ、時代の認識である女性蔑視にとらわれ、女性の心の安定は、夫に従うという性役割への順応によって得られるとした。

M&Jは人間の性反応研究の後、性機能障害の治療経験から『人間の性不全(1970)』を著した。男女の性反応とその障害・治療についての古典といえる。興味深いことは、彼らの性反応研究はまったく生理学的であるのに、性治療の方法論、手法はほとんど行動療法に代表される心理学的なものである。例えば心因性の勃起障害の背景は「不安」であり、これに対応する行動療法として「感覚集中訓練」を提唱した。こうした事実は自律神経系の性反応を、いかに不安や恐怖が抑制するかを適切に説明する。

Kaplanは性治療においても、さらに研究を包括的に発展させた[5]。身体因性の性機能障害、特に勃起障害が多いことにも言及しているが、実際に研究・治療が発達したのはその後のことである。

3 精神疾患としての性障害・性機能不全

性障害の医学的概念は、近年、米国精神医学会の分類・診断基準DSMがリードしており、WHOの疾患分類ICDでも精神疾患として分類されている。このうちDSMは2013年に第5版、DSM-5[6]が発表され(日本語版は2014年)、ICD-11は準備中である。

長く使われてきたDSM-IV版では、性障害と性同一性障害(Sexual and Gender Identity Disorder)が1章を構成し、性障害はさらに性機能不全(Sexual Dysfunction)と性嗜好

異常(Paraphilias)に分けられていた。DSM-5 では、性機能障害(Sexual Disorders)と性別違和(Gender Dysphoria；DSM-IV版では性同一性障害)、性嗜好異常(Paraphilic Disorders)の3項目は独立している。

III 性機能障害の診断と治療

1 女性性機能障害の分類(表1)

DSM-IV版の性機能障害分類は、前述のように M & J と Kaplan の理論を論拠としている。性欲、性的興奮、オルガズムまでの性反応の障害と女性に特化した性的疼痛障害があり、ワギニスムスは疼痛障害に含まれていた。性反応の障害は男女対称と考えられていたが、DSM-5 では女性の性機能障害分類は大きく変更され、以下のようになった[6)7)]。

表1● 性機能不全の分類：DSM-IV版とDSM-5の比較

DSM-IV-TR	性機能不全 Sexual Dysfunction
性的欲求の障害	Sexual Desire Disorders
性的欲求低下障害	Hypoactive Sexual Desire Disorder
性嫌悪障害	Sexual Aversion Disorder
性的興奮の障害	Sexual Arousal Disorders
女性の性的興奮の障害	Female Sexual Arousal Disorder
男性の勃起障害	Male Erectile Disorder
オルガズム障害	Orgasmic Disorders
女性オルガズム障害	Female Orgasmic Disorder
男性オルガズム障害	Male Orgasmic Disorder
早漏	Premature Ejaculation
性的疼痛障害	Sexual Pain Disorders
性交疼痛	Dyspareunia
腟けいれん	Vaginismus

[病型]　発症の特質　　　　　　　生来型　獲得型
　　　　性機能不全が起こる状況　全般型　状況型
[病因]　心理的要因/混合性要因/一般身体疾患を示すことによるもの

DSM-5		性機能不全群 Sexual Dysfunctions
女性	女性の性的関心・興奮障害	Female Sexual Interest/Arousal Disorder
	女性オルガズム障害	Female Orgasmic Disorder
	性器-骨盤痛・挿入障害	Genito-Pelvic Pain/Penetration Disorder
男性	男性の性欲低下障害	Male Hypoactive Sexual Desire Disorder
	勃起障害	Erectile Disorder
	早漏	Premature (Early) Ejaculation
	射精遅延	Delayed Ejaculation

1 ■ 女性の性的関心・興奮障害（Female Sexual Interest/Arousal Disorder）

性欲障害と性的興奮障害を統合したものである。男性と異なり女性では性欲と性的興奮が分かち難い、という最近の研究に基づいており、DSM-Ⅳまでとの大きな相違である。主な診断基準は以下のようである。

①性行為への関心の欠如・低下
②性的・官能的な思考または空想の欠如・低下
③性行為を開始することがない、または低下しており、典型的には相手の求めに受容的でない
④ほとんどすべて、またはすべて（約75〜100％）の性的出会いにおける、性行為中の性的興奮や快楽の欠如・低下

2 ■ 女性オルガズム障害（Female Orgasmic Disorder）

①オルガズムの著しい遅延、著しい低頻度、または欠如
②オルガズムの感覚の著しい強度低下

のいずれかがほとんどいつも、または常に（約75〜100％）経験される。

3 ■ 性器－骨盤痛・挿入障害（Genito-Pelvic Pain/Penetration Disorder）

これまでの性的疼痛障害を再編したものである。診断基準は以下の持続性または再発性の困難である。

①性交の際の腟挿入
②腟性交または挿入を試みる際の外陰痛または骨盤の著しい疼痛
③腟挿入の予期、最中、またはその結果起こる外陰痛または骨盤の疼痛に対する著しい恐怖や不安
④腟挿入の際の骨盤底筋の著しい緊張または締めつけ

このほか、DSM-5では、これまで性欲低下障害と並んで、性欲障害の下に置かれていた「性嫌悪障害（Sexual Aversion Disorder）」が「他の特定される性機能不全」というわかりにくいカテゴリーに入っている。

これら性機能障害の診断では、DSM-Ⅳと同様、生来型（その障害は、その人が性的に活動を始めて以来存在している）あるいは獲得型（その障害は、比較的正常な性機能の期間の後に発症した）、全般型（ある特定の刺激、状況、または相手によらない）あるいは状況型（ある特定の刺激、状況、または相手に限って起こる）を特定することが求められる。

2 女性性機能障害の診療

　DSM-5の分類は、今後標準として扱われると判断して取りあげたが、新しい概念でわかりにくい点も多い。したがって煩雑ではあるが、長く使われたDSM-Ⅳと比較しつつ解説する[8]。

　なお、DSMにおける性機能障害の診断基準は、精神疾患としてのものであるが、身体因性の性機能障害を否定するものではない。しかし心理的因子との相互作用、あるいは発現の個人差が大きいことを考慮しなければならない。基本的には男性を含め、すべての性機能障害は心身症の領域と考えるべきであろう。

1 ■ 性欲・性的興奮障害(DSM-Ⅳ)/女性の性的関心・興奮障害(DSM-5)

　性欲はセックスを求める欲望や衝動で、性反応の端緒である。性欲の中枢は、多くの本能的な行動を司る大脳辺縁系にある。また大脳皮質とも密接な関連をもち、性欲をコントロールし、体験や成長によって醸成する。性欲を前提に適切な刺激をすると性的興奮反応が起こる。しかしBassonら[9]によれば、女性の性反応は自然発生的な性欲からスタートするだけでなく、相手からの心地よい刺激や親密な関係からも起こり、よい体験は易刺激性を増すが逆の現象もみられる。これを円環状性反応としている[8]。

　生来型障害では、性に対する否定的な刷り込みが強くみられる。男性の性機能障害の原因が「積極的であれ、攻撃的であれ」という強迫、不安であることと対照的である。両親の夫婦関係、性的虐待も背景の1つである。性行為の特徴である「親密な関係性」をもつことの葛藤や困難もみられる。

　獲得型の障害はパートナーシップのトラブルや心身の疾患で生じる。性交痛やオルガズム障害の繰り返し、加齢や慢性疾患および薬物、うつ病、手術によるボディ・イメージの劣化も性欲・性的興奮を低下させることがある。

　閉経(医原性閉経を含む)では、エストロゲン欠乏、腟粘膜萎縮によって、腟潤滑液の分泌不全、ひいては性交痛が起こる。またテストステロン欠乏により性欲・性的興奮の低下を起こす。授乳を含むプロラクチン増加によっても性ホルモン欠乏による性機能障害がみられる。

2 ■ オルガズム障害

　性的興奮の知覚は陰部神経から脊髄に伝わり、オルガズム反射は下腹神経から伝わることが男性では解明されているが、女性の詳細は明らかではない。

心因性オルガズム障害の仕組みは、無意識のオルガズム反射抑制である。ある程度興奮が高まると、雑念が起こって性的感覚への集中を妨げる(ターンオフ・メカニズム)。性に対する抑圧、「自分をコントロールできなくなるのではないか」といった、オルガズムに対する不安や誤った観念も影響している。

身体的なオルガズム障害の原因としては、老化や性器脱にみられる骨盤底筋肉の劣化、神経系の切断や老化、血流障害がある。

3 ■ 性的疼痛障害(DSM-Ⅳ)/性器-骨盤痛・挿入障害(DSM-5)

DSM-Ⅳの性交疼痛、DSM-5の性器-骨盤痛は器質的疾患に関連するものが多い。一方、ワギニスムス・挿入障害は、疼痛そのものというより挿入への恐怖による心因性の障害である。

a．腟けいれん(ワギニスムス)(DSM-Ⅳ)/挿入障害(DSM-5)

DSM-Ⅳの定義は「腟の外1/3の部分の筋層に反復性、または持続性の不随意攣縮が起こり、性交を障害するもの」となっている。挿入に対する恐怖のため、腟が条件反射的に収縮を起こす、という考えである。そのためM＆Jは婦人科診察が診断に必須としている。しかし腟の不随意収縮の有無やその程度には個人差が大きく、婦人科診察で必ずしも確認できない。恐怖が強く、まったく腟にアプローチできない場合や、診察は問題なくても性交できない場合もある。

挿入障害のほとんどは生来型であるが、性交痛や夫婦間の不和などに起因する獲得型のものもある。

筆者の性外来では、挿入障害の受診が他の性機能障害と比べて格段に多い。多くの症例に強い挙児願望があり、苦痛や夫婦関係の困難が他の機能障害より際立っているためと思われる。

b．身体因性の性交痛

①外陰、あるいは挿入時の性交痛：主に外陰、腟入口部の乾燥や炎症性疾患が原因である。ペニス挿入時やピストン運動で摩擦痛が生じる。この部位は神経終末が多く分布し、小さな傷でも激しい痛みを感じる。代表的な疾患はエストロゲン欠乏による腟粘膜萎縮や萎縮性腟・外陰炎である。出産時の会陰裂傷・切開の瘢痕も自発痛、性交痛の原因となりうる。

②骨盤内に感じる性交痛：骨盤内に炎症や癒着、腫瘍があると、性交時に腟の奥の方で痛みを生じる。代表的疾患として子宮内膜症が挙げられ、内診で痛みを再現できる。慢性骨盤腹膜炎は性交痛のほか、下腹痛や骨盤痛を起こす。

3 女性性機能障害の治療

1 ■ 治療の心理的側面

　性治療の基本は、カウンセリングと行動療法である。原則としてカップル治療であるが、パートナーがいないか協力を得られない場合は、状況により治療目標を変更する。治療の流れをつくるカウンセリングの概念は一般的なものであるが、性については詳細な聞き取り(性歴など)を要する。性知識の不足や誤解も多いので教育的要素も含まれる。パートナーや関係性に対する治療も必要である。精神病理が重く行動療法に入っていけない場合には、患者の深層心理に介入する精神療法が必要である。

　行動療法は性治療の中核である。恐怖などによってできた不利益な条件反射や性反応の抑制を、容易なものから練習して健康な反応を学習し直すものである。自宅で課題を練習し、性治療のセッションでは達成の度合いや感想などを語り、次の課題を宿題として持ち帰る。性治療では障害に応じたいくつかのプログラムがある[10]。

a．性欲・性的興奮障害

　性治療の代表的な行動療法プログラム、感覚集中訓練(sensate focus exercises)を適応する。この学習課題は他の性機能障害にも共通する。目的はエロティックな身体感覚に集中することである。これによって例えば男性は受け身的になること、女性はエゴイスティックになることを学ぶ。感覚集中訓練のプログラムは次のようである。

①お互いの身体(性器を除く)を交互に愛撫し合う。
②性器への愛撫を加えるがオルガズムを強制しない。
③女性上位で短時間挿入、自己刺激、またはパートナーからの手や口による刺激でオルガズムに至る。
④女性上位でオルガズムに至るまでペニスを腟内にとどめる。
⑤男性上位でオルガズムに至るまでペニスを腟内にとどめる。

b．女性のオルガズム障害

　ターンオフ・メカニズムに対しては、性的快感に集中し続けるトレーニングを行う。感覚集中訓練の応用であるが、マスターベーションから学習すると、相手への気兼ねが不要なだけに容易なことが多い。

c．ワギニスムス(挿入障害)

　腟挿入への過剰反応に対する系統的脱感作療法である。抵抗感の少ないものから、タンポン、自分の指、夫の指、次いでペニスといった順で腟に挿入する練習をしていく。腟に

挿入する感覚に集中し、「不快だが、恐れていたような痛みではない」といった感想を話させる。その不快感とともにいることを学習する。婦人科診察を受ける練習も行動療法になりうる。しかし婦人科診察ができるようになっても性交できるとは限らないので、性交まで治療が必要である。

処女膜強靱の診断には誤解が多いと思われる。腟の不随意収縮の強いものを処女膜の問題と見誤り、手術したが症状は改善しない、という症例をしばしばみる。処女膜が膜様を呈し、経血が通る程度の裂口のみみられる場合は、手術が奏効する。しかし長期間、性交を試みて失敗し続けていると、心因性の挿入障害も加わり、ワギニスムスとしての治療も必要となる。

2 ■ 身体疾患に関連した性機能障害とその対応

a． 性欲・性的興奮障害

うつ病、糖尿病などの慢性疾患や薬物の影響を検討し、薬物の変更も考慮する。テストステロンは女性に適切な製剤がないのが実情である。本邦では、古くから更年期障害などの治療に使われてきた、男女混合ホルモンのデポー剤が有用であるが、ホルモン量がやや多く、長期使用では男性化作用に注意が必要である。

腟潤滑液不足の原因として、腟粘膜萎縮は肉眼で容易に診断できるが、性的興奮、潤滑液、性交痛などと必ずしも一致しない。性器血流の超音波検査も試みられているが、性的刺激による反応が観察できる設備が望ましい。萎縮があればホルモン療法(hormone therapy；HT)を試みる。末梢循環改善には、シルデナフィル(バイアグラ®)の有効性が報告されているが、いまだ症例的な段階である。

b． オルガズム障害

骨盤底筋、あるいは腟の収縮力を測定することで、筋性、神経因性のオルガズム障害を診断することも可能であり、またトレーニングやリハビリテーションにも応用できるが、診療用機器は開発されていない。予防的には骨盤内手術での陰部神経などの損傷への注意、治療的には、骨盤底筋群の訓練、性器脱などの骨盤底再建術などが提案される。

c． 性交痛

性交痛の原因診断には外陰・腟や骨盤の丁寧な診察で、痛みの再現を試みる。器質的疾患があれば、その治療が優先されるが、痛み行動などを伴う、慢性疼痛と思われるケースもみられる。

閉経後・医原性エストロゲン欠乏による性器萎縮によるものではHT、およびゼリー剤が有効である。乳がん、子宮内膜がん術後など、エストロゲン禁忌のケースでは、ゼリー

の情報は必須である。

●おわりに

　婦人科を中心とした女性医療では、他の分野よりセクシュアリティへの配慮が求められる。患者からセクシュアリティの問題を相談された場合、婦人科医師や助産師・看護師は、まずは患者の訴えを受け止め、傾聴する。患者の思い込み、誤解を正す教育的な側面も必要であるが、批判をしないことが肝要である。また、知らないことを尋ねられた場合に、無理に答えず、専門家を紹介するなどの適切な対応をする。性の健康、性機能障害の専門性を獲得できるような教育システムも必要であろう。

（大川玲子）

■文献
1) 大川玲子：性の健康世界学会：モントリオール宣言．日性科会誌 24(1)：74-77，2006．
2) 日本精神神経学会・性同一性障害に関する委員会：性同一性障害に関する診断と治療法のガイドライン第4版．精神誌 114(11)：1250-1266，2012．
3) ヘレン・シンガー・カプラン，石川弘義(訳)：新しい性の知識．pp93-122，星和書店，東京，1997．
4) 日本性機能学会ED診療ガイドライン2012年版作成委員会：EDの分類．ED診療ガイドライン2012年版，pp6-7，リッチヒルメディカル，東京，2012．
5) Kaplan H：The New Sex Therapy. Brunner/Mazel. Inc. New York, 1974[野末源一(訳)：ニュー・セックス・セラピー．星和書店，東京，1982]．
6) 日本精神神経学会(日本語版用語監修)，髙橋三郎，大野　裕(監訳)：DSM-5 精神疾患の診断・統計マニュアル．医学書院，東京，2014．
7) 針間克己：DSM-5において性機能不全はどう変わったか．日性科会誌 32(1)：3-15，2014．
8) 大川玲子：女性性機能障害．特集 性と精神．精神科 23(5)：498-503，2013．
9) Basson R：Female sexual response；The role of drugs in the management of sexual dysfunction. Obstet Gynecol 98(2)：350-353, 2001.
10) 阿部輝夫：セックス・セラピーの基本技法．セックスカウンセリング入門，日本性科学会(監)，pp99-128，金原出版，東京，2005．

11 不妊症とメンタルケア

●はじめに

　近年の生殖補助医療（assisted reproductive technology；ART）の発展は目覚ましいものがあり、現在本邦では約 30 人に 1 人が ART による出生といわれている。一方で、ART 患者の内訳は、本来の適応である卵管因子や男性因子の割合は減少し、いわゆる機能性、難治性不妊患者が多くを占めるようになっている。ART 患者の約半数は 40 歳以上の高齢者であり、これらに対する治療成績は、現時点では患者の期待値以上の成績を残せていないのが現状であり、不妊治療におけるメンタルケアの必要性が指摘されている。

I 不妊治療患者の特徴

　患者は自分たちの将来的な挙児獲得に対してなんらかの不安を感じた時点で受診する。不妊患者の"主訴"は"挙児希望"であり、また、自分たちが本来思い描いている家族像に対して、必要であるべき子どもがいないというある種の喪失感である[1]。不妊の原因は卵管因子、男性因子など多岐にわたるが、現代の生殖医療は、個別の現象に対してはさまざまな対処法が開発され、実際に多くの成果を挙げているが、残念ながら、すべての患者の願いが叶えられる域には達していない。現在行われている不妊治療の多くは、妊娠に至るなんらかのプロセスの障害に対する治療であり、患者の直接的な主訴である挙児希望という"感情"とは多少のギャップが存在する。

　一般検査・治療から体外受精-胚移植に至るまで不妊治療全般に共通していえるのは、約 1ヵ月という月経周期の中で周期ごとの個別の治療が行われ、広い単位ではそれが妊娠成立という曖昧な期限まで続く、逆に妊娠不成立というある種の喪失感が十分な受容期間を経ずに毎月繰り返されていることである[1]。

　生殖医療の急激な進歩は、ともすれば妊娠成立というアウトカムに向けた技術的側面に偏重しがちな傾向となるが、背景には患者の感情が大きくかかわっていることを理解しなくてはならない。さらに治療中の患者は仕事との両立など社会的・時間的側面、高額な医療費など経済的側面、夫婦・家族関係などの悩みを抱えている場合もあり、こういった持続的ストレスが不妊治療自体に対するストレスを増大させている場合もある。

II 不妊治療患者の求めているもの

　不妊治療を実施している患者を対象として「国や病院、医師ならびに医療従事者などに対しどのような支援を求めるか」というアンケート調査を実施した結果を**表1**に示す。ART患者が受けているストレスは「経済的負担」「精神的負担」「肉体的負担」「時間的負担」の4項目にまとめられ、対象によって支援を求める内容は異なるものであり、チーム医療の必要性が示唆される内容であった[2]。

表1● 不妊患者は誰にどのような支援を求めているか

- 国：保険適応、経済的援助
- 病院・クリニック：診療時間、費用の軽減、治療成績の向上
- 医師：十分な説明、情報提供
- 看護師：やさしさ、注射を痛くないように
- 両親：見守ってほしい、経済的援助
- 友人：放っておいて
- 患者仲間：一緒に頑張ろう

（文献2）による）

1 チーム医療

　不妊治療における最近の動向を**表2**に示す。多様化する生殖医療技術は、治療の選択肢を増やし確実に進歩しているが、一方で情報の氾濫をきたし、さまざまなメディアや特にインターネットの普及による顔の見えない口コミなどによって、治療決定時における患者の混乱といった負の側面も内包する。多面的な生殖医療を円滑に進めるためには、役割に応じた適切な人員の配置が必要である[3]。不妊クライエントを中心として、生殖医療担当医師、エンブリオロジスト(胚培養士)、不妊看護師といった医療提供者、不妊治療を側面から支援する不妊コーディネーター、さらに心理的支援を行う生殖医療心理カウンセラー、臨床心理士、心療内科医などが密接に連携しチーム医療体制を形成していくことが必要と考えられる(**図1**)[2]。

　また、不妊治療施設においては患者の心理面を考慮した設備の配慮も必要であり[3]、独立したカウンセリングルームの設置は日本産科婦人科学会の会告「生殖補助医療実施医療機関の登録と報告に関する見解」でも「実施登録施設

表2● 不妊外来における最近の動向

1. 絶対不妊患者から機能性不妊患者へのシフト
2. 患者の高齢化
3. 難治症例の増加
4. 治療の長期化
5. 治療の多様（複雑）化
6. メディアによる情報の氾濫

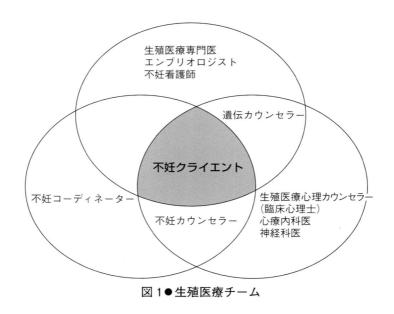

図1●生殖医療チーム

が具備すべき施設・設備基準」の中で「その他有することが望ましい施設・設備」として規定されている[4]。また、通院患者の中にはいわゆる2人目不妊・続発性不妊患者も少なからず存在する。原発性不妊患者の気持ちを考慮して、子連れでの通院に対する対応は各施設間で分かれるところであるが、状況に応じて待合室とは独立したキッズルームの設置なども考慮すべきと思われる。

2 不妊カウンセリング

　カウンセリングとは本来、「自己の成長を目指した問題や悩みを訴えるクライエント(およびその家族、環境)に対して、カウンセラーが主に言語的交流と人間関係を通して、心理的に援助していく営みである」と村瀬らは定義している[5]。しかしながら、不妊治療の現場では、患者は本来の心理的カウンセリングに加えて一般的にはカウンセリングという言葉の曖昧さから、広義のカウンセリングとしてmedical consultation的な側面も期待している[2)6)]。

　前述の日本産科婦人科学会の会告[4]では、これら患者を側面からサポートする要員を以下のように定義している。

- **コーディネーター**：患者(夫婦)が納得して不妊治療を受けることができるように、不妊治療の説明補助、不妊の悩みや不妊治療後の妊娠・出産のケアなど、患者(夫婦)を看護の側面から支援する者(いわゆるコーディネーター)
- **カウンセラー**：生殖医学・遺伝学の基礎的知識、ARTの基礎的知識および心理学・社

会学に深い造詣を有し臨床におけるカウンセリング経験をもち、不妊患者夫婦を側面からサポートできる者（いわゆるカウンセラー）

いわゆる広義の不妊カウンセリングは主にコーディネーターが担うものと考えられるが、逆に、患者側から見た場合には、事務職を含めたすべての生殖医療従事者にはコーディネーター／広義のカウンセラーとしての資質が求められる。

前述の如く、不妊患者の主訴はあくまで"挙児希望という感情"であることを踏まえて治療に臨むことが重要であると同時に、患者側にも不妊治療の本質を十分に伝えていく必要がある。

3 不妊治療におけるインフォームド・コンセント

生殖医療に限らず、現代医療の実施に際しては、十分な説明義務と同意に基づくインフォームド・コンセントが求められている。生殖医療においては、一般不妊検査からARTまで各段階に応じて、必要な検査、投薬、治療による副作用情報、妊娠率・流産率などの治療成績、またARTにおいては実施の必要性および選択しなかった場合の代替手段などについて十分なインフォームド・コンセントの取り交わしが必要である。不妊治療は一般に思われている以上に時間的束縛、金銭的負担がかかるものであり、医療的情報以外にも、月経周期ごとの通院回数、保険診療および自費診療の区別など、社会的側面からのインフォームド・コンセントも重要である。

患者は切に挙児を希望しており、われわれ医療スタッフは真摯にそれに応えるべく努力していることは言うまでもないが、こういった情報提供の不足はお互いの信頼関係の疑念へとつながり、治療そのものに対する心理的負担の増大となる。また、患者は常に現実の治療成績を超えた結果を期待していることが多く、インフォームド・コンセントの際には、単に情報を提供するだけではなく、その気持ちを理解したうえで、適切な言動をもって伝えていくことが、最も重要と思われる。

4 生殖医療専門カウンセラー

日々進歩し多様化する医療の現場では、近年、各分野のスペシャリティーが求められる傾向にある。その水準を一定に保つための担保として、各機関の資格認定制度が存在している。生殖医療分野においても、医師、看護師、エンブリオロジストなど直接的医療提供者の資格認定制度に加え、チーム医療としてコーディネート・カウンセリングの重要性からコーディネーター・カウンセラーの資格認定が各関連機関よりなされている。

現在本邦では、日本不妊カウンセリング学会が不妊カウンセラーおよび体外受精コー

ディネーターを、日本生殖医療心理カウンセリング学会が、生殖心理カウンセラーおよび生殖医療相談士を認定している。これらのうち日本生殖医療心理カウンセリング学会認定の生殖心理カウンセラーは、主に臨床心理士を中心とした心理職の専門認定制度で、その他の認定制度では特に対象者は限定されていない[6]。

不妊カウンセリングの内容は、治療に関連する医療相談、仕事との両立や夫婦関係などの悩み相談、インフォームド・コンセントに必要な医療情報の提供など多岐にわたるが、治療内容に精通し、不妊患者の特徴を理解し、面談法などある程度のスキルを積んだ専門職が対応することによって、患者の心理的負担はより軽減できるものと考えられる。

診療の現場は、受付に始まり検査・採血室、診察室、さらには手術・処置室、回復室に至るまですべてが広い意味ではカウンセリングの現場でもある。それぞれにおいて専門職が得た患者情報を、チーム医療として互いに連携し、共有することが重要である。

難治性不妊患者は治療期間が長期にわたることも多く、強い不安感や潜在的な抑うつ状態を有している場合がある。通常の診療やカウンセリングの中で、なんらかの専門的な心理的サポートの必要性を認めた場合は生殖医療専門心理カウンセラーに面談を依頼する。心理カウンセラーは必要に応じた心理療法を検討するとともに、より高次の治療の必要性を認めた場合は医師に打診し、精神科や心療内科への受診を検討する。

本邦では、潜在的なニーズは認めるものの心理面談を自発的・積極的に受けるという文化的土壌はまだ定着しておらず、生殖医療機関に従事する専門心理カウンセラーは個別の面談を待機する以外に、患者への自発的心理ケアなどの啓発活動など、チーム医療の中で患者から気軽に心理士を利用できる環境を整備していくことも必要である。

III 今後の生殖医療とメンタルケア

1 高齢患者への対応

現在本邦でARTが施行されている患者の約半数は40歳代であるが、妊娠率は10%に満たないのが現状である(**図2、3**)[7]。この年代の患者の特徴として、多くがいわゆるバブル期を経験し年齢に対する意識が希薄であること、また、社会進出している割合も多く、仕事と家庭さらに治療が加わった生活上のバランスづくりに苦慮している場合も多い。治療が長期にわたっている場合も多く、"これだけ頑張っているのにまた妊娠できなかった"という治療不成功体験が繰り返されている。

平山らは不妊という現象をある種の喪失(loss)として捉え、不妊経験と喪失から悲嘆

11 ■ 不妊症とメンタルケア

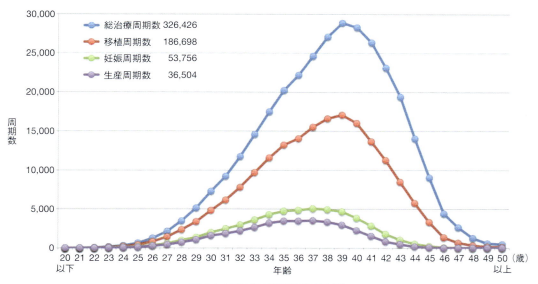

図2●ART 治療周期数（2012）
（日本産科婦人科学会：ART データブック 2012 による）

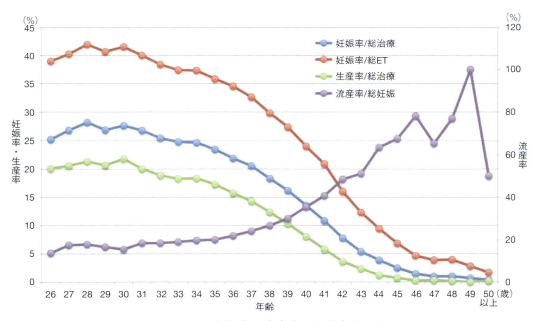

図3●ART 妊娠率・生産率・流産率（2012）
（日本産科婦人科学会：ART データブック 2012 による）

203

(grief)を経て精神的回復へと向かうグリーフプロセスとの類似について指摘している。

高齢・長期不妊患者はさまざまな社会的制約も多く、十分なグリーフプロセスを経ないまま反復して治療に望んでいる場合も多く、未解決の悲嘆は先送りされるだけで消えることはなく、後に患者に大きな心理的危機をもたらす可能性を指摘している[1]。

一方で高齢・長期不妊患者に対しては、治療に対するモチベーションを維持させる援助も必要である。治療の選択肢を提示し、患者の自己決定権を尊重することによって、決して一方的ではなく患者にとっても共同して治療をつくりあげているという環境を提供することは重要である。しかしながら、過剰な情報提供は患者にとって治療に対する焦燥感をあおることにもつながり、チーム医療として全員が患者のグリーフプロセスの過程を理解し対応していくことが必要と思われる。

2 不妊治療終結に向けたサポート

外来通院患者の平均年齢はこの数年上昇傾向にあるが、現時点の生殖医療は残念ながら加齢の限界に対しては有効な策を見い出せていないのが現状である。本邦の人口ピラミッドの動態からみても、今後多くの患者が治療の終結を迎える時期が近づいている。

一般的な社会通念として、結婚すれば子どもはできるものという概念は、通院中の患者を含めて依然として広く存在する。不妊患者はある意味自己のアイデンティティーをかけて治療に取り組んでいる。不妊患者にとって治療の終結を決断するということは不妊治療における究極の喪失体験であり、決断前後のアイデンティティーの回復に向けたサポートは、目を逸らしてはならない生殖医療従事者の責務であると考えられる。

3 非配偶者間生殖医療

非配偶者間生殖医療は第三者より提供された精子・卵子・胚(受精卵)を用いた方法と代理懐胎がある。本邦では、提供精子を用いた人工授精(artifical insemination by donor；AID)のみが日本産科婦人科学会の会告に従って認められている[8]。また、高齢・難治性不妊患者の増加に伴い提供卵子を用いた非配偶者間ARTを海外で実施してくる患者が散見されるようになってきており、近年わが国においてもその臨床応用について議論がなされている。

非配偶者間ARTは本来の不妊治療とはまったく別の次元の治療であるが、一部からのニーズが存在するのも事実である。非配偶者間ARTの実施が容認されるためには、治療に用いる配偶子の受容者のみならず提供者、さらには生まれてくる子どもの出自を知る権利など長期にわたる心理的ケアを補助する体制が必要であり、その他、医学的適応の範囲、

4 がん・生殖医療(oncofertility)

　近年、がん治療の進歩によってがんを克服する患者(がんサバイバー)が増加しており、生殖年齢にあるがん患者に対する妊孕性の温存を考慮したがん・生殖医療という概念が広まっている。生殖機能に障害をきたすがん治療実施の際に、精子および卵子もしくは卵巣組織凍結などの妊孕性温存処置を並行して行い、サバイバーの後に生殖医療を行うものであるが、これらの患者はがんの告知という死に直結した心理状態の中、同時に将来の妊孕性についての判断を下す必要がある。がん治療および生殖医療チームが一体となって治療を進めていく必要があるが、現在のところこの分野のメンタルケアに関する明確な指針はなく、現在多方面からの議論が進められている[9]。

●おわりに

　不妊患者はさまざまなストレスのもと治療を進めている。しかしながら不妊患者は子どもがいないという一点を除けば通常は極めて健常であり、われわれ生殖医療スタッフは患者の日常生活に存在する多くのストレッサーの中で不妊治療の占める割合が過重にならないよう留意して治療していくことが重要と考えられる。

(渋井幸裕)

■文献
1) 平山史朗, 富山達大, 高橋克彦, ほか：長期不妊症患者に対するカウンセリング. 不妊カウンセリングマニュアル, 久保晴海(編), pp160-168, 東京, メジカルビュー, 2001
2) 渋井幸裕：不妊外来の現状. 女性心身医学 11(3)：202-206, 2006.
3) 久保晴海：不妊治療のメンタルケア. TEXT BOOK 女性心身医学, pp259-264, 永井書店, 大阪, 2006.
4) 日本産科婦人科学会：生殖補助医療実施医療機関の登録と報告に関する見解. 日産婦会誌 65：14-16, 2013.
5) 村瀬嘉代子：サイコセラピー・カウンセリング・ソーシャルワーク；子供の心に出会うとき. 心理療法の背景と技法, p45, 金剛出版, 東京, 1996.
6) 大橋一友：不妊カウンセリングの重要性. 産と婦 80(11)：1427-1431, 2013.
7) 日本産科婦人科学会：ART データブック 2012(日本産科婦人科学会ホームページ：http://plaza.umin.ac.jp/~jsog-art/2012data.pdf).
8) 日本産科婦人科学会会告：「非配偶者間人工授精と精子提供」に関する見解. 1997.
9) 吉岡伸人, 鈴木 直：わが国におけるがん・生殖医療の現状と展望. 産と婦 81(10)：1169-1174, 2014.

12 妊娠と遺伝カウンセリング

●はじめに

　子どもをもつということ、親になるということについて、どれだけの人が心身共に準備しているだろうか？　そして、突然訪れる「妊娠」について、どのように感じるのであろうか？　就職や結婚、妊娠について、現代社会では【就活】【婚活】【妊活】という言葉で成果を求められている。この延長上に、胎児の染色体異常を対象とした、出生前診断がある。つまり、妊娠中にあらかじめ染色体異常の有無を確かめ、異常があると判明した場合には、それぞれの価値観や基準によって胎児の生命を選別するのである。妊婦や夫、家族は、どのような子どもであれば受け入れられると思うのだろうか？　それは基準をもてるようなことなのだろうか？　また、染色体異常によって胎児を選別した夫婦や家族は、その後はどのように暮らしていくのだろうか？　その後の人生で思い返し、後悔することはないのだろうか？　思い出さないように、封印するのだろうか？　そんなことが将来起こると予想しただろうか？

　本来、出生前診断とは、出生後の治療や予後の向上を目的として、実施されている。しかし昨今の報道や社会情勢からは、あたかも胎児を選別するための診断であるかのように捉えられ、妊婦や家族を社会的に追い込んでいくようにも感じられる。周産期医療に携わる者としては、今一度、出生前診断の意義を確認し、社会とともに翻弄されずに落ち着いた対応を心がける必要がある。人間は、妊娠期間や子どもが歩行や食事など生活面での自立に長期間を要している。このことからも、「子ども」をもつということは、努力がそのまま報われることや、思いどおりにはならない生活、人生を引き受けることを意味していることが推察できるだろう。そこで本稿では、実際の遺伝カウンセリングに来談される妊婦や家族の事例を交え、妊娠と遺伝カウンセリングや、出生前診断がもたらす心理的課題について考えてゆきたい。

I　妊娠中の遺伝カウンセリングとは

　妊娠中に実施される出生前診断には、①超音波検査による胎児の画像診断、②母体血（妊婦からの採血）の成分から胎児の染色体異常を類推する母体血清マーカー検査・NIPT（non-invasive prenatal genetic testing）、③胎児の染色体異常を検出する絨毛・羊水検査、がある。それぞれの検査の特徴と、それらに伴う心理的課題について、述べていくこととする。

1 超音波検査による胎児の画像診断

　超音波検査は妊娠全期間を通じて実施されるが、画像上の検出精度や、胎児の位置や方向、施行者の技術的な習熟レベルなど、条件によっては確定診断できるとはいえない。しかも、通常の妊婦健診の中で胎児の発育を診ていたはずが、なんらかの異常を認めた段階から、いつの間にか遺伝医学的検査、つまり胎児の異常原因を検出する方向へと切り替わっていくことを、多くの妊婦は認識していない。また、妊婦健診を担当する立場の医療者も、使用している機器（超音波検査）や場面（妊婦健診）がそのままであるため、いつのまにか遺伝医学的検査として実施しているという認識が乏しく、妊婦や家族にどのような疾患であった場合に知りたいかなど、説明と同意を得ている場合が少ないのが現状である。また、妊娠経過の時期によっては、胎児異常が判明しても、それらを理由とした妊娠の中断は不可能となる。それは、診断結果をもとに治療を即時に開始できる状況にないまま妊娠が継続していくことを意味する。したがって、予期せぬ胎児の異常が、診断としては不確定であるにもかかわらず情報提供されることで、多くの妊婦や家族を不安と混乱に陥れることもあるため、慎重でかつ十分な説明が必要であるとともに、超音波検査が出生前診断であることを、医療者自身も心がけていることが大切である。

2 母体血（妊婦からの採血）の成分から胎児異常を類推する母体血清マーカー検査・NIPT[1)-4)]

　これらの検査は、母体の採血のみであることから、簡便で胎児には非侵襲的である。しかしその結果、各疾患に関しての確率が計算され、基準値と比較して判定結果が提示される。検出される疾患は、母体血清マーカー検査は染色体異常である21、18trisomyと神経管閉鎖障害で、それぞれの基準値より1つでも高値が出れば、Screen Positive、すべて低値であれば、Screen Negativeとされる。NIPTは染色体異常である21、18、13trisomyのみを対象としており、陽性、陰性、判定保留（1%以下）という結果が提示される。特定の染色体異常を対象としていることに対して批判的な意見もあるが、こうした検査はもともとスクリーニング用として開発されているため、染色体異常がある児の出生頻度を考慮している点では、科学的には正当である。また、NIPTは母体血清マーカー検査に比べ、妊娠週数がより早期での実施が可能であり、陰性的中率が99%であるため、侵襲的な羊水検査を回避できるという側面は評価できる。それは、染色体異常児出生頻度から考慮しても、多くの妊婦が妊娠早期に「陰性」という結果を手にし、「安心できた」との感想をもつからである。こうした検査を導入している諸外国では、国として出生前診断の体制を整備し、ス

クリーニング、つまり多くの妊婦を母集団として、その中からリスクの高い妊婦を検出し、詳細な検査に結びつけていくということで効率化を図るため、超音波検査などと合わせたシステマティックな遺伝医学的検査の1つとして提供されている。一方本邦では、さまざまな検査の位置づけが明確でないまま、それぞれがオプションとして提示され、妊婦や家族に選択の自由と責任が課されているといえよう。また、確率として検査結果を提示された際には、基準値との比較ではなく、中には母体年齢での染色体異常児を出生する頻度との比較検討をしてしまう妊婦や家族もいる。それは、35歳程度と同様の基準値よりもかなり低い値の結果を期待していた場合や、自分の確率を目の当たりにして、確定できないという現実に直面し、不安がより増した場合などである。「安心するための検査」として受けたはずが、こうした解釈により却って不安を引き起こす結果となる(**図1**)。

　さらに現状で混乱をきたす原因となっているのは、NIPTの実施施設が限られていること、適応が35歳以上であることが挙げられる。NIPTについては、遺伝カウンセリング体制を重視し、実施施設は日本医学会が定める基準［臨床遺伝専門医(産科・小児科)、認定遺伝カウンセラー、遺伝専門看護職など体制の要件など］[5]を満たし、認定を受けることとなっている。少しずつ実施施設が増加してきているが、普段の妊婦健診に通っている施設で受けられない妊婦は、検査を受けられる施設を求めて何ヵ所も電話し、運がよければ予約できるという状況が生じている。妊娠が判明しても、そもそもまだ実感が湧かないうちから、このような状況に陥るとは、心理的にも多くの負荷が外的にかけられているとも考えられる。また、適応が35歳以上ということで、30歳前後から35歳までの妊婦や家族もまた、「NIPTが受けられない」という焦燥感をもって、遺伝カウンセリングに来談される。適応とされない程度の統計上の出生頻度である、とは考えず、何かできることはないかと奔走してしまう状況は、とても冷静に自身の置かれている状況を考慮できているとは考えにくい。特に採卵を伴う不妊治療の結果、妊娠している場合には、染色体異常のある子どもの出生頻度は、採卵時の母体年齢が根拠となるため、出産時に35歳以上となってもNIPTの適応とはならない。この時点で我に返り、冷静な判断ができる場合

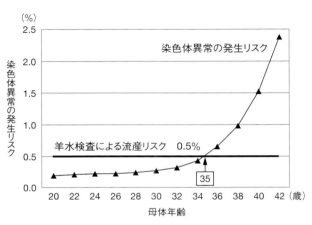

図1● 母体年齢と染色体異常児出生率

もあるが、残念そうに、「ほかにできる検査はどれですか？」と問う妊婦や家族の姿からは、報道や社会からの圧力を感じざるを得ない。

3 胎児の染色体異常を検出する絨毛・羊水検査

羊水検査においては、①染色体異常に関して具体的に不安である場合や、②超音波検査でNT(nuchal translucency)などなんらかの胎児異常が指摘されたり、母体血清マーカー検査やNIPTの結果で陽性となった場合、が考えられる。

①については、染色体異常を確定できる唯一の検査方法という面に注目しているが、検査実施に伴う流産・感染のリスクや、結果が判明した際の対処として、胎児の人工妊娠中絶を選択することが、判断の分かれるポイントである。例えば不妊治療の期間、段階によっては今回の妊娠を継続させたいという希望が強いため、羊水検査に伴う、胎児を失うリスクが1/200〜300であることに、躊躇する気持ちがある。一方で、ここまで努力したのだから、染色体異常である胎児は受け入れられないという考えもある。また、胎児が染色体異常であることに関しては具体的に不安で、確定したいと考えていても、判明した結果で人工妊娠中絶を選択することに躊躇があったり、そうした人工妊娠中絶に対して、夫婦や家族の意向が異なる場合には、妊婦は自身の胎内に宿している生命と向き合わざるを得ず、心理的葛藤を抱えることとなる。つまり、「胎児を選別する」という倫理的な問題に直面し、自身や夫、家族それぞれの価値観がむき出しになり、これまでのさまざまなエピソードを思い起こし、その結果、今後将来にわたって訪れるかも知れない家族の問題を予測し、「夫婦として、家族としてやっていけるのか」という思いにまで達する可能性があるからである[6]。この状況は、さらに妊娠早期に実施される絨毛検査でも同様で、通常は羊水検査よりも流産・感染リスクが高くなるとされる侵襲的な検査であっても、時期が早期であること、確定できることなどが理由となり、限られた施設ではあるが希望する妊婦や家族もいるのが現状である。

一方で、②のようになんらかの胎児異常やその可能性が指摘されている場合には、「今できることをしたい！」という感情が優先される。「何かわかったら治療などにも結びつくのでは？」という、胎児を守りたいという期待だけではなく、何もしないでいられないといった感情や、早い時期に確定して今回はリセットしたいと考えていることもある。本邦ではどこの診療施設でも超音波検査が導入されているため、なんらかの異常がわかったケースの多くは、その時点でより高次の施設へと紹介されることが予想される。それは、いつもの妊婦健診として受診したつもりが、なんの前触れもなく胎児異常の可能性を指摘され、目の前が真っ暗になって家に帰り、夫や家族に質問されて、改めて何もわからないことに

気づく……といった状況が生じていることを意味する。そして不安で押し潰されそうな気持ちを抱え、初めて訪れる高次施設で、初めて会う医療者に、胎児異常の可能性について詳細に聞き……となるのは、容易に想像できるだろう。したがって、医療者側が意識して、十分な説明や意思決定支援を提供しなければ、訳がわからないまま書類にサインし、ますます不安が襲ってくる状況へとなってしまうのである。また、多くの妊婦は1人で受診されているが、これまでの経緯と、これから何を決めていくことになるのか、どのような選択肢があり、その結果で予測できることはどのようなことなのか、などをまずは夫婦が受け止めていくことから始めなければならない。このような状況で、いきなり「赤ちゃんに何かあったら、諦めますか？」では、意思決定するために必要な支援がまったくないということが、理解できるだろう。

　昨今の NIPT で必須とされている検査前後の遺伝カウンセリングは、このような状況を背景として、十分にサポートする体制を整えて実施するための要件が、先掲されたように詳細に設定されている。まずは妊婦や家族が、現状を十分に理解し、そもそも侵襲的な検査を受けて胎児の状態を確かめたいと望むのか、検査内容や結果の解釈を正しく理解しているのか、夫婦や家族の意見に相違があっても、納得したうえで受否を決定できるのか、

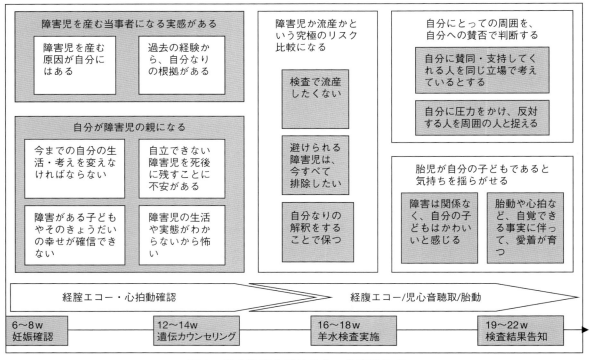

図2● 羊水検査を受けるという意思決定
(小笹由香：羊水検査の受検に関わる意思決定過程の分析. お茶の水医学雑誌 54(4)：113-124, 2006 による)

検査結果を引き受ける覚悟をもてるのか、検査結果を踏まえ、時間的制約がある中で人工妊娠中絶も含む決断が迫られる状況であると理解できているのかなど、意思決定するうえで必要となる情報提供や支援が重要になってくる(図2)[7)8)]。

ここまでは、主に母体年齢の上昇をリスクと捉え、染色体異常に関する出生前診断について考慮する場合のことを述べてきた。しかし今後は、さまざまな疾患の原因となる遺伝子や変異などが判明し、そうした疾患についての出生前診断を考慮することが予測できる。それは、自身や同胞、家族の病気の原因の遺伝子や変異を、術式や薬剤など治療をより個別化するために遺伝子検査で確定するという、一般診療の中で増加してきている背景によるものである。こうした遺伝子検査はまた、治療効果を最大とするために重要である一方で、「遺伝情報」を出生前診断に利用したいという希望に結びつく可能性があるからである。では、どのような疾患であれば、出生前診断の対象と考えられるのだろうか？ 疾患の予後や症状の重篤さであろうか(図3)？ 本来の目的である、出生後に早期に対処できることを目指して、分娩方法や治療に役立てるための出生前診断であれば、妊娠の自覚や実感が伴わないような早期に、胎児の診断をする必要性はないといえる。そもそも染色体異常であることを理由に、人工妊娠中絶を適応することなど、本邦の母体保護法上認められておらず、いわゆる胎児条項は謳われていない。法的な意味でも、社会的なコンセンサスが形成されていない現状で、出生前診断は今後どのようになっていくのだろうか？ そして、人は引き受けられる胎児を、生命を、人生を、選択することができるのだろうか？

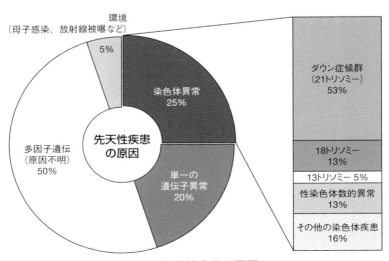

図3 ● 先天性疾患の原因
出生児の約3～5％：先天性疾患
(Nussbaum RL, McInnes RR, Willard HF：Thompson & Thompson Genetics in Medicine. 7th ed, Saunders, Philadelphia, 2007 を参考に作成)

Ⅱ これからの遺伝子検査が出生前診断にもたらす課題

　2013年、米国の女優が遺伝性乳がん・卵巣がん(hereditary breast and ovarian cancer；HBOC)症候群の家系であることから、乳腺の予防的切除を実施したというニュースが大きく報道された。彼女は祖母、実母、叔母が乳がん・卵巣がんであるという濃厚な家族歴があったことから、発症前診断としてHBOCの原因遺伝子である*BRCA1*に変異があることを確定し、乳がん・卵巣がんのリスクを減らす目的で、予防的切除を受けたという経緯である。New York Times[9]で発表された彼女のコメントは、「子どもたちに、私が乳がんで死ぬかも知れないと恐れる必要はなくなったと言えるようになった」としている。実母の闘病期間から類推すると、彼女はずっと乳がんで母を失うかも知れないと恐れていたことがわかる。しかも、祖母、叔母と家系内に同様のがんと闘病生活を送っている人が存在し、その体験を見聞きすることからも、自身や自身の子どもたち、パートナーへの思いは彼女にしかわからないこともあるだろう。「勇気ある決断」ともてはやすことも、「美容整形のついででではないか？」といった興味本位の非難も、「遺伝性乳がん・卵巣がんで大切な母親を失い、自身も同じリスクがある女性の体験」として冷静に考えれば、医療者としてその心情を量るに余りあるだろう。

　これらを踏まえ、こうした家族に起こりうる問題を考えてみたい(**図4**)。養子である場合には、遺伝学的な見地からHBOCのリスクは考えられないため、主に実子について考慮すべき課題について述べていきたい。まず、彼らには性別に関係なくHBOCが遺伝する可能性がそれぞれに50％ずつあり、男性の場合には卵巣の代わりに前立腺がんが考慮されることとなる。未成年で、発症するまでには時間的余裕があることが予想されるが、発症前診断をして、あらかじめ遺伝的リスクの有無を確かめたいと考えるのか、その後の対処として予防的切除を考えるのか、結婚や妊娠に際して影響を及ぼすことも考慮するのかによって、それらの時期はいつが望ましいと考えるのか、など課題は山積であることがわかる。また、それぞれの選択や、検査結果が異なることもありうる。つまり、遺伝情報としては共有していても、一丸となって同じ方向に同じようなペースで、この課題に取り組めるかどうかは、彼らそれぞれの自由であり、選択も結果も共有できない可能性すらあるだろう。家族であるが故に、これらの選択・結果はお互いの関係性に影響し、場合によっては将来のパートナーやその家族まで巻き込んでいく問題へと発展していくのである。そして、こんなに大変な思いをするのは、私たち限りに……と考え、妊娠した際に胎児のHBOC遺伝子変異を検出するための出生前診断を望んだとしたら、どうであろうか？

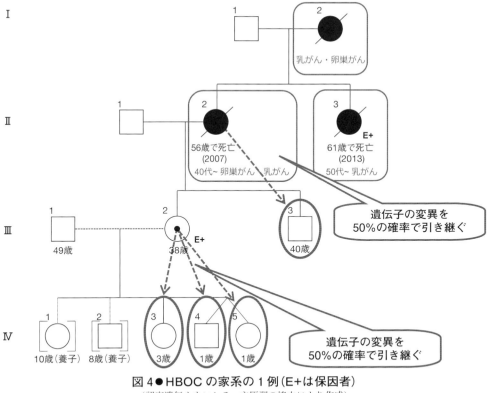

図4 ● HBOCの家系の1例（E+は保因者）
（認定遺伝カウンセラー主原翠の協力により作成）

彼らにとって、最も重要で、最も悩みが深いところは、自身の家系に伝わるHBOCであるとしたなら、その疾患を対象として出生前診断をすることは技術的には可能であっても、倫理的、法的、社会的な課題についてはどのように考えたらよいのだろうか？

　このように、さまざまな疾患の原因となる遺伝子や変異が特定されていくことは、実は同様の疾患をもつかも知れない胎児の出生前診断につながっていく可能性が生じることは、おそらく理解されたであろう。今後の出生前診断は、従来の対象であった、自身には少し遠い印象があるかも知れない染色体異常だけではなく、自身のリスクも念頭においた家族性の疾患も対象として考慮するような状況が生じ、そうした悩みをもつ妊婦や家族に出会うことになるのである。したがって、こうした場合には、医療者として、人として、どのようなことを根拠に考え、ケアを提供すべきなのか、自分の中で整理し、周囲の関係者などと話し合い、考えておく必要があるだろう[10]。

III　子どもとして受け入れること＝自分を受け入れること

　出生前診断は、必ずしも期待している結果が出るとは限らず、しかもその検査結果によっ

て、将来にわたる決断をしていく一歩を踏み出すことになるのである。もちろん結果に異常がなかったら、そのときは安心できるといえる。しかし、例えば母乳育児でつまずいたときに、「あのとき、染色体異常があったら育てるのは難しいかも……なんて思った私は、いい母親になれないのかも知れない」と落ち込むかも知れない。出生前診断で調べられる疾患は限られており、すべてを調べることは不可能で、出生後にわかった異常は引き受けるしかない。羊水検査の結果では染色体異常はなく、妊娠経過も順調であったのに、妊娠30週で子宮内胎児死亡となり、原因は不明である……ということが起こったら、羊水検査の意義をその後はどのように考えていけるだろうか？

　昨今の報道でも、社会的にも批判が多いのは、こうした出生前診断の結果で、人工妊娠中絶を選択した行為についてである。しかし結果が異常であれば、選択肢は2つだけで、1つは自分たちで胎児の生命を選択する責任をもち、中期となっているため出産形式である人工妊娠中絶を体験し、その後の人生を歩んでいくのである。一方で妊娠の継続を考えれば、異常だとわかった胎児の現状に一喜一憂しながら、決して短くはない妊娠生活を、日々過ごしていくのである。胎児の治療や予後などについて情報提供をされつつ、その先にある、いつまで一緒にいられるかわからない将来への準備期間を過ごすのである。生命としては重篤な影響がなかったとしても、例えば羊水検査の結果、胎児の性染色体に変化があると判明し、産むことを決断すれば、将来的に不妊原因になることを知りつつ子育てをすることを、引き受けることになるのである。この検査結果を、子どもに伝えるのか？　いつ、どのように伝えるのか？　もし何も言わなくて結婚や子どもをもつことを考えたら、不妊治療に通うようになっても黙っておくのか？　などと考えるかも知れないのである。

　なんらかの検査を受けるということは、その結果での決断を含めて、検査結果を引き受けることになるのである。おなかにいる胎児が自分の子どもだという実感をもっているのに、どのような理由、疾患、基準で選択しようとするのか？　そして実際にできるのか？　特に検査結果が出るまでの期間に、超音波検査に写る胎児の鮮明な画像や動画、あるいは胎動のように自分の子どもであるという実感が伴う時期に差しかかったら、間違いなく妊婦に多大な心理的負担がかかることは容易に予想される。そしてそう考えることが耐えられなければ、妊娠や胎児を受け入れる気持ちにふたをするという対処行動をとるであろうことも、想定される。

　出生前診断とは、胎児の疾患や異常の診断ではあるが、その結果が突きつけることは、夫や家族との意向の違いがあっても、検査を受けるかどうかにかかわらず、自分の子どもに責任をもつ覚悟を問われることである。それは、子どもがいる人生を歩むこと、自分だけのことを考える人生は終わるということに向き合い、「親である」という新しい役割を果

表1●医療者としてのスタンス

・没入し過ぎないこと！
　（専門家としての客観的視点…カンファレンスなどを通して調整）

・抱え込まないこと！
　（他職種・分野との連携…関係者だけではない討議）

・自分だったら〜ではなく、クライエントが意思を決定できるように支援すること！
　（考えの矯正ではなく、支持…本人が受け止めていくことを理解）

> 目の前の妊婦や家族に決断を迫るのではなく、社会へ情報発信を！

たすため、自分の気持ちや考えをよく見つめ、向き合い、自分を受け入れていくことである。したがって医療者としては、彼らが悩み、考え、何を引き受けていこうとするのか、意思決定を支援できるよう、生命に向き合いたいと考える（**表1**）[11]。

（小笹由香）

参考文献

1) 厚生労働省：「母体血を用いた新しい出生前遺伝学的検査」の指針等について（http://www.jsog.or.jp/news/pdf/20130313_kourousyo_tuuti.pdf）．
2) 日本医師会，日本医学会，日本産科婦人科学会，日本産婦人科医会，日本人類遺伝学会：「母体血を用いた新しい出生前遺伝学的検査」についての共同声明（http://jams.med.or.jp/rinshobukai_ghs/statement.pdf）．
3) 日本医学会臨床部会運営委員会「遺伝子・健康・社会」検討委員会（http://jams.med.or.jp/rinshobukai_ghs/index.html）．
4) 日本産科婦人科学会倫理委員会：母体血を用いた新しい出生前遺伝学的検査に関する指針（http://www.jsog.or.jp/news/pdf/guidelineForNIPT_20130309.pdf）．
5) 日本医学会臨床部会運営委員会「遺伝子・健康・社会」検討委員会：母体血を用いた新しい出生前遺伝学的検査「臨床研究施設」について（http://jams.med.or.jp/rinshobukai_ghs/facilities.html）．
6) 小笹由香：女性とともにむきあう生命倫理上の課題；出生前診断の選択を巡るケアを通して．女性心身医学 16(2)：138-145，2011．
7) 小笹由香：羊水検査の受検に関わる意思決定過程の分析．お茶の水医学雑誌 54(4)：113-124，2006．
8) 小笹由香：周産期におけるメンタルヘルス；いのちに向きあう妊婦・家族へのケア．東京母性衛生学会誌 27(1)：53-57，2011．
9) Angelina Jolie：My Medical Choice. The New York Times：May 14, 2013．
10) 小笹由香：先天性異常や障がいをもつ子どもを妊娠・出産した経験がある妊婦へのケア．助産雑誌 67(5)：372-376，2013．
11) 小笹由香，御手洗幸子，水戸川真由美，ほか：臨床現場での出生前検査における助産師の役割を考える．助産師 67(3)：11-15，2013．
12) 久保田昭男，齋藤茂，和田和子（編）：周産期医療と生命倫理入門．メディカ出版，東京，2014．
13) 共同通信社社会部（編）：わが子よ；出生前診断，生殖医療，生みの親・育ての親．現代書館，東京，2014．
14) 松原洋子：日本における新型出生前検査（NIPT）のガバナンス；臨床研究開始まで（http://www.ritsumei-arsvi.org/uploads/center_reports/22/center_reports_22_06.pdf）．
15) NSGC（http://www.nsgc.org/Media/PositionStatements/tabid/330/Default.aspx#Noninvasive）．
16) ISPD（http://www.ispdhome.org/public/news/2011/ISPD_RapidResponse_MPS_24Oct11.pdf）．
17) NCHPEG（http://www.nchpeg.org/index.php?option=com_content&view=article&id=384&Itemid=255）．
18) NHS（http://fetalanomaly.screening.nhs.uk/getdata.php?id=11026）．

13 妊娠中のメンタルケア——精神疾患合併の妊娠管理および流産・死産と心理反応

● はじめに

　近年、うつ病などの気分障害や不安障害、統合失調症などの精神疾患のために医療機関を受診する患者数は大幅に増加しており、2011 年には 320 万人に上った。現在、精神疾患の有病者数は年々増加傾向にあって、さらに例えば統合失調症女性の発症年齢は 25～35 歳、パニック障害の多くは 20～30 歳代前半に始まるなど、女性の精神障害が起こりやすい年代は生殖可能年齢と重なる。以前は定型抗精神病薬や三環系抗うつ薬の副作用のため精神疾患合併女性の妊孕性は低くなっていたが、非定型抗精神病薬や選択的セロトニン再取込み阻害薬（SSRI）など新規の向精神薬の使用が増えたことや、患者ケアが向上したことなどもあって、精神疾患を抱えながら挙児を希望する女性も近年では増えている。

　日本の周産期医療は世界でもトップクラスの成績で、2011 年度の妊産婦死亡率は 10 万出生に対し 3.8 件であった。一方、近年では、生殖補助医療が発達したことによる不妊治療後妊娠の増加や、女性の社会進出、晩婚化などの社会的背景による妊娠年齢の高齢化、また従来では妊娠を諦めざるを得なかったような母体合併症が管理可能となったことによる合併症妊娠の増加など、よりハイリスクな妊娠・出産が増えてきているともいえる。ハイリスク妊娠では疾患そのものに対する不安に加え、妊産婦には行動制限が加えられるなどの理由で強いストレスが引き起こされる場合も多い。妊娠期は内分泌学的、身体的変化に加え、出産という未知の体験への不安や家族バランス、女性自身のアイデンティティーの変化などさまざまなストレスが発生する。さらに出産は幸福なもの、子どもはかわいいものという社会的通念のため、強い不安や焦燥感、希死念慮、さらには子に対する否定的な感情をもっていることを受け入れられず、まして家族や医師に打ち明けることもできない場合も少なくない。本邦では、母親の 10 人に 1 人が産後うつ病に罹患しているという報告もある。このように妊娠・出産は喜ばしい出来事である一方、女性にさまざまな変化とストレスを突きつけるため精神疾患を発症しやすい時期であると考えられている。

　このようななか、厚生労働省から提示された「健やか親子 21」でも、21 世紀母子保健のビジョンとして、妊娠・出産に関する安全性と快適さの確保、子どもの心の安らかな発達の促進と育児不安の軽減などが主要課題として示されているように、これからは母体の身体面だけでなく、心理・精神面からのサポートも重要な課題となっている。そのためには、こういった社会背景や妊娠期・産褥期に特有の変化を理解するよう心がけること、また診療科を越えた、さらに多職種での情報共有や医療連携が重要となる。

本稿では疾患頻度が高い精神疾患として、うつ病、統合失調症、パニック障害、双極性障害について、および流産・死産のときの心理反応に関して概説する。

I 妊娠前の留意事項

　精神疾患を有する女性の場合、「妊娠可能な状態かどうか」を精神科や心療内科の主治医により十分検討される必要がある。しかしその「妊娠許可」には明確な基準はなく、また実際には「妊娠可能」と考えられない状態で妊娠する患者も多い。このため精神疾患の主治医と妊娠・出産・育児を含めた生活設計についてあらかじめ相談しておくことが望ましいだろう。患者が希望する場合には、産科医が妊娠前に患者・家族と妊娠・出産・育児について話し合っておくことも大切である。その際産科医は精神科や心療内科の主治医と十分連絡をとり、患者の病歴・状態、また家族関係などについても十分情報を共有しておく。
　また病状の安定と切り離せない問題となるのが内服薬物の児への影響である。多くの薬物が胎盤を介して児へ移行するため、母体の治療のために投与された薬物であっても、治療を必要としていない児にとっては副作用のリスクのみが加わることになる。2014年発刊の『産婦人科診療ガイドライン―産科編2014』でもパロキセチン（SSRI）や、添付文書上いわゆる有益性投与（治療上の有益性が危険性を上回ると判断される場合にのみ投与すること）とされている精神神経用薬はそれぞれ催奇形性、新生児薬物離脱症候群について特に注意する医薬品として挙げられている。しかし、具体的な使用方法や代替薬など、対処法については述べられておらず、現状では担当する医師が、有益性投与と考えられる合理的理由を検討しながら個々の症例に対応していくしかない。まずは母体の精神的な安定を最優先することが、胎児・新生児の安定につながることを念頭に、必要であれば薬物治療を選択する。薬物治療のベネフィットと薬物治療を中止することのリスクを十分患者に説明し、薬物療法の必要性を理解してもらったうえで自らが選択する「インフォームド・チョイス」が必要である。ここが不十分であると妊娠判明時に自己服薬中断などを行った結果、症状が悪化してしまう場合などもあるので十分配慮する。薬物の選択については国立成育医療研究センター「妊娠と薬情報センター」などのサイトも参考になる。最終的な判断は患者本人およびその家族で決めることになるが、その話し合いの過程を診療録に残しておくことも重要である。

II うつ病

　以前はうつ病と双極性障害を合わせて「気分障害」とされていたが、DSM-5からそれぞれ別項として扱われるようになった。

　あらかじめうつ病が寛解、あるいはそれに近い状態にあるときは妊娠前に薬物の調整を行い、可能であるならば中止しておくことが望ましい。しかし妊娠前に薬物を中止すると、7割が再発したという報告もあるため薬物治療の調整は慎重に行うべきである。米国精神医学会と米国産婦人科学会は、うつ病治療中の患者で、①突発的な自殺企図や精神病症状がなく、②中等度から重度のうつ病の症状がなく、③6ヵ月以上抗うつ薬を服用していて、④反復性のうつ病の既往がない場合、には、妊娠に備えて抗うつ薬の漸減、中止を試みてもよいとしている。また妊娠初期、中期は特に再発のリスクが高い時期であるから、自己判断での服薬中止も含め、特に注意が必要である。抗うつ薬としてはこれまでの使用経験が多い三環系抗うつ薬や、SSRI、セロトニン・ノルアドレナリン再取込み阻害薬(SNRI)などが使用される。これらの薬剤は経胎盤的に児に移行し、例えばSSRIでは、妊娠第三半期の使用で新生児不適応症候群が15～30％にみられるという報告もあるため、分娩時には新生児蘇生が可能な医師、助産師や看護スタッフの立ち会いが望ましい。児の予後に関する報告としては、妊娠中の抑うつ症状が1歳半の時点での発達に影響するといった報告があるが、疾患そのものが影響するのか、妊娠中の薬物治療が影響するのかエビデンスはまだ出ていない。産後は再発のリスクが高まることに注意する。産後2週間前後でみられるマタニティーブルーズといわれる抑うつ状態は、9割が自然寛解するといわれるが、同時に産後うつ病のリスク因子でもある。再発は多くは1年以内、半数以上が4週間以内であったという報告[1]もある。抗うつ薬を服用しながら母乳育児を行うことは原則可能であるが、児への長期的な影響はまだわかっていないことから児の発育発達をフォローアップしていくことも必要である。再発のリスクが高い場合は授乳を控えてでも薬物療法を再開もしくは強化することも考慮する。また、うつ病に伴う自責感から、授乳できないことを強く責めてしまう場合もあるので、母乳育児を行いたいと思っている母親に、安易に断乳を迫るのでなく必要な情報提供を行い、母親の意志を尊重したshared decision-makingが重要である。

Ⅲ　統合失調症

　統合失調症女性は疾患そのものの影響や、定型抗精神病薬のドパミン D_2 受容体遮断作用による薬剤性高プロラクチン血症から排卵障害が起こるため妊孕性は低いと考えられてきた。しかし近年、患者ケアが向上し、社会で暮らす機会が増えたこと、また非定型抗精神病薬の使用が増えたことにより50〜60％の女性が妊娠できるようになった。女性の統合失調症発症年齢は25〜35歳と生殖可能年齢と重なる。しかし、統合失調症合併妊娠の約半分は予定外の妊娠や、性的暴力によるものであるなど望まない妊娠も多い。また低アプガースコア、早産、低出生体重児、胎児発育不全（fetal growth restriction；FGR）、死産、新生児死亡などの産科的リスクが増えることも報告されている。これらは疾患そのものの影響か、通院が不規則であること、食生活の不良、喫煙やアルコールの自己管理ができないことなど不十分な周産期管理や環境要因が影響するのか結論は出ていない。

　しかしいずれにしても統合失調症合併妊娠のリスクは高く、できる限り妊娠前に病状を寛解に近い状態にまで安定させて、抗精神病薬も少量で維持、もしくは一時的に休薬できるような状態で妊娠に臨むことが望ましい。しかし、統合失調症女性は一般に再発率が高く、妊娠中に服薬を継続していない場合、65％の患者が再発したという報告もあって、妊娠期間中の再燃は決して看過できない。そのため薬物の催奇形性や、新生児への影響も危惧されるが、未治療で妊娠に臨む方がはるかにリスクは高いため、母体の安定を優先し必要時は抗精神病薬による治療介入を行う。抗精神病薬の中では、これまでの使用経験が多いクロルプロマジンやハロペリドールといった定型抗精神病薬が使用されることが多い。またクロザピン、オランザピン、クエチアピン、リスペリドンといった非定型抗精神病薬についても催奇形性のリスクや周産期合併症のリスクを増加させない、という報告がされているため、近年その使用は増えている。しかし非定型抗精神病薬では妊婦の体重増加、妊娠糖尿病を引き起こすことで、large for date（LGA）児の発生頻度が高くなり、肩甲難産などの分娩時外傷のリスクを高くするという報告もあり、注意が必要である[2]。

　児の予後に関する報告としては、定型抗精神病薬服用群から出生した児の6ヵ月の時点での運動発達の遅れを指摘する報告がされたが、症例数が少なく、また多くの症例で抗うつ薬も併用されており結論は出ていない。非定型抗精神病薬については6ヵ月から5歳まで児をフォローしたところ、発達は正常であったという報告があるが、いずれにしても児の長期予後に関してはまだ不明な点も多い。

　授乳に関するデータはさらに限られているが、定型抗精神病薬、非定型抗精神病薬とも

母乳中への移行はわずかで、母乳育児は原則可能である。しかし、いずれの薬剤についても授乳に関する報告は少なく、長期の追跡データがないことから児の状態や発育発達をしっかりとフォローアップしていく必要がある。授乳によるストレスによって出産後の早い時期には精神症状が悪化することもあり、この時期に精神状態が不安定になるとその後の育児能力や母子関係の確立に影響を及ぼすばかりでなく、自殺や虐待という事象を招くこともある。このように母乳育児の利点は大きいが、この時期は母体の状態を安定させることを優先し、抗精神病薬を再開する、もしくは産前の維持量に戻すなど積極的に薬物療法を行うことも必要である。

Ⅳ　パニック障害

　パニック障害の多くは20〜30歳代前半までに始まり、しかも女性に多い。妊娠中から産後にかけてのパニック障害の有病率は1.3〜2.0％といわれていて[3]、一般人口における有病率(0.5〜1％)より少し高い。パニック障害は妊娠中には症状が変わらないことが多いが、産後に悪化することが多い[3]。妊娠前に症状が軽快していれば薬の漸減中止が可能なこともあるが、その際には症状の悪化、離脱症状の出現など慎重に観察する必要がある。また実際にはパニック発作を伴うような症例では内服中止により増悪するのではないかという患者自身の不安が大きく、調整困難な場合も少なくない。さらに患者は妊娠・出産によってパニック障害が悪化するのではないか、出産時にパニック発作が出現するのではないか、パニック障害のため育児に制約が出るのではないか、といったことを心配する。パニック障害の患者が必ずしも分娩時にパニック発作を起こすわけではないが、患者は「分娩時にパニック発作が起きたらどうしよう」といった予期不安をもつこともあり、分娩前にそれについて話し合っておく、あるいは事前に抗不安薬を頓服しておくといった準備を行ってもよい。また実際に特定の場所や状況を恐れる広場恐怖のために子どもを連れて外出できない、などの事態が生じることも稀ではない。このため妊娠、出産、育児に対する不安や知識不足などの心理的負担を取り除くようにし、十分な休養がとれるような環境を整備する。それには家族の協力も重要となる。基本的には認知行動療法などの精神療法や環境調整で対応するが、薬物療法が必要な場合は三環系抗うつ薬やSSRIを使用する。さらにパニック障害にはうつ病の併存を多く認めることから、慎重な対応が望まれる。

V 双極性障害

　双極性障害は、たとえ症状が安定していたとしても、薬物の中止期間が長くなるといずれ再発、再燃を招くことが多い。妊娠期に薬物療法を中止した場合85％が再発したという報告もある。そのため症状が安定していれば妊娠初期のみ薬物投与を中止することを考慮するか、妊娠期間中も単剤で必要最小限の投与量として継続治療することが望ましい。特に自己判断による服薬の中断には注意を要する。治療の第一選択となるのは気分安定薬で、炭酸リチウムのほか抗てんかん薬のバルプロ酸（VPA）、カルバマゼピン（CBZ）などが使用される（炭酸リチウムは日本では添付文書上妊娠中の使用については禁忌とされている）。炭酸リチウムは血中濃度上の治療域と中毒域が近接しており、悪阻による嘔吐や母体の腎クリアランスが上昇することなどで血中濃度が変化しやすいため、血中濃度を定期的にモニタリングする必要がある。また妊娠後期の使用では、出生児の呼吸障害、筋緊張低下などの報告がある。VPAやCBZは胎児の神経管閉鎖不全との関連が示唆されており（一般集団0.06％、VPA使用群1～2％、CBZ使用群0.5～1％）、また胎児の先天異常発生率は容量依存性があるとされる（VPAは1,000 mg/日以下が、CBZは400 mg/日以下が望ましい）。これらの薬剤を使用する場合は、妊娠前からの葉酸摂取を勧める（VPAは日本では添付文書上妊娠中の使用について原則禁忌とされている）。

　児の予後に関する報告はまだ少ないが、VPA服用群から出生した児の6歳でのIQが他の抗てんかん薬使用群（CBZ、ラモトリギン、フェニトイン）と比較して低い結果であったことが報告された（特に1,000 mg/日以上の高容量使用群）。そのほかにも母体のVPA使用と出生児の自閉症との関連を示唆する報告もあり、高容量のVPAは避ける方がよい。授乳に関するデータも限られているが、炭酸リチウムはRID（relative infant dose；乳児相対摂取量）が0～30％と高く、児の血中濃度が高くなりやすいため児の呼吸、筋緊張などを注意深く観察するようにする。VPA、CBZとも授乳は禁忌ではない。炭酸リチウムが日本では使用禁忌となっていること、VPA・CBZの催奇形性を考慮すると、実際には非定型抗精神病薬や催奇形性の報告が少ない新規の抗てんかん薬であるラモトリギン（LTG）が使用されることが多い。双極性障害の患者は、躁病相よりうつ病相がはるかに長く続く。特に妊娠中から産後にかけてはうつ病相を呈していることが多いという報告もあり、うつ病と診断されていても、実際は双極性障害である可能性もある。双極性障害は産後の再発にも注意が必要で、特に産後早い時期に再発しやすい。妊娠のために薬物を変更した症例では、病歴によっては早めに妊娠前の薬物に戻すことを検討する。

VI 産科異常(流産、死産)に対する心理反応

　近年の女性の晩婚化に伴って、妊婦のみならず不妊治療を受ける女性も高齢化が進んでおり、このことが流産率の増加と関連するが、同時に女性の社会進出の増加によって生じるストレスによっても精神疾患の発症を増加させていると考えられている。特にうつ病は男性よりも女性に1.5〜3.0倍多いことが知られ、その理由としては女性では月経、妊娠・出産、更年期といった長期にわたる女性ホルモンの大きな変動があることが原因の1つとして挙げられている。さらに月経前症候群(PMS)のような毎月の短期間のホルモン変動の影響を受けうることが、男性のうつとの差異である。PMSなどでは女性ホルモンのうちの特にエストロゲン(E)が、減少ないしは抑制されている時期に精神症状が発現する一方で、E作用が安定している時期には精神的には安定した状態となる[4]。この現象は妊娠中にも生じ、妊娠経過とともにEおよびプロゲストーゲン(P)の血中濃度は上昇するが、それに伴ってEに対してsex hormone binding protein(SHBG)が増加し、Pにはcorticosteroid binding globulin(CBG)が増加するためにfreeの各々のホルモン活性が低下するように制御されているといわれる。SHBGは妊娠中期以降にプラトーとなり、このため妊娠前期ではPの作用によりE作用は抑制され、妊娠初期のうつ状態などが増えると考えられている。また逆に妊娠後半にはE作用がより発現しやすくなり精神的には安定した状態になると考えられている。

1 流産・死産の前後における心理的変化

　流産・死産が女性にとって精神疾患を生じる最初のきっかけとなりうるか、またそのときのイベントの起きた妊娠週数が発症と関連するかというコホート調査がデンマークで行われた[5]。日本の社会保険事務局に相当するDanish Civil Registration Systemに登録されている約88,000名の流産・死産の既往を有する女性のうち、児の死亡という喪失経験の前後1年の情報を有する1,379例の流早産を有する女性を抽出して、精神科病名の追加時期の調査を行っている。この報告では死産となった女性ではコントロールに比して罹患比率は1.51倍増加し、特にイベント1ヵ月後で最も上昇したが、その後は漸減していた。さらに1ヵ月後に最も増加するICD-10病名は適応障害と急性ストレス反応(イベントの11〜12ヵ月後と比べた罹患比率:IRR 2.53)であることが示されている(表1)。またこの中ではイベント後1ヵ月目の患者背景についてさらに検討が行われており、死産の際に既に子どもがいる女性よりも初産であった女性や、年齢別では27〜34歳の女性が精神科を

表1● 適応障害およびうつ病の死産前後における相対危険度

受診した時期	罹患比率（incidence rate ratio：IRR）			
	適応障害		単極性うつ病	
	n	IRR（95% CI）	n	IRR（95% CI）
11～12 months before	36	0.76（0.49 to 1.17）	23	1.10（0.60 to 2.01）
9～10 months before	38	0.80（0.52 to 1.23）	21	1.00（0.54 to 1.86）
7～8 months before	46	0.97（0.64 to 1.46）	21	1.00（0.54 to 1.85）
5～6 months before	28	0.59（0.37 to 0.95）	14	0.67（0.34 to 1.32）
3～4 months before	35	0.74（0.47 to 1.15）	19	0.91（0.48 to 1.70）
2～1 months before	25	0.53（0.32 to 0.86）	24	1.15（0.63 to 2.08）
Fetal death				
1st month after	61	2.53（1.72 to 3.72）	11	1.04（0.50 to 2.17）
2nd month after	29	1.21（0.76 to 1.93）	11	1.05（0.50 to 2.18）
3～4 months after	50	1.05（0.70 to 1.58）	34	1.64（0.94 to 2.84）
5～6 months after	54	1.15（0.78 to 1.71）	31	1.51（0.86 to 2.65）
7～8 months after	42	0.91（0.60 to 1.38）	28	1.38（0.78 to 2.46）
9～10 months after	51	1.12（0.75 to 1.67）	20	1.00（0.54 to 1.86）

（文献5）より改変）

受診する率が高いこと、さらに妊娠20週以降に生じた流早産がそれ以前に起きた流産に比べて精神科受診をする割合が多いことも示されている。これらの点から流早産による胎児死亡では、特に死亡の1ヵ月後に一過性に適応障害などの精神疾患を生じやすい時期があり、特に死亡時の妊娠週数が遅いほどそのリスクは増加すると考えられる。

2 死産と心理反応の回復過程

　女性ホルモンが最大値となるのが妊娠時であるが、これらのホルモン変動との関連のみならず、児の誕生はそれのみで母親に対するさまざまな精神的ストレスを生じさせることはしばしば報告されている。一方、正常妊娠・分娩時における母体心理面の変化と比較して、中絶・流産さらに死産による母体への精神的リスクについては現在までのところあまり報告がない。出生してからの子どもの死は精神状態を不安定とする大きなイベントとなりうるが、特に死産のような、待ち望んだ妊娠が突然中断することは心の平静に大きく影響を与え、流産や死産などもうつ、不安、また社会的な問題などと関連するであろうことは容易に想像できる。

　スウェーデンの報告では、死産の経験をした女性では正常分娩後の女性と比べると3年間で約2倍の不安感を経験するといわれ、また死産後1年間は抑うつ状態が強く出て、さらに不安感が弱くなるまでに2年を要すると報告されている。またHughesらは前回妊娠が18週以降に死産となった子どものいない20歳以上の女性と、同様に未妊娠の女性合計60名を対象として、エジンバラ産後うつ病質問票などを用いて、その後の妊娠経過中のうつ状態に関してスケール評価を行い、この2群間で比較をしている[6]。その後の妊娠中に

うつおよび不安スケールの評価が行われた結果では、死産の後12ヵ月以内に妊娠している群では有意にうつスケールが高く、分娩直後のスケールには差はなかったが分娩後1年目に再度うつ傾向が強く認められた、と結論されている。このことから死産の経験後自分の児との死別から心理的に回復するには約1年が必要であり、死産後1年以内の妊娠では不安感が有意に大きいと考えられ、このように一度死産の経験をすると1年ほどは心理的耐性が減弱すると考えられる。

一方、ノルウェーにおいて死産後5～18年という長期にわたった観察では、死産の後に自覚された否定的な考えや低下したQOLは回復し、短期間の死産による影響とは異なる結果がみられ、時間の経過とともに異常分娩による心理的ストレスも軽快すると考えられるが、そのためには数年以上といった長い時間経過が必要であると考えられた。社会経済的な患者背景もまた死産のリスクと関連することが知られているが[7]、このような社会的患者背景が死産で生じる精神的ストレスにどの程度関与するかはいまだに不明である。

●おわりに

精神疾患合併妊娠はその患者と疾患に最も適した個別の細やかな対応が必要とされ、このことが特に妊娠管理を困難とする要因の1つとされるが、実は妊娠中のみならず、妊娠前からの管理や、分娩後の地域支援も含めた総合的な援助があって初めて満足のいく管理体制となる点に注意が必要である。

また流産・死産は患者と家族にとっては喪失経験であり、その後には妻に自責による罪悪感が強くまた長期に残存するが、これは自身が妊娠中に何か不適当なことを行ったか、こうしていれば異なる結果だったのではないかという疑問から生じている。医師は流産・死産の原因が不明である場合には正確かつ正直に患者に伝えるべきであり、また患者の行動のみでは今回の結果を回避できなかったという点を強調すべきである。妊娠初期の精神的な妊婦へのサポートが原因不明の流産率を低下させるという報告もあり、夫婦間の軋轢をとるためにも、可能であれば夫も同席のうえで説明を行って妻への精神的援助の必要性も含めて、正確な医学情報を夫婦へ提供することが流産後のネガティブな心理反応の予防につながる。

(江川真希子、尾林　聡)

■文献
1) Altemus M, Neeb CC, Davis A, et al：Phenotypic differences between pregnancy-onset and post-partum-onset major depressive disorder. J Clin Psychiatry 73(12)：e1485-e1491, 2012.
2) McCauley-Elsom K, Gurvich C, Elsom SJ, et al：Antipsychotics in pregnancy. J Psychiatr Ment Health Nurs 17(2)：97-104, 2010.

3) Ross LE, McLean LM : Anxiety disorders during pregnancy and the postpartum period ; a systematic review. J Clin Psychiatry 67(8) : 1285-1298, 2006.
4) 大坪天平 : 女性ホルモンとうつ病. 産婦治療 101(4) : 362-367, 2010.
5) Munk-Olsen T, Bech BH, Vestergaard M, et al : Psychiatric disorders following fetal death ; a population-based cohort study. BMJ Open 4(6) : e005187, 2014.
6) Hughes PM, Turton P, Evans CD : Stillbirth as risk factor for depression and anxiety in the subsequent pregnancy ; cohort study. BMJ 318(7200) : 1721-1724, 1999.
7) Flenady V, Middleton P, Smith GC, et al : Stillbirths ; the way forward in high-income countries. Lancet 377(9778) : 1703-1717, 2011.

Column-5 ● 妊娠中の向精神薬の使い方

●はじめに

母体に投与された薬物は、主として胎盤を通過して胎児へ到達する。胎児の肝臓の薬物代謝酵素活性は極めて不十分なうえ、血漿蛋白濃度が低いため蛋白非結合の遊離薬物の濃度は上昇する。一方、胎盤組織の薬物代謝酵素活性については、妊娠初期で特に低く、ほとんどの向精神薬は母体内濃度とほぼ同じか、それに近い濃度で胎児へ移行すると考えてよい。

1．妊娠初期（第一三半期）〜中期15週

妊娠4週（受精後3週の初め）〜7週の時期は胎児の中枢神経系、心臓、消化器、四肢などの重要な臓器が発生・分化し、形態的催奇形性（morphological teratogenicity）をもつ最も危険な臨界期（絶対過敏期）に当たる。したがって、この時期の薬物の投与には十分慎重であるべきである。但し、胎児の発育には個体差があるので、この前後の時期も注意する必要がある。

さらに妊娠8〜15週の時期（相対過敏期）は、胎児の重要な器官の形成は終わっているが、中枢神経系の発達は続くうえ、口蓋の閉鎖や生殖器の分化などはこの時期に行われる。したがって、形態的催奇形性のある薬物の投与にはなお慎重であった方がよい。

■ 抗精神病薬

これまでの使用経験の相対的に長いクロルプロマジンなどのフェノチアジン系抗精神病薬やハロペリドールといった定型抗精神病薬が推奨されているが、ハロペリドールは日本では添付文書上妊婦には使用禁忌である。また、非定型抗精神病薬の情報は定型抗精神病薬より限定されているが、母児への定型抗精神病薬の副作用を考えて、国内外での使用経験が長いリスペリドン、オランザピン、クエチアピン、アリピプラゾールなどを慎重に用いる。しかし、妊娠前の非定型抗精神病薬の使用によって肥満をきたすことが、二分脊椎や神経管欠損、水頭症、直腸肛門閉鎖、四肢減損奇形、心血管奇形などの危険因子となったり[1]、妊娠中の非定型抗精神病薬の使用がやはり体重増加から神経管欠損や高血圧、子癇前症および妊娠糖尿病の危険性を高くしたりする[2]ことに注意しなければならない。そもそも妊娠中は第二三半期以降に耐糖能が障害される可能性があり、これらの時期にクロザピン、オランザピンを中心に非定型抗精神病薬の使用に関係した妊娠糖尿病の症例が報告されている。したがって、長期使用による体重増加の可能性が高いクロザピンやオランザピンは特に気を付ける[3]。

■ 抗うつ薬

これまでの使用経験の相対的に長い三環系抗うつ薬、特に抗コリン作用と起立性低血圧が少なく、血中濃度と治療効果との関係がわかっているノルトリプチリンを用いるか、母親に対する副作用を考慮して選択的セロトニン再取込み阻害薬（SSRI）のフルボキサミンやセルトラリン、エ

スシタロプラムを用いる。但し、パロキセチンについてはほかの抗うつ薬に比べ奇形、特に心室中隔欠損をはじめとする心臓血管系の異常が増加する可能性を指摘され、その後は否定的な報告も出ているが、まだ結論に至っていない。セロトニン・ノルアドレナリン再取込み阻害薬（SNRI）のミルナシプランやデュロキセチン、ノルアドレナリン作動性・特異的セロトニン作動性抗うつ薬（noradrenergic and specific serotonergic antidepressant；NaSSA）のミルタザピンについてはまとまった報告がない。

■ 気分安定薬（炭酸リチウム）

心血管奇形の症例報告が多くされており、中でもEbstein奇形が多いのが特徴とされているが、近年はこれを否定するような調査報告が多くなっており、危険性はごくわずかで絶対数はほかの副作用と比べると少ないといわれている（Schouら[4]によれば、一般的なEbstein奇形の発生率は1/20,000出生に対して、炭酸リチウム服用による発生率は最大で1/1,000出生）。但し、日本では炭酸リチウムは添付文書上妊婦に使用禁忌とされている。

■ 抗不安薬・睡眠薬

ジアゼパムなどのベンゾジアゼピン系抗不安薬は、口蓋裂や口唇裂などの奇形を発現する危険性が高くなるという報告があったが、現在は否定的である。睡眠薬も基本的には同じと考えてよいが、非ベンゾジアゼピン系のゾルピデムやゾピクロンは、少数例ではあるが催奇形性は否定されている。

■ 抗てんかん薬

全体的に、口唇裂、口蓋裂、心血管奇形の頻度が高く、またバルプロ酸やカルバマゼピンは二分脊椎との関連を示す報告がある。Kanekoら[5]によれば、各抗てんかん薬の単剤投与での平均奇形発現率は7.8%であり、プリミドンが14.3%、バルプロ酸が11.1%、フェニトインが9.1%、カルバマゼピンが5.7%、フェノバルビタールが5.1%といずれも高率であったという。新規抗てんかん薬では、ラモトリギンやレベチラセタムは奇形発現率が少ないといわれている一方で、トピラマートは口唇・口蓋裂の報告が多く、注意が必要である。なお、日本ではバルプロ酸は添付文書上妊婦には原則使用禁忌とされている。

2．妊娠中期16週～後期

妊娠16週～分娩までの時期で、形態的奇形はあまり形成されないが、胎児の機能的成長に及ぼす影響や発育の抑制、子宮内胎児死亡などを引き起こす。このように、胎児の発育や機能に悪影響を及ぼすことを胎児毒性（fetal toxicity）という。特に胎児の中枢神経系は妊娠期間中を通じて発達を続けるため、胎児脳の血液・脳関門が未発達なことと併せて考えると、中枢神経系の発達に大きな影響を与える可能性もある。すなわち、この時期に投与された薬物が機能的あるいは行動的催奇形性（functional or behavioral teratogenicity）をもつことによって出生後の児の

精神神経発達に影響を及ぼす可能性についても考慮しなければならない。現在この機能奇形については、バルプロ酸が問題となっている[6]。例えば第一三半期に抗てんかん薬を単剤で曝露された児についての前向き研究[7]において、6歳の時点での認知機能を測定したところ、バルプロ酸はほかの抗てんかん薬に比べ知能指数、特に言語および記憶の領域が有意に低いことが報告されている。また、妊娠中に抗てんかん薬に曝露された児について平均8.84歳の時点で小児自閉症ならびに自閉症スペクトラム障害について検討したところ、バルプロ酸は他の抗てんかん薬に比べ有意に発症率が高かったことが報告されている[8]。

また、妊娠後期に投与された薬物により、新生児に産後48時間以内に出現し2～6日間続く、中毒症状ないしは離脱症状が生じることがある。これらは臨床的に区別できないこともあり、合わせて新生児不適応症候群（poor neonatal adaptation syndrome；PNAS）と呼ぶ[9]。さまざまな向精神薬がこれらの症状を起こす可能性があり、特にベンゾジアゼピン系薬物の多くは先にも述べたとおり胎盤の通過性が高く、分娩直前に投与すると新生児に呼吸抑制、筋緊張低下、哺乳困難など、いわゆるfloppy infant syndromeがみられることがある。これらの症状を最小限にするために、分娩前5～10日の間に薬物治療を中断することを推奨することの再評価がなされてきた。その結果、薬物を中断することでむしろ代償不全になる可能性が高く、出産後の代償不全もしばしば起こる可能性があることから、分娩前の薬物の中断は母児ともに危険となるためしないことが望ましい。一方、妊娠20週以降にSSRIを服用していた母親が出産した新生児において新生児遷延性肺高血圧症の危険性が増加したとの報告があるが、その後のメタ解析では妊娠早期の曝露では有意な増加はなく、後期の曝露では有意に増加するものの1,000の出生に対して2.9～3.5と絶対数は少ないと結論が出されている[10]。また妊娠後期に炭酸リチウムを使用した場合、新生児に一過性の甲状腺機能低下や甲状腺腫が認められたという報告もある。

●おわりに

妊婦に対する向精神薬の使い方については、文献的にも添付文書など臨床的にも正しい知識を身につけておくことが必要である。そのうえで、患者や家族への相談の際は、いたずらに不安を掻き立てることなく総合的に事実を説明し、説明したことは診療録に残すようにする。そして、あくまで最終的な判断は、患者本人および家族で決めることが原則であることを忘れてはならない。

（松島英介）

■文献

1) Stothard KJ, Tennant PWG, Bell R, et al：Maternal overweight and obesity and the risk of congenital anomalies. JAMA 301：636-650, 2009.
2) Anderson JL, Waller DK, Canfield MA, et al：Maternal obesity, gestational diabetes, and central nervous system birth defects. Epidemiology 16(1)：87-92, 2005.

3) Hasnain M, Vieweg WV：Weight considerations in psychotropic drug prescribing and switching. Postgrad Med 125(5)：117-129, 2013.
4) Schou M, Goldfield MD, Weinstein MR, et al：Lithium and pregnancy-Ⅰ, Report from the register of lithium babies. Br Med J 2(5859)：135-136, 1973.
5) Kaneko S, Battino D, Andermann E, et al：Congenital malformations due to antiepileptic drugs. Epilepsy Res 33(2-3)：145-158, 1999.
6) Gentile S：Neurodevelopmental effects of prenatal exposure to psychotropic medications. Depress Anxiety 27(7)：675-686, 2010.
7) Meador KJ, Baker GA, Browning N, et al：Fetal antiepileptic drug exposure and cognitive outcomes at age 6 years(NEAD study)；a prospective observational study. Lancet Neurol 12(3)：244-252, 2013.
8) Christensen J, Grønborg TK, Sørensen MJ, et al：Prenatal valproate exposure and risk of autism spectrum disorders and childhood autism. JAMA 309(16)：1696-1703, 2013.
9) Kieviet N, Dolman KM, Honig A：The use of psychotropic medication during pregnancy；how about the newborn? Neuropsychiatr Dis Treat 9：1257-1266, 2013.
10) Grigoriadis S, Porten EHV, Mamisashvili L, et al：Prenatal exposure to antidepressants and persistent pulmonary hypertension of the newborn；systematic review and meta-analysis. BMJ 348：f6932doi, 2014.

14 周産期のメンタルヘルス
1 産後のメンタルケア、育児ストレス

●はじめに―今日の出産・育児の様相

　妊娠や出産は病気ではなく人間の生理的営みの1つで、哺乳動物としての極めて原始的な現象であるが、すべての女性が出産・育児を生理的現象として進めていくための能力を十分に備えているわけではなく、異常に移行する場合も多い。出産・育児には知力・体力・気力が必要だが、それが十分に育っていない女性や、加齢により体力が低下して育児のストレスを乗り越えられない女性、また、さまざまな情報から多くの知識を得ているが、それを利用する智恵が育っておらず、マニュアルどおりの育児を目指して、うまくいかずにストレスになっている現状などがある[1]。また、高学歴社会で育った女性たちの中には、あらゆることにチャレンジし、社会で成功体験を味わい、自分のキャリア形成に自信をもっている。そのため、その後の妊娠・出産も当然うまくいくはずだと思っているが、生きた赤ちゃんを相手に今までの生活を一変せざるを得なくなり戸惑う者もいる。

　出産・育児は女性の人生での大イベントであり大きな喜びや生き甲斐につながるものであり、多くのものを与えてくれる体験である。しかし、キャリア志向の女性たちにとっては失うものも多い。培ってきた自信や誇り、テキパキと効率よく仕事をこなす自分自身、職場の上司の信頼、そして束縛されることなく選択できた仲間との時間などである。出産・育児の喜びは意外と語られることが少なく、妊娠することでキャリア形成にマイナスになると考え、結婚・出産を先送りして不妊治療を余儀なくされる女性もおり、彼女たちは妊娠することが目標になり、出産・育児への心の準備がないままに出産し、そのストレスは大きい[2]。

　今日は情報化社会であり、さまざまな出産・育児に関する情報が容易に入手できる。女性が幼少期から写真や画像により受け取る赤ちゃんのイメージは「可愛い」「小さい」などのポジティブなものが多い。しかし、自分が出産・育児をする立場で受け取る出産体験は、痛い、怖い、育児は大変という初産婦が語るネガティブなものが多く、具体的な授乳やオムツ交換、赤ちゃんのトラブルへの対処などの育児技術に関する専門的知識を得る場は少ない。少子社会が進展して幼少期から子どもと接する機会がないままに成長した女性たちは、自分の子どもの出産・育児で初めて児に接することになる。夜間の授乳、夜泣きで眠れないなど24時間の児との生活は自分の思いどおりになるものではなく、些細な生活の変化が実は意外に大変なものであるという現実に直面する。母親たちは「こんなはずではなかった」と思い悩み、そこから育児不安、育児ノイローゼなどに陥っていくことにもなる。

産後のメンタルケアにおいては、女性の個人的背景や出産・育児への取り組みなど妊産婦の心理社会的状況を確実に診断することが大切である。母親たちが育児を前向きに捉え、育児のストレスをうまく昇華して楽しく主体的に児との生活を送ることができるためには、産後の経過や児の状態に添った適切な精神心理的な支援が必要である。今回、ストレスを軽減し、褥婦の心の安寧を目指した産後のメンタルケアについてまとめた。

I 産後の母親の心理状態

　産後の女性は、女性ホルモンの分泌が低下しており、それが精神心理的にも影響を与え、訳もなく涙が出ることや、眠れない状況、さらに育児力の乏しさから大きく変化する児との生活に戸惑いも多く、些細なことに不安を感じるなど心は不安定である。出産後3～5日をピークに10日くらいまでにみられる一過性の情動障害、いわゆるマタニティーブルーズの出現は、母親たちの心をさらに不安にする。涙もろさ、不安感、疲労感、当惑、頭痛、不眠、食欲不振、怒りっぽさが特徴的な症状である。これは経産婦よりも初産婦に多く、原因は分娩を契機とした内分泌環境の変化、性ステロイドホルモンの低下が関与すると推測されている。通常は特別な治療を行わなくても発症から数日以内に症状は消失する。

　表1に示したのは、ある日の褥婦との会話の一部である。以前には聞いたこともない質問である。母親たちは、育児書に記載されていない毎日の児との生活で些細なことに戸惑いながら、マニュアルどおりにならない育児に不安をもちつつ、一生懸命に頑張っている姿がみえる。昨今の母親たちは、高齢出産が多く、高学歴でさまざまな情報を入手しており、「私は今までなんでもできた。すべて肯定されてきた。大学で学び、優秀でキャリアもある。なんでもしたいことをしてきた。妊娠・出産も思いどおりにしたい。育児も立派にやれるはずだと思っている。育児書には○○と書いてあった、でも××とも書いてある。実際はどうなのか、確実なことを教えてほしい」という思いをもっている。

表1● 産後の母親の訴え

産後2日目のAさん	赤ちゃんはどのくらい抱いていればいいですか。ずっと抱いていた方がいいのですよね。でも疲れるので1時間に1回くらい抱けばいいですか。
産褥5日目のBさん	家に帰っても赤ちゃんのことが心配なので、赤ちゃんだけ置いて帰っていいですか。病院だと安心だから育児に自信がつくまで預けておきたい。
1ヵ月過ぎたCさん	おっぱいを吸ってくれないので、毎回絞って飲ませています。200 ml くらい出ます。朝は吸うけど、後は吸ってくれないのです（実は扁平乳頭でした）。

II 産後の母親のストレス状態の評価

　昨今、母親の出産年齢が高齢化している。妊娠・出産・育児には体力が必要であり、特に高齢の母親は出産による体力の消耗やエストロゲンの急激な減少に伴い疲労しやすい状態にある。また、児との生活に慣れないことや夜間の授乳のタイミングがつかめず睡眠不足状態になり、出産までの生活では経験したことのない疲労感を感じている。産後の疲労感は24時間の育児生活から生じてくる疲労感で、仕事や日常生活から生じる一般的な疲労とは異なるものである。これまで産後の疲労感も産業界で使われる疲労尺度で測定されることが多かったが、今回、新しく産後の疲労感尺度が開発された[3]。この疲労感尺度は、身体的ストレス状態、精神的ストレス状態、睡眠が不足した状態、育児困難感の4つの下位尺度によって構成されている（**表2**）。この尺度を用いることで、産後の母親のストレス状態や育児困難感、睡眠不足状態などを分析して具体的な支援につなげることができる。

表2 ●「産後の疲労感」尺度（36項目）

項目	項目
<身体的ストレス状態>	<睡眠が不足した状態>
1. 動くのが億劫だ	19. 目覚めたときにスッキリした感じがない
2. 身体が重い	20. 睡眠時間が足りない
3. ぐったりする	21. ゆっくり眠りたい
4. 歩くのがつらい	22. 自然に目が覚めるまで眠りたい
5. 身体がだるい	23. 熟睡した感じがない
6. 不快な症状がある	24. 日中、眠気がある
7. 何もしたくない	25. スケジュールに追われている
8. 座っているのがつらい	26. やらなければいけないことが多い
9. 痛みがある	27. 面会に対応するのがつらい
<精神的ストレス状態>	<育児困難感>
10. 気持ちが沈んでいる	28. 授乳が思いどおりにいかない
11. 落ち込むことがある	29. 子どもが泣いている理由がわからない
12. 憂うつな気分である	30. 子どもの世話を楽しみながらしている
13. 不安な感じがする	31. 子どもの世話をするときに緊張する
14. 落ち着かない気分である	32. イメージしていた育児と違う
15. 気分が滅入る	33. 母乳分泌が少ないと感じる
16. 泣きたくなったりする	34. 子どもを育てることが負担に感じられる
17. 子どもが泣くと悲しくなる	35. 1回の授乳に1時間以上かかる
18. 育児に自信がもてない	36. 子どもがおっぱいを吸わない

（文献3）より改変）

III 産後の母親の精神心理的生活の評価

　人間はセルフケアを実行する存在である。産後の母親も生活や育児への適応を自分で模

索できるはずである。褥婦のセルフケア行動の良否を見極めることから援助の方向がみえてくる。産後の母親が自然に育児生活に適応し、主体的な育児ができるように支援できれば理想的である。妊娠期間が10ヵ月あるのは、女性が妊娠を受け入れ、出産・育児への心身の準備を整えるための期間であり、産後のメンタルケアはこの妊娠期から既に始まっており、育児へのセルフケア能力をいかに育てるかがメンタルケアの土台である。

褥婦の生活への適応を評価する視点として開発された健康生活評価を紹介する[4]。これは母親が出産後に自分の生活をどのように変化させて育児を進めていくのか、母親の意識や行動を観察して適応過程を評価するものである。妊娠期からの心身の状態を心理社会的に評価するための評価類型・評価名・評価指標が示されている（**表3**）。産後の母親とかかわるときにこれらの評価指標を意識して、少し注意深く観察し、問診すると、妊産婦の心理社会的側面や家族関係がみえてくる。母親の育児力を診断して支援することは、産後のメンタルケアの基本である。健康生活評価は4つの類型と46の項目がある。基本的生活行動を評価する項目は、食事、排泄、睡眠、動作、運動・休息、清潔の6項目12評価名、精神心理的生活行動を評価する項目は、情緒、不安への対処行動、出産したことの価値、出産の受容、産後のボディイメージの変化の5項目10評価名、社会的生活行動を評価する

表3● マタニティ診断：妊娠・産褥期の健康生活評価項目

	産褥期の評価項目	
基本的生活行動	食事行動： 排泄行動： 睡眠行動： 動作： 運動・休息： 清潔行動：	適切/要支援 適切/要支援 適切/要支援 適切/要支援 適切/要支援 適切/要支援
精神心理的生活行動	情緒： 不安への対処行動： 出産したことの価値： 出産の受容： ボディイメージの変化：	安定している/要支援 とれている/要支援 見い出している/要支援 している/要支援 受容している/要支援
社会的生活行動	パートナーとの関係： 家族関係： 支援体制： 役割の調整：	良好/要支援 良好/要支援 活用している/要支援 できている/要支援
出産育児行動	産後のマイナートラブルへの対処行動： 育児プランの調整： 育児技術： 授乳行動： 乳房の自己管理： 育児環境の調整： 愛着行動：	とれている/要支援 できている/要支援 できている/要支援 とれている/要支援 できている/要支援 できている/要支援 とれている/要支援

（文献4）より改変）

項目は、パートナーとの関係、家族関係、支援体制、役割の調整の4項目8評価名、出産育児行動は、産後のマイナートラブルへの対処、育児プランの調整、育児技術、授乳行動、乳房の自己管理、育児環境の調整、愛着行動の7項目14評価名である。これらの評価名にはそれぞれに評価指標が明示されており、それらを観察し、母親の健康生活を評価する。

1 褥婦の感情の評価

褥婦の情緒は、「情緒：安定している」または「情緒：要支援」と診断する。評価指標は、①表情が穏やか、②笑顔がみられる、③喜怒哀楽をコントロールした表現、④筋道を立てて話す、⑤自分の考えを表現している、⑥相手を見つめて話す、⑦相手の話を聞こうとしている、⑧場に応じた態度がとれる、である。

人間には喜び、不安、怒り、悲しみ、苦しみなどの基本感情がある[5]。それらが絡み合って複雑な感情をもっている。産後の母親は出産の喜びや育児の不安、眠れないことや思ったように育児ができないことの苛立ちなど、複雑な感情をもつ。これらの細かな感情の変化に寄り添い、その時々の感情をコントロールできるように支援していくためには、褥婦が今どのような感情を抱いているのかを的確に評価する必要がある（**表4**）。

表4● 褥婦の感情のガイドライン

基本感情	感情の定義	褥婦の感情
喜び	要求や期待が叶ったときや叶いそうなときの感情	嬉しい、楽しい、快楽、愛しい、安らぎ、満足、幸せ、安心、自信、好意、感謝、感動、成長、期待、興味、勇気、尊敬、解放感、願望、意欲、憧れ、充実感、使命感、希望
不安	要求や期待したいものに見通しがつかないときの感情	恐れ、心配、焦り、気がかり、パニック、生命危機の恐怖、自己否定の恐怖
怒り	当然こうあるべきという要求や期待がそうならないときの感情	不満、嫌悪感、嫉妬、軽蔑、不信、敵意、攻撃心、拒否感、憤り、むかつく、自己嫌悪、後悔、恥ずかしい、自責、情けなさ
悲しさ	要求や期待したいものを失ったり、満たされないときの諦めの感情	寂しい、虚しい、失望、孤独感、無力感、絶望、喪失感、切ない、悲哀、諦め、情けなさ
苦しさ	期待どおりにいかないことが続くときの感情	つらい、苦痛、しんどい、苦悩

（文献5）による）

2 褥婦の不安への対処行動の評価

産後の生活や育児でさまざまな不安が生じるのは当然の感情である。特に思いどおりにならない、慣れない育児と産後の疲労や睡眠不足の中で、果たして自分は育てられるのだろうかと心配するものである。しかし、人間の適応能力から不安に対する対処行動がとれ

ていれば問題は少ない。したがって、不安があるかないかではなく、不安への対処行動がとれているか否かを評価する。不安への対処行動は「不安への対処行動：とれている」または「不安への対処行動：要支援」と評価する。評価指標は、①不安の表出ができている、②自分なりに対処している、③心の拠りどころをもっている、④相談相手がいる、である。

3 出産したことに価値を見い出しているかの評価

出産の価値は「出産したことの価値：見い出している」または「出産したことの価値：要支援」と評価する。評価指標は、①出産を肯定的に受け止めている、②出産した自分を尊重している、③出産した自己を顕示する行動がみられる、④出産したことに対する満足感を表出している、⑤子どもを大切にする言動がみられる、である。

4 出産の受容の評価

出産の受容は「出産の受容：している」または「出産の受容：要支援」と評価する。評価指標は、①出産したことを喜んでいる、②嬉しそうに子どもの世話をしている、③出産体験をパートナーや家族と話している、④バースレビューをしている、である。

多くの施設で産後に出産の振り返りを行うことは、母親の出産体験を肯定し、価値ある体験として意味づけることになり、自己肯定感が高まり、出産の価値をもたせ、育児への意欲を引き出すものになる。

5 ボディイメージの変化の受容の評価

出産後のボディイメージの変化を受容しているかどうかの評価は「ボディイメージの変化：受容している」または「ボディイメージの変化：要支援」と評価する。評価指標は、①出産による体型の変化を知っている、②復古のための体操を取り入れている、③乳房保護のための下着を着けている、④体型の変化に応じた服装をしている、⑦身体的変化を話題にしている、である。妊娠前の体型へのこだわりが強い場合や、無理な運動をしている場合などは「要支援」と評価して支援する。

6 パートナーとの関係

パートナーとの関係は産後のメンタルヘルスにとって重要であり、家族関係、特に夫との関係性の良否を適切に見極めてケアする。これはパートナーとの関係に満足している状態で、評価名は「パートナーとの関係：良好」または「パートナーとの関係：要支援」と評価する。評価指標は、①育児に関する話題が増えている、②お互いにいたわり合っている、

③パートナーのことを話すとき表情が明るい、④パートナーとのスキンシップがある、⑤お互いに連絡をとることができる、である。

　以上、褥婦の精神心理的状態を観察するための評価項目を示した。

　日常臨床において、産後の性器の復古や乳房の変化、全身状態などの身体的側面は、細かく観察され、状況に応じて治療やケアがなされている。しかし精神心理的側面は異常状態にならないと問題視されない傾向がある。精神心理的に正常であることを指標に照らして観察し、異常に移行する前に早期にケアすることが大切である。このような視点をもってかかわることで、産後の母親の心を感じながらメンタルケアができるのである。

Ⅳ　産後のストレスを軽減する支援

　出産後から、6～8週間を産褥期といい、この時期は妊娠・出産によって変化した身体が妊娠前の状態に戻る時期で、この時期にみられるさまざまな症状の中で、産褥経過とともに改善するものを産後のマイナートラブルという(**表5**)。マイナートラブルは、母親の産後の生活の質を低下させ、ストレスにもなる。褥婦にマイナートラブルの原因と対処法を理解させることは、ストレスの軽減になり、メンタルヘルスにとっても重要である。マイナートラブルのほかに出産後のストレスとして、①慣れない育児、②生活の変化、③産後の支援不足、④相談相手がいない、⑤家族との育児の価値観の相違、などがある(**表6**)。玉木は産後の母親が感じるストレスは、「容姿の変化」「家計」「義理の親との関係」「時間のなさ」「休息不足」であると述べている[6]。母親自身も慣れない育児をしているが、それを支援する父母や義父母をはじめ周囲の者も育児の熟練者ばかりではない。世代の違いから親子の間で育児の価値観も異なり、"自分の考えは古い"と手を出せない実父母もいるが、出産を機会に義理の親とかかわる機会が増え、義父母との育児を巡る価値観のずれがストレスになることも多い。そのため、出産後のさまざまなストレスや生活の変化に対応している母親の状態を見極めた支援が必要になる。

　昨今、妊婦健診では妊婦仲間ができない環境にある。また「無縁社会」といわれ、地域での日常生活でお互いの顔が見えない状況にある。相談相手がいないため些細なことに思い悩み、ストレスが高まっても対処ができず、病的になり、産後うつ傾向からうつ病となり、子ども虐待に及ぶことにもなる。これらの出産後のストレスのリスク状態を早期に診断し、早期に支援ができるような体制の整備と、地域につないでいく医療者の連携や継続した支援も必要である。

表5● 産後のマイナートラブルと対処法

トラブル	症状	原因	対処法
目の疲れ	かすみ目や視力の低下	出産による疲労や、夜間の授乳が続くための睡眠不足などが重なって目の疲れとして現れる。	睡眠をとり疲労を回復する。正座をして両手を上に伸ばしその真後ろに上体を倒して伸ばす体操が効果的。
抜け毛 脱毛	産後半年くらいから特に前頭部が薄くなる。急に抜ける。	半年後頃から母乳の質も変わることにより、リセットするように髪も抜ける。髪の毛は血液の残りで、髪は保温以外にも老廃物を体外に出す働きもしている。	母体が妊娠前の状態になると自然に回復するので、特に気にしないようにする。洗髪により清潔保持する、髪を束ねる、パーマなどの刺激を避ける。
便秘・痔 頻尿・尿漏	便が出にくい。肛門が切れていたり、疣がある。 尿漏れや頻尿・残尿感	母乳に水分を取られるので便秘になりやすい。分娩時に痔になることもある。産後は会陰部の傷が心配で、トイレを我慢して便秘になり、それが痔を悪化させる。頻尿や残尿感は膀胱炎のこともある。	食物繊維の多い食品や水分を摂る。便を軟らかくして、便秘を解消する。痔は早期であれば軟膏や坐薬で治りやすい。便秘には寒天がよい。緩下剤の使用。時間ごとに排尿。我慢しない。
乳腺炎	発熱、悪寒などを伴い、時に痛みを訴える。	初めの頃は、乳腺からの分泌活動が盛んなわりに、児の飲む量が少なく、授乳のリズムもできていないので、乳房が張りやすく、炎症を起こす。	食事を改善したり、赤ちゃんと一緒に授乳のリズムをつかんでいくことで、解消する。炎症がひどい場合は抗生剤を必要とする。局所の冷罨法、乳汁の除去、乳頭の清潔保持
悪露	血性から褐色になり黄色に変化してくる。	子宮の胎盤付着面からの出血が分泌物となり排出。	子宮内遺残の確認 子宮収縮の促進、清潔
外陰部痛 腟の痛み	歩行時や坐位などの際に痛む。歩行や坐位が取りにくいが数日で治まる。	会陰部の切開や裂傷部の痛み。 時に血腫の形成がある。	切開部の観察、血腫・感染の有無の確認、鎮痛薬の使用 清潔の保持
後陣痛 恥骨痛 股関節痛	産後の子宮収縮に伴う痛み 恥骨部の痛み、歩行時の痛み	子宮の収縮、経産婦の方が強い。 巨大児などで恥骨離開している。	鎮痛薬の使用 腹部の温罨法 腹帯の着帯、シムス位 安静、骨盤ベルトの着用 骨盤底筋群体操
不眠・精神不安定 腱鞘炎 腰痛 肌荒れ・くすみ シミ	イライラ、疲れ、昼間眠気 手首の痛み、児が抱けない 腰の痛み 皮膚の痒み、ガサガサ	ホルモンの変化、夜間授乳、児の抱き過ぎ 無理な姿勢、腹筋の弛緩 ホルモンの変化、睡眠不足 肌の過敏	睡眠時間の確保、話の傾聴 児の抱き方や授乳の工夫 腰痛体操、骨盤ベルトの着用 清潔保持、乾燥予防、保湿剤 睡眠時間の確保

表6● 出産後のストレス

育児のストレス	子どもの抱き方、オムツ交換、衣類の着脱、沐浴、授乳などの子どもの世話は、慣れるまでは全身が緊張し、これで大丈夫かと試行錯誤しながらの実施で、子どものことが気になり気が休まらない。また、子どもが泣いている意味がわからず、あらゆる手を尽くしても泣き止まない。それらのことが、母親にとっては不安や緊張をもたらす経験で、ストレスとなる。
生活の変化のストレス	出産後は、新しい家族を迎えて、これまでの夫婦中心の生活から子どもの「授乳」「覚醒」「睡眠」「沐浴」などの子ども中心の生活サイクルへの変更を余儀なくされる。その結果、家族の中で子どもの世話を直接担当する褥婦は、母親、妻、主婦としての役割が増え、睡眠不足、疲労の蓄積、食事時間が十分に取れないなどのストレスとなる。
支援のないことのストレス	出産直後の育児に慣れない間は子どもの反応の解釈や世話などに特に支援を必要とする。自宅に帰ると些細なことが不安になり、家族や近隣からの支援が乏しい場合ストレスとなる。
話し相手がいないストレス	育児する生活に専念している場合には、子どもとだけの閉じこもりの生活になりやすい。少子社会の今日では、近所に小さな子どものいる家庭が少なく、近所との交流も少ない。どうしても閉じこもりの生活になりやすい。日常の小さな悩み、不満、不平を話す相手がおらず、そのことがストレスを溜めることになる。
育児の価値観の相違によるストレス	育児する母親は、専門家の助言、育児書、先輩や実母、姑の意見を参考にしながら、現実の育児に試行錯誤の努力をしている。そのような中、夫、実母、姑、小姑など、身近で頼りにしている人の、自分の育児の仕方への非難、育児の考え方の違いに気づいて、育児の方法への迷い、悩みを深めることもある。

V 産後の母親へのメンタルケアの基本

　メンタルケアの基本は、母親の心にネガティブな意識を溜め込まないことである。心の健康のためには、過ぎ去ったことをいつまでも"ああすればよかった"と後悔するのではなく、過ぎ去ったことを肯定し受け入れる平穏な心をもたせることだろう。そのために医療者には、母親の心の声を引き出し解放してやるかかわり方が求められる[7]。

1 能動的な聴き方

　褥婦の心の重荷を軽くするようにかかわるためにはカウンセリングマインドが必要である。赤いボールには赤いボールを返し、青いボールには青いボールを、ゆっくりしたボールにはゆっくりしたボールで、速いボールには速いボールを返す会話力を身につける。常に母親の心を感じながら一人ひとりの心に寄り添ったかかわりをする。そのためには褥婦に多く語らせるために医療者は口数少なく耳を傾けることである。誰でも心に悩みがあるときには、誰かに聴いてもらうことで悩みが口から出で、自分の内側にある悩みを外側において客観的に眺めることができ、認知できるようになる。医療者が能動的に聴くことに

よって、褥婦自身が気づかなかった自分の真の問題を表出することができるようになる。能動的な聴き方は、相手の言葉を繰り返したり、言い換えたり、意味を汲んで返す会話である。少し訓練するとできるようになる。

2 心を動かす、心に触れるかかわり方

相手の心が見えるとき、相手の心が伝わるときはどんなときだろうか。全身の感覚を集中して相手に向き合い、相手の目を見つめてみる。コリコリに凝った心をウキウキワクワクとはずませる言葉の魔力で、相手の心を動かしてみると母親の心に触れるかかわりができる。

母親の目線で、母親の目を見ながら話す。目を見ることは、相手の心を読み取ることである。軽く手を添え母親を守るというメッセージを添える。「それはよかったですね。つらかったですね」「もう一歩ですよ」「赤ちゃんも頑張っていますよ」と、相手の気持ちに共感する言葉を添える。その際、笑顔を忘れない。笑顔は相手の心を和ませる最大の宝物である。「おはようございます。赤ちゃんにずいぶん慣れてきましたね」「よく頑張っていますね」など、笑顔で母親の育児姿勢や児に対する態度を肯定するメッセージを出す。

3 スキンシップ、抱きしめる

何歳になっても抱きしめられると安心するものである。ハグすることで相手に優しさを伝える。頑張ったときは、肩に触れ、背中をさすって、抱きしめ、「よかったね。母乳がこんなに出ているわ」と、スキンシップをしながら優しい言葉をかける。母親は涙ぐむことがあるが、それは、「嬉しい涙」「感動する涙」で、母親の疲れた心を癒してくれる。いい気持ちや楽しい気持ちは、セロトニンを分泌させ脳細胞が活性化する。「笑い」は免疫力を高める。母親がいい気持ちになるような「愛の言葉・一言」をかける。赤ちゃんに対する賞賛の言葉は母親の心に響く一言になる。

4 明るく静かに語りかける

医療者の語りかけで母親は変わってくる。明るい笑顔で対応すると自然に明るい雰囲気になる。育児への支援はお説教ではなく、語りで伝えたいものだ。生活行動が適切でなく、変容を期待するならば、具体的に示し諭すことである。母親の行動のすべてではなく、「○○していること」を変えればよいことを理解させる。行動の変容ができたときは、「できるじゃない。すごいですね」とフィードバックをすると、「母親を認める」メッセージになり、信頼関係が深まる。

5 ポジティブ・シンキングへの切り替え

妊娠・出産・育児は新しい体験であり、新しい自分と出会う機会でもある。育児の喜び、代替者のいない母親という役割の素晴らしさ、女性の身体の神秘などについて語り、すべての出来事をポジティブに受け止めることで、肯定的に生きる生き方を示したい。「人間万事塞翁が馬」の諺を紹介し、吸引分娩、帝王切開など異常になったとしても、それを悔いるのではなく「それが母児に最もよい選択だった」と認識することで、産後の生活を前向きに捉えることができる。

6 メンタルヘルスの異常に早期に対応する（表7）

精神心理的側面を診断しケアすることで、メンタルの異常の早期発見ができ、支援や治療につなぐことができる。子どもに対する愛着不足や過剰な育児姿勢、夫との不仲などはメンタル面での問題である。

表7●母親のメンタル異常と対処

1. 子ども虐待の予知
2. 育児不安・育児ノイローゼへの対応
3. 家族間のストレス・家族関係の調整
4. パートナーとの関係の不良
5. マタニティーブルーズ・産後うつ

VI 行政で行われている具体的な育児への支援

地域保健法の施行により、思春期から妊娠・出産・育児および乳幼児保健の基本的な母子保健事業の実施主体は、住民に身近な市町村に一元化された。従来は専門性の高い保健所の業務とされていた未熟児訪問、養育医療も市町村の事業となっている。産後の母親のメンタルケアに関連する支援として、児童虐待の防止等に関する法律が平成12年に成立し、平成16年に改正されて虐待の通告先が市町村に位置づけられた。さらに平成20年には児童福祉法の改正で、子育て支援事業が法律上位置づけられ、子ども虐待の対策や子育て支援が母子保健の主要事業として明確に位置づけられた。

1 乳児家庭全戸訪問事業（こんにちは赤ちゃん訪問事業）

本事業は平成19年度より開始された児童福祉法に基づく育児不安、児童虐待防止のための制度で、市町村の事業である。生後4ヵ月までの乳児のいるすべての家庭を訪問し、さまざまな不安や悩みを聞き、子育て支援に関する情報提供などを行うとともに、親子の心身の状況や養育環境などの把握や助言を行い、支援が必要な家庭に対しては適切なサービス提供につなげる。訪問者は看護職に限らず、愛育班員・母子保健推進員・児童委員・子

育て経験者などが幅広く登用されており、乳児家庭の孤立化を防ぎ、乳児の健全な育児環境の確保を図るものである。子ども虐待の早期発見・早期対応にもつなげている。

訪問内容は、①育児などに関するさまざまな不安や悩みを聞き、相談に応じる。②子育て支援に関する情報提供などを行う。③母子の心身の状況や養育環境などの把握を行い、支援が必要な家庭に対し適切なサービス提供につなげる。訪問結果により支援が必要と判断された家庭については、適宜、関係者によるケース会議を行い、育児支援家庭訪問事業などにつなげる。

地域の専門職者・関係者と連携した「要保護児童対策協議会(子どもを守る地域ネットワーク)」の機能が強化され、保護および自立支援として、児童福祉施設はできる限りケアの規模を小さくして地域に溶け込んだ運営を図ることを推進している。

2 養育支援訪問事業

本事業の目的は育児ストレス、産後うつ病、育児ノイローゼなどの問題によって、子育てに対して不安や孤立感などを抱える家庭や、さまざまな原因で養育支援が必要となっている家庭に対して、子育て経験者などによる育児・家事の援助または保健師などによる具体的な養育に関する指導助言などを訪問により実施することで、個々の家庭の抱える養育上の諸問題の解決・軽減を図るものである。

家庭内での具体的な援助は、①産褥期の母子に対する育児支援や簡単な家事などの援助、②未熟児や多胎児などに対する育児支援・栄養指導、③養育者に対する身体的・精神的不調状態に対する相談・指導、④若年の養育者に対する育児相談・指導、⑤児童が児童養護施設などを退所後にアフターケアを必要とする家庭などに対する養育相談・支援、などである。

3 児童虐待防止対策

子ども虐待に関する通報があった場合、子どもの安全確保を確認するために48時間ルールが徹底されている。すなわち通報後、原則48時間以内に子どもを直接に目視して安全確認を行うことになっている。また、妊娠期からの相談・支援体制の整備・充実を図り、ハイリスク事例への対応をする。例えば10代の未婚初産婦に対しては、妊娠に対する本人の認識を知り、望まない妊娠ではないのかを確認し、必要な支援を行う。既婚の経産婦であれば、上の子どもとの関係や経済的問題はないかを把握し支援する。

虐待による死亡は0歳児に多く、その要因は望まない妊娠、産後うつ病、経済的な困窮であり、これらへの早期の対応が大切で、子ども虐待の防止には、妊娠中からの支援が必

要である。昨今は、離婚後に上の子どもを連れて再婚するケースもあり、次子の妊娠に伴い上の子へのネグレクトや身体的暴力が生じることもある。子ども虐待のハイリスク家庭の早期発見のため、乳幼児健診未受診の家庭や家庭訪問指導を拒否する事例などは、リスク群として継続的に観察して虐待の早期発見に努める。

4 地域子育て支援拠点事業

地域での育児支援として子育て支援拠点事業がある。これには一般型と連携型があり、実施主体は市町村である。一般型は常設の地域の子育て拠点を設け、支援機能の充実を図るもので、連携型は児童福祉施設などに親子が集う場を設け、子育て支援のための取り組みを行うものである。基本事業は、①子育て親子の交流の場の提供と交流の促進、②地域の子育て関連情報の提供を行う、③子育てに関する相談・援助の実施、④子育てに関する講習などの実施、である。児童福祉施設などを拠点にして行う連携型では施設の職員の協力が必要であるが、一般型では地域のボランティアなど、意欲があり子育てに関する知識経験を有するものがマンションなどの一室を活用して実施することもできる。サークルなどの主催で出張広場を開設するなど地域の機能を強化した事業である。

5 一時預かり事業の子育て支援事業

児童福祉法に基づいた制度であり、児童の保護者の多様な就労形態や出産、病気、冠婚葬祭、習い事、ショッピング、美容院などのほか、育児疲れで子どもからちょっと離れたいときなど、理由を問わず利用できる。市区町村によっては病気などに限定している場合もあるが、この制度を活用することで、産後うつや育児ストレスを軽減できる。

6 ファミリーサポートセンター

「育児の援助を受けたい人」と「援助を行いたい人」が会員となって育児を助け合うものであり、対象は子をもつすべての家庭である。サービス内容は、①保育施設の保育開始時間前や終了後に子どもを預かる、②保育施設までの送迎、③子どもが軽度の病気の場合など臨時的・突発的なときに子どもを預かる、などである。

7 療養の給付

疾病、負傷に対し療養取扱機関で、診療・薬剤または治療材料の支給・処置・手術・その他の治療を受けるなど、必要な療養そのものを現物として給付するものである。例えば、診察、薬剤または治療材料の支給、処置・手術その他の治療、在宅で療養するうえでの管

理とその療養のための世話・看護、病院・診療所への入院、その療養のための世話とその他看護である。

養育医療とは、母子保健法第20条に基づき、以下のような乳児が、指定医療機関において入院治療に要する医療費を公費(国や県のお金)により負担する制度で、養育医療の対象は、出生体重2,000ｇ以下の児、出生体重2,000ｇ以上でも、生活力が特に薄弱であり、養育医療給付に該当する諸症状がある場合であって、医師が入院養育を必要と認めた1歳未満の乳児に限定されている。また、低体重児の届出は、母子保健法第18条に基づいて、出生体重が2,500ｇ未満の児の場合、その乳児の現在地の都道府県保健所を設置する市または特別区に届けなければならない。

以上、具体的な支援を述べたが、それらの事業が実施される背景には、基盤として次に述べる法的根拠がある。

1 ■ 次世代育成支援対策推進法

次世代育成支援対策を推進するために、市区町村や事業主に対して行動計画の策定を進め、推進するものである。保護者が子育てについての第一義的な責任を有することを基本的認識として、家庭その他の場において子育ての意義についての理解が深められ、かつ、子育てに伴う喜びが実感されるように配慮した行動計画を策定することを目指している。2005年4月〜2015年3月までの10年間の時限立法であったが、本法は2015年4月1日から2025年3月までの10年間延長され、男性の育児休業取得に関する基準など、新たな認定基準などが改正されている。従来301人以上の事業所が対象であったが、2011年から従業員が101人以上の企業に拡大された。

2 ■ 少子化対策基本法

少子化対策、子育て支援対策として内閣府から2003(平成15)年7月30日に公布された。長期的な少子化に対応するものである。

3 ■ 健やか親子21

国民運動として進められており、2010(平成22)年から子育てに自信がもてない母親の割合、子どもを虐待していると思う親の割合、ゆったりとした気分で子どもと話せる母親、育児に参加する父親、子どもと一緒に遊ぶ父親などの目標値が変更されている。健やか親子21は85の団体が加わって活動してきたが、最終報告を終えて2015(平成27)年4月から「すこやか親子21(第2次)」として新たにスタートした。「すべての子どもが健やかに育

つ社会」の実現を目指している。

　また、妊産婦は、労働基準法[1947(昭和22)年]により、産前産後(第65条)の休暇の取得として産前休業は出産予定日の6週間(多胎は14週間)以内に請求があった場合に、産後は出産後8週間(但し、産後6週間を過ぎて本人が請求し医師が許可した業務は可)とされ、育児時間(第67条)の確保は、生後満1年に達しない生児を育てる女性は、休憩時間のほか1日2回各々少なくとも30分、その生児を育てるための時間を請求できる。出産とは妊娠第4ヵ月以上の出産をいい、流産、早産、死産などの場合も対象となる。また、母子健康管理指導事項連絡カード(母健連絡カード)は、妊娠中および出産後の健康診査などの結果、通勤緩和や休憩に関する措置などが必要であると主治医などに指導を受けたとき、このカードに必要な事項を記入して発行してもらう。女性労働者は、事業主に母健連絡カードを提出して措置を申し出る。事業主は母健連絡カードの記入事項に従って時差通勤や休憩時間の延長などの措置を講じなければならない。

VII　母子に対する支援者の方向

　日常での母子にかかわる支援の方向を以下に示す。母子にかかわる医療者は次世代を育成する責任があり、子どもを産み出し育てる母親の心と身体を全面的に包み込み支援していきたいものだ。ストレスを軽減し、多くの母親がもう1人産みたいと思える育児体験ができるようにかかわっていきたい。

1．妊産婦の心を感じながらケアしよう。
2．肯定的メッセージを送ろう。
3．母親になる喜びを語ろう。
4．妊産婦を身内のつもりでかかわろう。
5．スキンシップを多くとろう。
6．愛情を注ごう ─ 人は誰かに優しくされるとその分他人に優しくなれるもの、注いだ愛情は子どもに注がれる。愛する人は成長する(哲学者ニーチェの言葉)。

●おわりに

　産後の育児不安やノイローゼ、育児ストレスは、産後のメンタルケアを充実させることで軽減する。医療者の妊娠中からのきめ細かなかかわり方で些細な不安を早期に解決し、楽しく育児に取り組む力を育む必要がある。妊娠期の保健指導を充実して女性の産む力、

育てる力を醸成し、個々のメンタルヘルスを考慮した産後のケアを実施していくために、医療者は妊娠期から医学的視点のみでなく、精神心理的側面にも目を向けてメンタルヘルスケアを推進することが大切である。

(齋藤益子)

■文献
1) 山﨑圭子, 齋藤益子：わが国における産後の疲労感に関する文献検討. 日母子看会誌 6(2)：31-39, 2012.
2) 高橋愛美, 齋藤益子：育児不安を抱える母親に対する助産師のケア. 東京母性衛誌 28(1)：56-60, 2012.
3) 山﨑圭子, 高木廣文, 齋藤益子：産褥早期における「産後の疲労感」尺度の開発と信頼性・妥当性の検討. 母性衛生 55(4)：711-720, 2015.
4) 齋藤益子：産褥期のマタニティ診断. 実践マタニティ診断, 第3版, 青木康子(編), pp192-231, 医学書院, 東京, 2014.
5) 宗像恒次(編著)：看護に役立つヘルスカウンセリング. p42, メヂカルフレンド社, 東京, 1999.
6) 玉木敦子：産後のメンタルヘルスとサポートの実際. 兵庫県立大学看護学部地域ケア開発研究所紀要 14：37-56, 2007.
7) 齋藤益子：周産期のメンタルヘルス. 秋田母性衛会誌：25, 2010.

14 周産期のメンタルヘルス
2 周産期のうつ病、その他の精神疾患

●はじめに

　女性のライフサイクルの中でも、周産期は心身共にストレス負荷の増大する時期に相当する。英国の母体死因に関した2003年調査報告[1]によると、後発妊産婦死亡(late maternal deaths)(妊娠終了後満42日〜1年未満の死因)を含めた結果、自殺による死亡(13%)が身体疾患による死因を抜き、母体死因のトップであることが判明した。しかも、自殺者を精神科診断別にみると、産褥精神病(38%)、重症のうつ病性疾患(21%)の両者で全体の半数を占め、さらに自殺者の60%には精神科既往歴があることが判明した。この事実は大きな反響を呼び、王立産婦人科学会は、周産期のメンタルヘルスを公衆衛生上の重要な課題の1つと位置づけた。

　一方、産褥期のうつ病に罹患した母親では、乳幼児の発達に対する影響(認知機能、情動および社会的、行動学的な発達)が指摘されていたが、近年のコホート調査[2]では、妊娠期の母親の不安、ストレス、うつ状態が、児童期の子どもの発達に影響を与えて、行動学的・情動的問題を引き起こすのではないかと推測され、妊娠女性のメンタルヘルス・ケアの重要性が示唆された。

　さらに、生殖医療の進展に伴い、近年では産科的ハイリスク妊娠が増加し、妊産褥婦メンタルヘルスのサポートを必要とする準臨床的な事例も増加している。中には、うつ病、心的外傷後ストレス障害(PTSD)へ進展する事例も少なくなく、精神医学的関与が必要な場合もある。また、産褥期の母親と関連して、やや遅れて配偶者のうつ病が発現することも報告されている。

　したがって、周産期の心の病気は、女性自身のみならず、配偶者や乳幼児にも影響を及ぼすため、悪循環的に家庭のメンタルヘルス機能が低下する。つまり、周産期のメンタルヘルスは、家族全体の心の健康問題として位置づけられると言っても過言でない。

　そこで、本稿では、最近の知見を含めて、周産期の気分障害、不安障害、精神病などの精神疾患の特徴と治療に関して概説する。

I 周産期の精神疾患

1 うつ病

1 ■ 妊娠うつ病の概要

　妊娠期のうつ病の疫学的研究が最初に報告されたのは、1990年代のことである。それまでは、妊娠うつ病は、産後うつ病のように高い関心が示されなかったが、妊娠期もメンタルヘルスの観点から決して防衛的な時期ではないことが明らかになった。

　その有病率(大うつ病性障害および小うつ病性障害を含む)は8.5～11.0%[3]と報告され、後述する産後うつ病の有病率と大差ない。発病時期は、妊娠初期に多いといわれ、社会心理的な要因(社会的サポートの欠如、予期せぬ妊娠、最近のライフ・イベントなど)との関連が高いことも指摘されている。なお、産後うつ病の危険因子として、「妊娠うつ病」が指摘されているので、産褥期のうつ病の再発に注意する。

　多くの妊娠期のうつ病の重症度は、軽度から中等度である。しかし、薬物の胎児に対する影響を恐れ、重症の妊娠うつ病が時に未治療になる場合もある。また、精神科既往歴にうつ病がある女性の場合、妊娠後に薬物中断して再発する例もある。

2 ■ 妊娠中の薬物治療

　薬物の催奇形性、新生児高血圧症などに関しては、依然議論があるが、三環系抗うつ薬、SSRI(選択的セロトニン再取込み阻害薬)、SNRI(セロトニン・ノルアドレナリン再取込み阻害薬)に関して、胎児に影響を及ぼす抗うつ薬は少ないが、リスクとベネフィットを考慮した慎重な対応が必要である。また、抗うつ薬では、新生児離脱症候群、胎児毒性の報告があることから、精神状態が安定していれば、妊娠後期には薬物療法は減量することが望ましい。薬物療法のリスクを回避する他の方法として、安全性が高く、効果発現の早い修正型電気けいれん療法(modified electroconvulsive therapy；m-ECT)は、重症の産後うつ病では適応となる。

2 不 安

　多くの母親にとって、妊娠期は不安が出現しやすい時期である。妊娠初期は、妊娠継続か中断を決める苦悩の決断の時期でもある。特に過去に長期の不妊治療、複数回の流産や

胎児喪失を経験した女性では、不安が顕在化する。分娩恐怖症(tocophobia)、胎児異常に対する恐怖、そして、母性獲得の失敗などが大きな課題になる。

3 アルコール症

妊娠はアルコール依存症の女性に有益な効果をもたらすが、重症の乱用が継続する場合には、胎児に重篤な影響を及ぼす。主な影響は、胎児発育不全である。エタノールは妊娠期間の短縮リスクがあるが、児の低体重は、必ずしも未熟性だけで説明できない。むしろ新生児が月齢として小さい。新生児離脱症候群に至る場合もある。また、エタノールは催奇形性があり、「胎児性アルコール・スペクトラム障害(fetal alcohol spectrum disorders；FASD)」を誘発させる。その症状は、上顎形成不全による特徴のある顔貌、小頭症などであり、長期の認知障害や行動障害を引き起こす。こうした重症の合併症の検出のため、体系的なアルコール乱用のスクリーニングは役に立つ。

4 摂食障害

多くの神経性無食欲症の女性では、回復して、標準体重の80％以上に達すれば、性周期が再開する。今日、長期間の事例報告から、神経性無食欲症の既往歴のある女性の多くが出産に至っている。2012年のデンマークの研究では、食欲不振症の女性の出産率は、対照群に比べて1/3と報告されている。

神経性無食欲症に罹患した一部の女性が妊娠するが、食思不振による無月経という診断は、しばしば遅れる。通常、妊娠は神経性無食欲症の女性に恩恵をもたらすが、一部では極端なダイエットを継続するため、胎児の栄養不良が生じる。

産褥期は再発する傾向が高い。母親の食思不振が著しくなると、授乳に対する葛藤がしばしば観察され、母親の禁欲主義から、子どもが低栄養状態に至ることがある。

神経性大食症の場合、妊娠によって改善することが多い。子宮増大に伴い胃への圧迫が生じることから、大食が困難になる。出産後は、約半数が再発するといわれている。大食による妊娠への大きな影響はないが、低出生体重児が報告されている。大食症の母親は、時々過食、嘔吐、食事制限がみられ、こうした間にネグレクトという逸脱した育児が観察されることがある。

5 産前精神病

これまでの疫学的調査[4]から、妊娠期は産褥期に比べて、精神病の発現は低いことが知られている。54,087名の出産で、産褥1ヵ月以内の発病率が51名であるのに対して、妊

娠期の発病が 2 名であったという。

　しかしながら、産前精神病（急性の双極性の類循環性のエピソード）が生じる場合が稀にある。なお、産褥精神病の既往歴のある女性では、妊娠期の発現に注意する。

　妊娠期の抗精神病薬（phenothiazines, butyrophenones）による治療は、比較的安全であるといわれている。新生児に発現する過鎮静や錐体外路症状に注意する。気分安定薬の炭酸リチウムはエプスタイン奇形や胎児毒性の点から好ましくない。カルバマゼピンやバルプロ酸ナトリウムも催奇形性の点から危険である。

6 妊娠期におけるメンタルヘルスに関した産科医向けのガイドライン

　王立産婦人科学会は、2011 年の Good Practice のガイドラインの中で、妊娠登録時に主要な精神疾患の有無やハイリスクの精神疾患の確認を、目標数値 90％という高い数値を掲げている（**表 1**）[5]。過去の精神科既往歴、家族歴を妊娠初期から把握した早期介入の重要性が指摘されている。

表 1 ● 産科医療機関に妊娠登録時、主要な精神疾患の有無、または精神疾患のハイリスクの確認（目標 90％以上）

- 過去にまたは現在の主要な精神疾患（特に統合失調症、双極性障害、他の気分障害、過去の産褥期の精神病性疾患、産褥期の重症うつ病）の有無について必ず尋ねる。
- 入院治療の期間も含めた精神保健サービスによる過去の治療について必ず尋ねる。
- 双極性障害と早期の精神疾患（産褥精神病）の家族歴について必ず尋ねる。
- 向精神薬を含む現在の治療について必ず尋ねる。
- 親密なパートナーからの暴力、性的虐待や暴行、不法薬物の使用、自傷行為、社会的支援の欠如などについて慎重に尋ねる。こうしたグループの女性は、うつ病や妊娠期の自殺のリスクが高くなる。
- 産後の主要な精神疾患のリスクが高いことが判明した場合、専門的な精神医療サービスに必ず紹介する。

（文献 5）より改変）

II　新生児喪失に関連した精神病理

　分娩は、女性のライフサイクルの中でも試練の 1 つであり、精神病理学的リスクと遭遇する場でもある。周産期医療が進展して、先進国では産科合併症の割合も減少しているが、胎児を死に至らせる、自殺、自傷、激怒による攻撃といった絶望的な行為は、過去の文献でも指摘されている。稀であるが、分娩前から始まる数時間程度のせん妄状態、昏迷なども観察されている。

準臨床的なメンタルヘルスの対象としては、新生児の喪失（妊娠中絶、流産、胎児死亡など）による病的悲哀の対応は重要な課題である。これは、通常の悲嘆反応に近似しているが、以下の点で、独自の特別な文脈を含む。感情的麻痺、空虚感に続くショック状態、そして長期にわたる苦渋の悲哀が主要症状である。悲哀による幻覚（胎動、赤ん坊の顔、泣き声など）を経験することもある。女性は、罪悪感、怒りを抱き、時に好訴的になる。そして、玩具やベビー服の処分以外に、友人や親戚との面会状況などの危機的状況に遭遇すると不安定になる。一方、羞恥心が持続して、周囲と共感ができない女性もいる。

　こうした悲嘆の心理過程における研究からも、「うつ状態」は対象喪失に伴う自然な心理過程として考えられ、対象喪失から回復するための必要な準備期間と位置づけられる。なお、米国の精神科診断基準DSM-IV（1994年）では、死別（bereavement）反応を精神疾患と区別した。複雑な病的死別反応からうつ病に移行する場合が観察されるためである。しかし、最近のDSM-5（2013年）では、死別後2週間以上にわたり諸症状が揃えば、広義のうつ病の範疇に入ることから、過剰診断という指摘もある。

III　産褥期の精神疾患

　多くの女性にとって、分娩後は究極の時間であり、多幸的で高揚感を経験する。しかし、身体疲労、母乳哺育、日常生活への復帰、職業からの離脱という、急速な生物学的、社会的、情緒的変遷に伴うストレスが過重されるため、産褥期には多様な精神疾患が出現する。

1　「マタニティーブルーズ」

　マタニティーブルーズは、多くの女性が経験するもので、ほぼ正常範囲の病態である。通常産後3〜5日目に突然に出現する。多くの母親は、感受性が高くなる時期に一時的な予期せぬ涙もろさの出現に困惑する。通常は数時間から数日で消失する。但し、産後うつ病の危険因子と指摘されているので、その後の経過観察が必要である。

2　重症の分娩に対する反応

1 ■ 心的外傷後ストレス障害

　激しい疼痛を伴う分娩後に、一部の女性では、戦争や自然災害など悲惨な経験をした後に発現するものと同様に、繰り返す悪夢、昼間の恐怖感が生じる。欧米では5.9％くらいの頻度で出現する。こうした女性の多くは、次回妊娠を回避する（二次的な分娩恐怖）。また

次回妊娠後期に症状の再燃がみられることがある。この障害はカウンセリングや心理的治療を要し、極度の分娩恐怖では選択的帝王切開の適応になる。

2 ■ 好訴反応

激しい分娩経験に対するほかの反応として、病的好訴反応(好訴妄想反応)がある。こうした女性では、疼痛管理に対して激しい不満を述べ、その怒りの反芻は育児にも支障をきたし、数週間から数ヵ月間持続することが多い。中には自らを執念深い虚構の世界に埋没して、口頭や書面による批判を繰り返し、訴訟に至る場合もある。

こうした理由のある不満からの反応には、慎重な評価と対応を要する。必要な場合には臨床心理的な対応による治療も考える。

3 うつ病(産後うつ病)

「産褥メランコリア」は、最初に見つけられた産後精神疾患の代表である。当初は、重症で、入院を要するタイプであった。1950年頃から、軽症から中等度の産褥期のうつ病が、一般人口中でも多いことが判明した。その後、1980年代から「産後うつ病」は日常用語となった。この言葉によって、精神疾患に対する偏見や汚名を返上できた。そして、母親は病気であることを受け入れ、治療を自ら受けることに敷居を下げた。したがって、「産後うつ病」は重要な疾患概念である。但し、医療関係者の間に産後の精神疾患をすべて「産後うつ病」と単一に考える傾向がある。そのため、誤診や見逃しから、治療的介入が遅れる場合がある。特に、不安症群、強迫症、PTSDなどは、産褥期のうつ病と併存することもあるので、専門医による鑑別が必要である。

また、「産後うつ病」という概念に対して専門学的な観点からその特徴をみると、①産後1ヵ月以内の有病率は、非産褥期のうつ病のものと比較して、有意に高くなること、さらに、②産後1ヵ月以内の早期発症のうつ病は重症の場合が多いこと、である。

1 ■ 有病率と好発時期

大規模研究による有病率(時点および期間)の多くは10〜15％の範囲に集約される。有病率のメタ分析を用いた報告では、妊娠初期と産後6ヵ月くらいまでは高い有病率を示す。

2 ■ 危険因子

産後うつ病における社会心理的要因との関連は数多く指摘されている。メタ分析を用いた報告では、「妊娠うつ病」「自己評価の低下」「育児のストレス」「産前の不安」「人生のストレ

ス」「社会的支援の欠如」「配偶者との関係」「うつ病の既往歴」「新生児の病気」「マタニティーブルーズ」「婚姻形態」「社会経済的状態」「無計画/望まない妊娠」などとの関連が示唆されている。総じて、予期せぬ人生の出来事と社会的支援の欠如はリスクの高い要因である。産後うつ病の生物学的背景の関連要因としては、エストロゲンやプロゲステロンなどの性腺系のホルモン、視床下部－下垂体系－性腺系（副腎皮質系）のコルチゾールなど神経内分泌的要因との関連が一時研究されたが、現在のところ決定的なものは少ない。但し、自己免疫疾患の産褥期の増悪として、甲状腺機能と免疫系の関連が推測されている。

3 ■ スクリーニング

うつ病の母親の多くは適正な受療行動がとれないことが多い。しかし、産褥期のうつ病は好発時期が特定されること、さらに妊娠期から複数の医療保健機関を受診するため、スクリーニング方法による検出方法は効率がよい。その中でも、エジンバラ産後うつ病質問票（Edinburgh Postnatal Depression Scale；EPDS)[6]は、有効な感度と妥当性を有し、うつ病を識別するために、日本でも母子保健医療の場で使用されている。高得点群に対しては、精神医学的面接により、病気の症状、経過、診断、母親の生活史、性格を把握して、専門的ケアの必要性を必ず検討する。

4 ■ 治　療

治療は、うつ病と母子に関連する脆弱性に焦点を当てることが重要である。心理療法、薬物治療、一部には修正型電気けいれん療法なども対象になる。潜在的なサポーターである配偶者との協働は重要である。地域リエゾンによる支援も有用である。最近では、中等度の産後うつ病に対する心理的治療の有効性に関した研究が蓄積されている。母乳哺育中の抗うつ薬治療について研究報告があるが、リスクとベネフィットに関して、共に悩み考えて意思決定するという「Shared Decision Making」という過程が重要視されている。

5 ■ 予　防

予防は、重度または長期の産後うつ病の既往歴のある母親にとっては、重要な課題である。次回妊娠に関しては、精神科医と連携しながら、適切な情報を相互に提示して、予防的介入につなげることが重要である。その他、夫婦関係の軋轢、社会的孤独という高い危険因子のある家族には、地域保健師、ボランティア機関、または他の社会福祉関連施設からの支援を要する。予防的服薬に関しては、有効性は明らかにされていない。

4　産褥期の不安症群

　近年の調査では、産後の不安障害の有病率は産後うつ病と比べて同等である[7]と報告されている。重要なことは、いわゆる「育児不安」や「育児ノイローゼ」といった俗称レベルのものと必ず鑑別すること、そして精神医学的治療の対象となる「病的な不安」の類型を把握して、適切な専門的診断と治療が必要である。パニック障害に関した8件の研究報告[8]から、44％の女性では産褥期に増悪して、10％の女性が新たなエピソードを経験したという。不安の病態を明らかにすることは、治療と関連するため重要である。なお、授乳中はベンゾジアゼピン系の薬剤は慎重に使用する。大腸から吸収され、新生児の肝臓での代謝が遅くなるため、無気力となったり体重減少を引き起こす場合がある。

1　新生児に対する産褥期のパニックと恐怖的回避

　孤立した核家族の初産婦にとって、新生児のケアには強い責任感を抱き圧倒される。極端な例で観察されるパニックや焦燥感は、多くの女性でも経験される。支援のない母親では、新生児に対して恐怖性の回避を示し、母親としての役割を果たせないことがある。
　こうした障害は、専門家の援助がなくても、拡大家族では対応できる。母親には特に夜間の鎮静が必要である。日中は子どもと同室でもよいが、常に見守りが必要である。治療上は、脱感作療法の適応である。診断と対応が正しければ、予後は良好である。

2　新生児の健康と生存に関した不安

　通常、子どもの世話は、絶え間ない警戒心を必要とする。不安傾向の強い、過剰な心配のある女性、あるいは不妊や流産の経験のある女性では、危険を伴う育児行動（例えば入浴）に対して過剰に心配になる。一部では、乳幼児突然死の可能性の不安から、子どもの呼吸を確認するため、夜間も覚醒して、呼吸の有無を何回もチェックして、生きていることを確認する女性もいる。その結果、耐え難い緊張感や不眠、疲労が悪循環的に引き起こされる。こうした母親には不安の管理が必要である。リラクゼーション治療、グループサポートが実施できるデイ・ホスピタルが理想的である。

5　産褥期の強迫性障害

　産褥期は、強迫性障害の発病時期の1つに相当するという。強迫的儀式に加えて、子どもへの加害恐怖、衝動を伴うことがある。子どもに対する攻撃的衝動は、子ども虐待に先行する病的怒りとは区別しなければならない。母親は、通常、優しく献身的であるが、さ

まざまな嬰児殺しのイメージが脳裏に湧き上がる。子どもと2人でいる状況を怖がり、非日常的な回避行動をとる。

治療としては、感情表出、解釈、および向精神薬治療がある。子どもに対する回避行動を防ぐためには、ポジティブな母親の感情を強化し、抱きしめと遊びを推奨することが重要である。認知行動療法も有用である。

6 産褥精神病

これまで、産褥精神病は器質性精神病または双極性障害の近縁疾患の2群に大別された。前者は、歴史的には、感染症、子癇精神病などを原因とする分娩後のせん妄という要因が関連する点で、今日でも発展途上国で観察される。後者は、19世紀のフランスの精神科医Esquirolの症例の中で典型的な精神病の記載が残るが、その疾病学的位置づけに関しては論議があった。双極性障害との関連が報告された。さらに急性多形性(類循環性)精神病との関連も指摘されている。おそらく、遺伝性と素因の強い、生物学的な背景を有する疾患と考えられている。

発病頻度は、1,000回の出産で1件の割合である。双極性障害や産褥期の発症という要因では、高い家族歴が指摘されている[9]。

発病時期は、通常分娩後2～14日以内である。重症の躁病性病像、統合失調症性感情障害の症状または、極度の興奮状態に至る場合が多い。妄想、言語性の幻聴、意志や自我の障害、緊張病性症状も観察され、しばしば、錯乱あるいは困惑的色彩を伴う。

抗精神病薬やm-ECTにより、通常は数週間で落ち着く。予後については、非産褥性の再発もあるが、次回妊娠後の再発率は25～50%である。稀であるが、性周期と一致して再発する周期性精神病に移行する場合がある。

通常、母子分離などが必要な急性症状の時期は、母乳哺育は控えることが多い。また、躁うつ病性の症状が顕著な場合は、炭酸リチウムなどの気分安定薬が奏効する。また、最近では、産褥期からの炭酸リチウムの投与に予防的効果があることが報告されている。

7 一般の身体的疾患に伴う精神疾患

いわゆる、症状性精神疾患、特に脳器質性の疾患(シーハン症候群など)や自己免疫性の内分泌疾患(甲状腺機能異常など)に伴ううつ病や躁病などを鑑別しなければならない。時には甲状腺機能亢進症に伴う心悸亢進をパニック症と誤診することもある。したがって、こうした身体疾患に伴う気分障害の鑑別には、内分泌学的検査や脳の画像解析などによる精査が重要である。

8 母子関係障害

　妊娠期における胎児との新たな関係性は大切であるが、産褥期における母子関係は、より重要な心理学的過程である。近年では、母子相互作用の障害（愛着の遅れ、拒絶、虐待的行為など）が母子関係に与える影響も研究され、周産期のメンタルヘルスの重要な課題である。

　例えば、思考や行動の抑制が強い母親では、乳児に対する関心が希薄になり、無口、無関心な対応に陥ることがある。適切に乳幼児の情緒的信号を読み取り、適切に応答できず、その結果、母親は赤ん坊に対する愛情疎隔感を抱き、その結果自責感がますます増強する場合がある。

　一方、不安感の強い母親の場合、乳幼児に過干渉で乱暴的な養育態度を示す場合がある。その結果、乳幼児が抵抗を示し、泣き叫ぶような態度になることも指摘されている。

　日本人うつ病群と正常対照群の母子相互関係についてビデオを用いた HRMII（Global-Rating of Mother Infant at Two and Four Months）で比較検討した調査[10]では、産後うつ病の母親では、愛情度が低下して、乳児の行動への受容が低く、乳児の欲求を敏感に察知して、それを適切に反応することができなかった。さらに、子どもへの要求度が高く、子どもを不快にするような行動が多く、不安・緊張が高いことが指摘された。さらに、母子間の相互作用については、円滑で満足のいく相互のコミュニケーションに欠けていた。

　したがって、産後早期の段階で、うつ病の母親の治療を継続しながら、その子どもの母子関係に与える影響を最小限にするためにも、母子相互作用を正当に評価して、さらに改善することは、母子のメンタルヘルスの観点からも今日、重要な課題である。

　英国などの専門のデイ・ホスピタルでは、個人への支援、グループ・ディスカッション、また特別な、母子関係強化のためのベビーマッサージなどの治療が行われる。

●おわりに

　近年、精神医学の領域でも、周産期メンタルヘルスに必要なサービスの枠組みは次第に明確になっている。家庭生活に支障をきたす場合には、リスクの高い女性に対する迅速で効果的な介入が最大の目標になっている。

　英国で創設された母子同時入院という入院施設は、母親単独入院よりも優れている。その理念として、精神疾患の母親自身にも「親としての自覚」を可能な限り強化させること、その責任感と子どもに対する適切な養育能力を促進させることが掲げられている。実際、さまざまな産褥期の精神疾患に対する早期診断など多様な介入以外に、養育能力の評価、

マザーリングの訓練、司法精神医学的アドバイスが実施されている。

　こうした母子同時入院によって、家庭の崩壊を最小限に防止している点から、日本においても地域のリエゾン活動の拠点として重要な役割を果たすことが期待され、その設立が望まれる。

（岡野禎治）

■文献
1) Centre for Maternal and Child Enquiries (CMACE)：The Eighth Report of the Confidential Enquiries into Maternal Deaths in the United Kingdom. BJOG 118 (Suppl 1)：1-203, 2011.
2) O'Connor TG, Heron J, Golding J, et al：Maternal antenatal anxiety and behavioural/emotional problems in children；a test of a programming hypothesis. J Child Psychol Psychiatry 44(7)：1025-1036, 2003.
3) Gaynes BN, Gavin N, Meltzer-Brody S, et al：Perinatal depression；prevalence, screening accuracy, and screening outcomes；summary. Current as of February, 2005.
4) Kendell RE, Chalmers JC, Platz C：Epidemiology of puerperal psychoses. Br J Psychiatry 150：662-673, 1987.
5) Royal College of Obstetricians and Gynaecologists：Management of Women with Mental Health Issues during Pregnancy and the Postnatal Period Good Practice No. 14, June 2011 (http://www.rcog.org.uk/files/rcog-corp/ManagementWomenMentalHealthGoodPractice14.pdf).
6) Cox JL, Holden JM, Sagovsky R：Detection of postnatal depression；development of the 10-item Edinburgh Postnatal Depression Scale. Br J Psychiatry 150：782-786, 1987.
7) Brockington IF, Macdonald E, Wainscott G：Anxiety, obsessions and morbid preoccupations in pregnancy and the puerperium. Arch Womens Mental Health 9(5)：253-264, 2006.
8) Hertzberg T, Wahlbeck K：The impact of pregnancy and puerperium on panic disorder；a review. J Psychosom Obstet Gynaecol 20(2)：59-64, 1999.
9) Jones I, Craddock N：Familiarity of the puerperal trigger in bipolar disorder；results of a family study. Am J Psychiatry 158(6)：913-917, 2001.
10) 岡野禎治, 斧澤克乃, 李　美礼, ほか：産後うつ病の母子相互作用に与える影響；日本版 GMII を用いて. 女性心身医学 7：172-179, 2002.

Column-6 ● 乳幼児虐待と世代間連鎖

　わが国の児童虐待相談対応件数は、厚生労働省が統計を取り始めた平成2年以降年々増加しており、平成24年度の全国児童相談所における対応総数は66,701件であり、児童虐待防止法施行前の平成11年度と比べ5.7倍となっている。被虐待児の年齢構成は、0～3歳未満12,503件（18.8%）、3歳～学齢前16,505件（24.7%）、小学生23,488件（35.2%）、中学生9,404件（14.1%）、高校生など4,801件（7.2%）である。虐待者は、実母38,224件（57.3%）、実父19,311件（29.0%）であり、実親による虐待が86.3%を占める。さらに、平成16年に厚生労働省社会保障審議会児童部会のもと「児童虐待等要保護事例の検証に関する専門委員会」が設置され、虐待による死亡事例検証が開始された。第10次報告によれば、平成15年7月～平成25年3月までに把握された全国の児童虐待による死亡事例のうち0歳児が概ね4割を占めており、9割が実母による加害であった。これら子どもの死亡に至るケースでは、母子健康手帳の未発行、妊婦健康診査の未受診などが9割、望まない妊娠が約7割、若年（10代）出産の経験ありが約4割と報告されている。

　一般に、児童虐待が行われる背景にはさまざまなリスク要因が指摘されている。貧困、若年出産、望まない妊娠、家庭内の暴力、親のストレス、親の精神疾患（物質依存を含む）、社会的孤立、育てにくさをもった子どもの特性などは、いずれも育児において社会的あるいは心理的負担を増大させることがある。これらの困難を複数抱えている親が子育てをしている場合や、これらの困難に手立てを講じることができないまま子育てを続けなくてはならない親には社会的支援（保健所、子ども家庭支援センター、訪問看護、助産所や医療機関などの地域連携）を子育て早期から組むことが必要である。

　虐待を発生させる要因の1つに、虐待の世代間連鎖（intergenerational cycle of abuse）として、子ども時代に虐待を受けた者が大人になったときに自分の子どもを虐待する危険が高いという現象がある。1960年代より「虐待は虐待を引き起こす」と指摘され始め、欧米からは多くの報告がなされており、子どもの時代に身体的に虐待を受けたりネグレクトされた者は、その1/3程度が家庭内で暴力的になるということが知られている。子ども時代に虐待を受けたことについて、子育てが始まるまで意識化されず、育児の時系列の中でありありと思い出して、あるいはよく思い出せないながらも育児に高いストレスを感じて苦悩する親もある。

　但し、子ども時代に虐待を受けても、自分の子どもには虐待しない親の方が多い点にはむしろ学ぶべきことが多い。最近の研究[1]では、母親には不適切養育を受けた体験があるが子どもへの

虐待のない家庭において、母親と子どもの両者に不適切養育を受けた体験のある家庭に比べて、配偶者らの関係はサポーティブで信頼しており、子どもへの養育上のやさしさが高いレベルで示され、成人のパートナー間の暴力が少ないことが示された。これらの要素は、世代間連鎖を防ぐための支援の手がかりとして重要な意義を有していると考えられる。

（笠原麻里）

■文献

1) Jaffee SR, Bowes L：Safe, stable, nurturing relationships break the intergenerational cycle of abuse；a prospective nationally representative cohort of children in the United Kingdom. J Adolesc Health 53(4 Suppl)：S4-S10, 2013.

15 更年期のメンタルヘルス

●はじめに

　女性のメンタルヘルスに内分泌環境が大きな影響を与えることはよく知られている。閉経は月経周期と妊娠・産褥に続いて起こる最終かつ最大の内分泌的変動であり、閉経前から閉経後へと移り変わる時期、すなわち「更年期」に女性が抱える種々の心理社会的ストレッサーと相乗的に作用して、さまざまな身体精神症状を引き起こす。本稿では特に更年期に多くみられるうつ・不安・不眠などの精神症状について述べる。

I 更年期障害の病態

　40歳代後半ないし50歳代前半の女性が月経不順とそれに伴うさまざまな身体精神症状を主訴に受診したとき、多くの医師は躊躇なく「更年期障害」という病名を選択する。しかしながら、現時点では「更年期障害」と診断するための明確な基準は存在しない。日本産科婦人科学会では「更年期」と「更年期障害」を以下のように定義している。「閉経の前後5年間を更年期といい、この期間に現れる多種多様な症状の中で、器質的変化に起因しない症状を更年期症状と呼び、これらの症状の中で日常生活に支障をきたす病態を更年期障害とする(下線筆者)」。「多種多様な症状」とは、ほてり・発汗などの血管運動神経症状、めまい・動悸・胸部絞扼感・頭痛・肩凝り・腰背部痛・関節痛・冷え・しびれなどの身体症状、うつ・不安・不眠などの精神症状などを指す。日本人女性の更年期症状を定性的に評価するための標準的な質問票として作成された日本産科婦人科学会生殖・内分泌委員会編「日本人女性の更年期症状評価表」を表1に示す。ほかにも多くの更年期症状質問票があり、中には各項目に点数を付与して合計点を臨床診断の根拠としているものもあるが、点数の妥当性についての検証が必ずしも行われているわけではない。これらの症状質問票によって更年期障害の確定診断に至るわけではなく、あくまで多様な症状およびそれに対する治療効果について効率よく把握する際の一助と考えるべきである。いずれにせよ重要なのは、これらの多彩な症状が「器質的変化に起因しない」とされていることで、逆に言えば症状の基盤としての器質的変化を見い出すことが難しいということになる。この点で、更年期障害を「身体疾患の中で、その発症や経過に心理社会的因子が密接に関与」するものと定義されている心身症に含めるのは適切ではない。現在受け入れられている更年期障害の発症メカニズムは、「卵巣から分泌されるエストロゲンの変動・減少とその制御系である視床下部

表1 ● 日本人女性の更年期症状評価表

症状	症状の程度		
	強	弱	無
1. 顔や上半身がほてる（熱くなる）			
2. 汗をかきやすい			
3. 夜なかなか寝つかれない			
4. 夜眠っても目を覚ましやすい			
5. 興奮しやすく、イライラすることが多い			
6. いつも不安感がある			
7. 些細なことが気になる			
8. くよくよし、憂うつなことが多い			
9. 無気力で、疲れやすい			
10. 眼が疲れる			
11. 物事が覚えにくかったり、物忘れが多い			
12. めまいがある			
13. 胸がドキドキする			
14. 胸が締めつけられる			
15. 頭が重かったり、頭痛がよくする			
16. 肩や首が凝る			
17. 背中や腰が痛む			
18. 手足の節々（関節）の痛みがある			
19. 腰や手足が冷える			
20. 手足（指）がしびれる			
21. 最近音に敏感である			

（日本産科婦人科学会生殖・内分泌委員会：「日本人用更年期・老年期スコアの確立とHRT副作用調査小委員会」報告；日本人女性の更年期症状評価表の作成．日産婦誌53(5)：883-888，2001より一部改変）

脳下垂体の失調をはじめとする身体的因子に加えて、性格を基盤とする心理的因子、家庭や職場における対人関係などの社会的因子が総合的に関与して発症に至る」とするbio-psycho-social modelである（図1）。一般にはエストロゲンが線型に減少することによって発症すると理解されているために、患者や他専門分野の医師から「更年期障害かどうかを診断するための血中エストロゲン測定」を依頼されることも多い。しかしながら更年期の中核となる時期には、それまで精密に制御されていたエストロゲンの血中濃度が閉経によって完全に減少する直前に激しいゆらぎを示すため、ある時点で血中エストロゲン濃度を測定して仮に低値を示しても、次の機会に正常値ないし高値を示すことが十分にありうる。1,000名以上のアメリカ人女性の月経状態とホルモン値の変動を縦断的に追跡したStudy of Women's Health Across the Nation (SWAN)研究の報告をみても、閉経2年前から2年後にかけての4年間はホルモン値が大きく変動する時期と考えられる。Biologi-

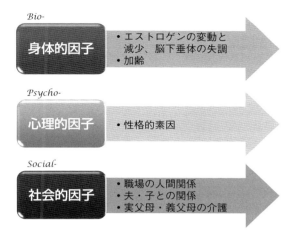

図1●更年期障害の発症メカニズム

cal factor としてエストロゲンの「減少」よりも「ゆらぎ」がむしろ重要であると考えることもできるが、いずれにせよエストロゲンの変化の在り方によって更年期障害を一元的に定義するためのコンセンサスは現時点では得られていない。なおわが国で a priori に使用されることの多い「更年期」という用語であるが、その英訳 "climacteric" が医学的な文脈で用いられることは必ずしも多くはない。現在国際的にこの時期を表す言葉として用いられるのは、月経が不規則になり始めてから閉経までを示す「閉経移行期」("menopausal transition")と、さらに閉経1年後までを含めた「周閉経期」("perimenopause")である。本稿では、閉経前から閉経後へと移行する時期を幅広く指す概念として「更年期」の用語を用いる。

II 更年期の精神症状

1 更年期の精神症状の病態

更年期障害の診療において、うつ・不安・不眠などの精神症状は頻度が高く、かつその対処に苦慮することが多い。東京医科歯科大学周産・女性診療科では更年期障害の治療目的で来院された女性を主な対象として「系統的健康・栄養教育プログラム」を実施しているが、本プログラムに2006〜2010年に参加した40歳以上60歳未満の女性345名を対象に行った更年期QOL質問票による症状調査では、「物事への興味がもてない」「何をしても楽しい気持ちがしない」などのうつ症状、「ちょっとしたことで驚いたり気が動転する」「ちょっとしたことで緊張する」などの不安症状、「夜なかなか寝つかれないで困る」「熟睡

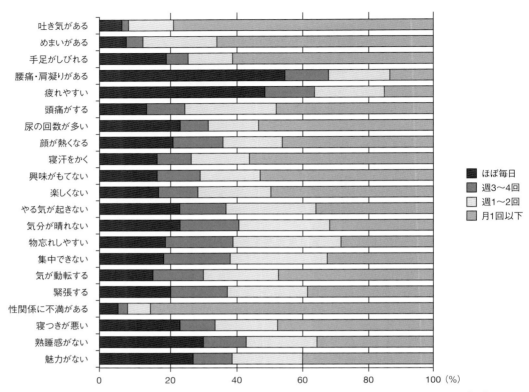

図2● 更年期外来受診者における各症状の頻度(東京医科歯科大学周産・女性診療科, 2006~2010年, N=345)

(Terauchi M, Hiramitsu S, Akiyoshi M, et al: Effects of the kampo formula tokishakuyakusan on headaches and concomitant depression in middle-aged women. Evid Based Complement Alternat Med 2014:593-560, 2014 より一部改変)

感がなくて困る」などの不眠症状を週1回以上自覚する女性は、それぞれ58%、58%、60%と高率であった(図2)[1]。

これらの精神症状がなぜ更年期に多くなるかという点に関しては、さまざまな仮説が存在する。

1 ■ 血管運動神経症状仮説

エストロゲン減少により起こるホットフラッシュや発汗などの血管運動神経症状(vasomotor symptoms;VMS)が精神症状の原因となるという仮説であり、更年期の中核症状をVMSと考える欧米において主流となる考え方である。うつや不安などの精神症状とVMSに悩まされる程度についての多変量解析によって、両者の間に双方向性の関連があることが明らかにされている。VMSが不眠症状の原因となり、さらに不眠症状がうつ症状の原因となるといういわゆる「ドミノ理論」もこの系列に属する。

2 ■ 神経内分泌仮説

エストロゲンそのものが神経内分泌学的な作用を有しているため、その減少またはゆらぎが精神症状の原因となるとする仮説である。

3 ■ 心理的ストレッサー仮説

閉経は女性としての自己認識を大きく変えるイベントであり、その変化に対処しようとする心的活動が心理的ストレッサーとして精神症状の原因になるとする仮説である。

4 ■ 社会的ストレッサー仮説

周閉経期に一致して起こるさまざまなライフイベントや環境の変化が社会的ストレッサーとして精神症状の原因となるという仮説である。

現実にはこれらのうちのどれか1つの仮説だけが正しいというわけではなく、上述のように1、2のbio、3のpsycho、4のsocialの総和が症状の原因となるというbio-psycho-social modelを採用すべきであろう。そもそも女性は男性よりも気分障害や不安障害の生涯有病リスクが50〜60%高いことが知られているが、性成熟期に精神症状の既往をもつ女性は更年期にそれが悪化しやすく("continuum of risk")、また既往のない女性でも更年期には症状初発のリスクが高くなる("window of vulnerability")と考えられる。

2 閉経がうつ症状に与える影響

世界各国において、大うつ病の発症率は女性が男性の1.6〜3.1倍と高いが、このことは女性における内分泌変動と関係があると考えられており、性ステロイドホルモン受容体が前頭前野・海馬・視床・脳幹など情動を司る部位に同定されること、またこれらのホルモンがセロトニン(5-HT)神経系やノルエピネフリン(NE)神経系を調節していることもこの仮説の裏づけとなっている。

閉経がうつ症状に与える関係について検討するうえでは、横断的研究よりも個人の月経の状態を詳細に評価しつつ追跡する縦断的研究の方がより有効である。そのような視点に立つ複数のコホート研究の成果がアメリカから報告されている。DSM-IVに基づく大うつ病性エピソード(major depressive episode；MDE)の周閉経期におけるオッズ比[95%信頼区間]は、閉経前を1としたときに、FreemanらのPenn Ovarian Aging Study(POAS)研究では2.50[1.25〜5.02][2]、BrombergerらのSWAN研究では1.98[1.00〜3.92][3]と

増加することが明らかにされている。また「うつ病自己評価尺度(The Center for Epidemiologic Studies Depression Scale ; CES-D)スコア 16 点以上」で評価した重篤なうつ症状の周閉経期におけるオッズ比も、閉経前を 1 としたときに、POAS 研究では 4.29 [2.39〜7.72][2]、SWAN 研究では 1.30 [1.09〜1.55]〜1.71 [1.27〜2.30][4]と増加することが示されている。このように周閉経期にうつ症状の有症率が増えることは明らかであるといえそうであるが、一方で、うつ病の既往や更年期症状の有無で調整すると閉経は重篤なうつ症状の危険因子とはいえないとする Avis らの Massachusetts Women's Health Study(MWHS)からの報告や、うつ症状の重篤度に対して月経状態の変化は関与せず、むしろ生活上のストレスが最も大きく影響していたとする Woods らの Seattle Midlife Women's Health Study(SMWHS)からの報告もあり、注意を要する。

　周閉経期にみられる内分泌変動のうつ症状への寄与についてはさまざまな報告がある。エストロゲンの基礎値についてはうつ症状の重症度との相関はなかったとする報告が多いが、エストラジオール(estradiol ; E_2)の低下幅と卵胞刺激ホルモン(follicle stimulating hormone ; FSH)の上昇幅が関係したという報告や、E_2、FSH、黄体化ホルモン(luteinizing hormone ; LH)などの変動幅が関係したという報告がある[2]。アンドロゲンについては、周閉経期の抑うつ症状とデヒドロエピアンドロステロン(dehydroepiandrosterone ; DHEA)や DHEA-S の低値が関連した、DHEA-S の高値が関連した、DHEA-S は関連しなかったがテストステロン(testosterone ; T)の低値が関連した、T の高値が関連した、などと諸報告間にまったく一致がみられない。このような混乱は、周閉経期のうつ症状の増加がこの時期に特異的な各種ホルモンの変動に伴うものではなく、この年代に増大する心理的・社会的ストレスの寄与が大きいとする上述の考え方に、一定の根拠を与えている。

　なおこれとは別に、閉経前に両側卵巣摘出を受けた女性はその後長期にわたりうつ症状のリスクが高くなることが報告されている[5]。

3　閉経が不安症状に与える影響

　一般的にうつと不安は互いに約 50％の割合で共存するとされ、さらに不安はうつに先行することが多い。しかしながら、閉経が不安症状に与える影響について特に注目した研究はうつ症状のそれほど多くはない。

　Bromberger らは 2003 年に SWAN 研究の横断的解析を行い、閉経前女性に比べて閉経後早期の女性に「イライラする」「神経質になる」などの不安症状が有意に多いことを報告した[6]。また Tangen らはノルウェー人女性の大規模な横断的解析により、周閉経期に不

安症状が強くなることを示している[7]。一方で、Freemanらによる2008年のPOAS研究の縦断的解析では、不安と閉経の段階との関連は統計学的に有意ではなかったが[8]、2,956名の女性を10年間追跡したSWANの縦断的解析に関するBrombergerらの最新の報告によると、閉経前に不安症状の弱かった集団においては閉経過程で不安症状を示す女性の割合が増加し、後期周閉経期に最大となった[9]。同研究により、閉経前に不安症状の強かった集団では、不安症状を示す女性の割合が閉経過程に伴いむしろ減少したことが示されており[9]、周閉経期の不安症状については"continuum of risk"よりも"window of vulnerability"の方が優位であると考えられる。

4 閉経が不眠症状に与える影響

100万人以上の地域住民を対象としたアメリカの調査で、女性が不眠症状を訴える割合は男性の約2倍で、40歳代から50歳代にかけて上昇することが示されている[10]。さらに閉経過程を詳細に追跡したSWAN縦断研究によって、不眠症状を構成する入眠障害・中途覚醒・早朝覚醒の周閉経期の有症率は、閉経前を1としたときにそれぞれ1.2〜1.5倍、1.3〜2.0倍、1.1〜1.5倍と増加することが報告されている[11]。

われわれの検討からも不眠が更年期女性のQOLを全般的に低下させることは明らかであるが[12]、うつ同様にその病態は複雑である。加齢、生活習慣、身体的・精神的ストレッサーや薬物など一般の不眠と共通の因子に加えて、内分泌変動とそれに伴う身体・精神症状がさらに不眠を増悪させると考えられている。いわゆる「ドミノ理論」は、エストロゲン低下により起きるVMSが夜間に頻発することにより不眠をきたし、さらにはうつに至るという仮説であり、VMSの重症度と不眠の重症度との間に有意な相関があることを示した研究によって支持されているが[13][14]、一方でpolysomnographyなどを用いた睡眠の他覚的重症度と皮膚の電気伝導度などを用いたVMSの他覚的重症度とを解析に導入すると、両者の間に相関がみられなくなる[15]。この矛盾に対する1つの解釈として、VMSや不眠を訴える更年期女性には「正常な睡眠や自律神経活動を異常と捉えてしまう認知の障害」が存在する、と考えることも可能である。一方で、不眠はうつ・不安と密接かつ双方向性に関連する。すなわち、気分障害を有する患者は不眠を訴えることが多く、また慢性的な不眠は気分障害の危険因子となる。周閉経期の不眠もこの時期に増加するうつ・不安と関連する可能性がある。われわれの検討でも更年期女性の不眠はVMS以上にうつ・不安との関係が強く[12]、また寝汗に加えて入眠障害には不安の、熟眠障害にはうつの寄与が大きかった(**表2**)[16]。

表2●更年期の不眠とうつ・不安との関係

		粗オッズ比 (95%信頼区間)	調整済みオッズ比 (95%信頼区間)	Wald カイ二乗値	p 値
入眠障害への寄与	年齢	1.015 (0.962〜1.070)			
	閉経状態	0.624 (0.328〜1.187)			
	ホットフラッシュ	1.258 (0.984〜1.609)			
	寝汗	1.524 (1.194〜1.946)	1.488 (1.142〜1.938)	8.684	0.003
	HADS うつスコア	1.174 (1.088〜1.266)	1.061 (0.959〜1.174)	1.312	0.252
	HADS 不安スコア	1.246 (1.136〜1.367)	1.182 (1.050〜1.331)	7.638	0.006

		粗オッズ比 (95%信頼区間)	調整済みオッズ比 (95%信頼区間)	Wald カイ二乗値	p 値
熟眠障害への寄与	年齢	0.997 (0.949〜1.047)			
	閉経状態	0.827 (0.466〜1.466)			
	ホットフラッシュ	1.266 (1.008〜1.589)	1.125 (0.848〜1.491)	0.664	0.415
	寝汗	1.538 (1.222〜1.938)	1.423 (1.077〜1.881)	6.160	0.013
	HADS うつスコア	1.192 (1.108〜1.283)	1.128 (1.023〜1.244)	5.846	0.016
	HADS 不安スコア	1.198 (1.104〜1.300)	1.092 (0.979〜1.217)	2.514	0.113

＊**太字**は独立の危険因子
(文献16)による)

5 更年期の精神症状の評価

　精神症状に関する項目はほぼすべての更年期症状質問票に含まれている。前掲の「日本人女性の更年期症状評価表」では全21項目のうち7項目、有名な Greene Climacteric Scale では全21項目のうち10項目、また Hunter の Women's Health Questionnaire では全29項目のうち14項目と、1/3〜1/2 がうつ・不安・不眠に関する質問で占められており、更年期の中核症状とされる VMS に関する質問がいずれも2項目であることを考えると、この時期における精神症状の重要性は明らかである。これらの質問票を用いて症状プロファイルの概略を把握し、必要に応じて専門の質問票を用いてより詳細な評価を行う。うつ症状に関しては、うつ性自己評価尺度(Self-rating Depression Scale；SDS)やこころ

表3 ● 更年期のうつ・不安と身体症状との関係

		調整オッズ比 （95%信頼区間）	p値
うつへの寄与	頭痛	1.49(1.06〜2.10)	0.020
	不安(HADS-A)	1.58(1.37〜1.83)	<0.001

		調整オッズ比 （95%信頼区間）	p値
不安への寄与	吐き気	1.65(1.15〜2.39)	0.007
	手足のしびれ	1.39(1.05〜1.84)	0.020
	うつ(HADS-D)	1.36(1.23〜1.50)	<0.001

(文献17)による)

とからだの質問票(Patient Health Questionnaire；PHQ-9)などを利用することが多い。特に後者はDSMに基づくMDEの診断に有用である。不安症状に関しては、状態不安と特性不安をそれぞれ評価可能な状態・特性不安検査(State-Trait Anxiety Inventory；STAI)を用いることが多い。また、Hospital Anxiety and Depression Scale(HADS)は身体疾患患者のうつ・不安を評価する目的で作成された質問票で、両者を簡便に評価することができる。不眠症状に関してはピッツバーグ睡眠質問票(Pittsburgh Sleep Quality Index；PSQI)などがよく用いられるが、ICD-10に基づいて不眠症の重症度を評価できるアテネ不眠尺度(Athens Insomnia Scale；AIS)も簡便で利用しやすい。

精神症状の重要性を特に強調したが、仮面うつ病と同様に更年期障害を構成する身体症状がうつや不安を背景とする可能性もあり、注意を要する。例えばわれわれの検討では周閉経期の頭痛はうつとの関連が大きく、また吐き気や手足のしびれは不安との関連が大きかった(表3)[17]。

6 更年期の精神症状への対処

更年期女性の精神症状に対してプライマリ・ケア医として対処することは非常に重要であるが、希死念慮のある例、双極性障害が疑われる例、薬物療法反応不良例などは精神科専門医に紹介すべきである。

1 ■ 非薬物療法

更年期障害は前述の病態からも、ICD-10の身体表現性自律神経機能不全(F45.3)や適応障害(同F43.2)、あるいは機能性身体症候群などとも重なるところの大きい疾患概念である。まずは受容と共感を表出しながら患者の訴えに耳を傾け、背後にある心理社会的要

因を探索することが何よりも重要である。次に生活習慣に関する詳細な問診を行い、不適切な習慣があればその改善を指導する。例えばわれわれの検討では、不眠を訴える更年期女性には過度の喫煙者が多いことが示されており、禁煙指導が不眠症状を改善する可能性が示唆されている[12]。認知行動療法をはじめとする心理療法の有効性も明らかにされているが、実際に心理療法を行うためには訓練を受ける必要があり、また認知行動療法であれば1回あたり30分以上の面接を原則として16回以上行うなど多くの時間と労力を割く必要があるので、日常診療の中でこれを実施するのは必ずしも容易ではない。

2 ■ 薬物療法

非薬物療法で改善がみられない場合には薬物療法を選択する。薬物療法としては、①向精神薬、②閉経期ホルモン療法(menopausal hormone therapy ; MHT)、③漢方薬、などが用いられる。上述のように多数の因子が複合的に関与する病態に対して薬物療法の役割はあくまで限定的と考えるべきであるが、多忙な日常診療においては求められる「なんらかの対処」を「処方箋」という形で表現せざるを得ないことも多い。

a. 向精神薬

精神症状に対する薬物療法の中で最も有効性が期待できるのは、更年期女性においてもやはり向精神薬である。しかしながら臨床の現場では、この年代の女性が向精神薬の服用に対して拒否的反応を示すことは珍しくない。患者が受診に至った経緯をよく理解し、取りうる選択肢のベネフィットとリスクに関するエビデンスを十分に提示したうえで、患者自身が主体的に治療法を選択できるようにするインフォームド・チョイスが重要であり、特に更年期女性に対する向精神薬処方にあたっては丁寧な説明が必要ではないかと思われる。

①抗うつ薬

1999年以降、わが国にも選択的セロトニン再取込み阻害薬(SSRI)やセロトニン・ノルアドレナリン再取込み阻害薬(SNRI)などの副作用の少ない新型抗うつ薬が導入され、プライマリ・ケア担当医がこれらの薬剤を使用する機会が増加した。周閉経期のうつ症状改善に関しては、SSRIであるエスシタロプラム[18]やSNRIであるデュロキセチン[19]の有効性がランダム化比較試験(ramdomized controlled trial ; RCT)により示されている。また、SSRIであるパロキセチン[20]-[22]やエスシタロプラム[23]がうつ症状を示さない周閉経期女性のVMSにも有効であることがRCTにより示されている。

各種質問票により症状の消長を半定量化することは、薬物療法の効果判定に役立つ。薬物の効果発現には通常3ヵ月程度かかること、また嘔気・悪心、傾眠、口渇などの副作用が

10〜20％と比較的高頻度に起こるが、服用継続とともに次第に減少することをあらかじめ説明しておく。

抗うつ薬は不安障害に対しても有効であることが知られており、フルボキサミン、パロキセチン、セルトラリンなどのSSRIでは不安障害が効能・効果に追加されている。

②抗不安薬

ベンゾジアゼピン系の抗不安薬は更年期外来のみならずプライマリ・ケアの現場で大変よく用いられる薬剤の1つであるが、常用量依存などの問題があるため原則的には頓用が望ましく、長期間にわたって漫然と処方すべきではない。うつ症状と不安症状が併存する症例では、抗うつ薬の効果が発揮されるまでの間少量のベンゾジアゼピン系抗不安薬を併用すると有効な場合がある。

③催眠鎮静薬

抗不安薬同様、非常によく用いられる薬剤であるが、最近では特に非ベンゾジアゼピン系の催眠鎮静薬が選択されることが多い。更年期の不眠症状改善に関して、非ベンゾジアゼピン系催眠鎮静薬であるエスゾピクロンとゾルピデムの有効性がRCTにより示されている[24)25)]。またエスゾピクロンが不眠症状以外に更年期のVMSやうつ症状にも有効であることがRCTにより示されている[24)]。

なお、われわれの検討によると、不眠症状を有する更年期女性に催眠鎮静薬を処方すると、不眠症状が改善するだけでなく、収縮期血圧・拡張期血圧・脈拍・体重・BMI・体脂肪率などが低下する[26)]。

b．MHT

MHTは、1990年代までは単なる更年期障害の治療だけではなく、閉経後の心血管疾患や骨粗鬆症の予防目的でも積極的に用いられていた。2000年代にMHTに関する一連の否定的な報告を行って大きな話題を集めたWomen's Health Initiative（WHI）研究以降は適応を拡大した場合の副作用が強調される傾向にあるが、依然として更年期のVMSに対しては最も有効な薬物療法である。子宮摘出後の症例に対してはエストロゲン単剤を投与し、子宮を有する症例に対しては子宮内膜増殖症予防目的でプロゲストーゲンを併用する。閉経後1年以内の患者に対しては、プロゲストーゲンの持続的投与を行うと約90％に破綻出血がみられることが報告されているので[27)]、周期的投与を行って消退性出血を起こさせる。閉経後1年以上の症例に対しては持続的投与を行うことが多い。

①うつ症状とMHT

上述のWHI[28)29)]やWomen's International Study of long Duration Oestrogen after the Menopause（WISDOM）[30)]などの大規模なRCTでは、MHTがうつ症状に影響を及

ぼす可能性が否定されたが、これらの研究が基本的に健康な60歳代の女性を対象としたものであることに留意する必要がある。DSM-ⅢまたはⅣによってうつ病性障害と診断された中高年女性に対するMHTの比較的小規模なRCTが3つあり、周閉経期女性を対象とした2つが有効性を示した[31)32)]のに対し、閉経後平均17年経過した女性を対象とした1つでは有効性が示されなかった[33)]。これらの結果から、視床下部-下垂体-卵巣系の機能的変動が著しい周閉経期女性のうつ症状に対してMHTは有効であるが、卵巣機能が完全に減衰した女性に対しては無効である、とする"critical window"説も提唱されている。

　エストロゲンが更年期のうつ症状に対して有効であるとするならば、それは、①VMSの緩和を介するドミノ効果の抑制によるのだろうか、それとも、②エストロゲンの脳に対する直接作用なのだろうか。周閉経期のうつ病性障害を有する女性を対象とした小規模なRCTにおいてSchmidtらは、VMSの有無にかかわらずエストロゲンのうつ症状緩和効果がみられることを示しており[31)]、これは上記②を支持する結果である。エストロゲンの直接作用として想定されているのは、①5-HTやNEの分解にかかわるmonoamine oxidaseの抑制と、②5-HTの合成にかかわるtryptophan hydroxylaseやNEの合成にかかわるtyrosine hydroxylaseの発現亢進により、利用可能なモノアミン量を増加させる機構である。なお周閉経期のうつ症状に対するMHTの有効性を示した上述の2つのRCTはいずれもE_2の貼付剤を用いているが、その理由として経口投与に比べて経皮投与では血中濃度が安定しており、「ゆらぎ」を最小化できるためと考えられる[31)32)]。またMHTに用いられる4種のプロゲストーゲンの精神症状に対する効果を比較した研究では、うつ症状に効果があったのはメドロキシプロゲステロン酢酸エステル（medroxyprogesterone acetate；MPA）のみであった[34)]。なお、MHTに用いられるエストロゲン製剤の効能効果は「血管運動神経症状（ホットフラッシュおよび発汗）」であり、仮に精神症状のみを有する更年期女性に対してエストロゲン製剤を使用するとすれば、それは適応外使用にあたる。

　「周閉経期のうつ症状に対して抗うつ薬とMHTのどちらがより有効なのか」という設問も臨床的に重要である。うつ症状を有する更年期女性に対して抗うつ薬とMHTとの効果を比較したRCTは、少なくとも1つ存在する[18)]。40〜60歳の女性43名がエシタロプラム10〜20 mg/日またはMHTのいずれかの群に無作為に割りつけられ、8週間にわたる治療を受けた。うつ症状の改善度はMHT群よりもエシタロプラム群で有意に大きく、寛解率もエシタロプラム群で有意に高かった。このように、更年期のうつ症状に対してはMHTよりも抗うつ薬の有効性が高いと考えられる。

②不安症状とMHT

　上述のWISDOM StudyではMHTが不安症状を改善する可能性が否定されているが、この研究が基本的に健康な60歳代の女性を対象としたものであることに留意する[30]。外科的閉経直後の女性の不安症状がMHTにより改善することがRCTにより示されている[35)36]。

　なお上述の4種のプロゲストーゲンの精神症状に対する効果を比較した研究では、不安症状に対して効果を示したのはdydrogesteroneとMPAだけであった[34]。同研究でうつ症状と不安症状の両者に効果があったのがMPAだけであったことを考慮すると、精神症状を有する女性に対する適切なプロゲストーゲンはMPAということになる。

③不眠症状とMHT

　自覚的不眠症状はMHTによる改善の報告が多い症状の1つであり、特にMHTの精神症状に対する効果の大部分を否定した前述の大規模臨床試験において、唯一効果がみられたのが不眠症状である[28)-30]。一方でエストロゲン投与時のPSG所見では徐波睡眠の頻度に有意な変化がないことが報告されており[37]、MHTによる自覚的・他覚的不眠の改善度には乖離がある。前述のように更年期女性の不眠症状はうつや不安との関連が強く[16]、MHTがうつや不安を緩和することによって睡眠状態の知覚が改善され、自覚的不眠が解消する可能性がある。実際にMHTによる睡眠改善効果がうつ症状の強い群で大きかったという報告がある[38]。

　「周閉経期の不眠症状に対して催眠鎮静薬とMHTのどちらがより有効なのか」という設問も臨床的に重要である。不眠症状を有する更年期女性に対して催眠鎮静薬とMHTとの効果を比較したRCTは、少なくとも1つ存在する[25]。40～60歳の女性72名がゾルピデム10 mg/日、MHT、またはプラセボのいずれかの群に無作為に割りつけられ、8週間にわたる治療を受けた。不眠症状の改善度はMHT群やプラセボ群よりもゾルピデム群で有意に大きかった。このように、更年期の不眠症状に対してはMHTよりも催眠鎮静薬の有効性が高いと考えられる。

c．漢方薬

　前述のように治療の選択肢として抗うつ薬やMHTを提示した場合に心理的抵抗を示し、「よりナチュラルな」方法を求める患者は少なくない。器質的異常を伴わずに多彩な身体精神症状をきたす更年期障害患者の「不定愁訴」に応じて症状ごとに処方を追加していけば、短期間のうちに多剤併用療法を余儀なくされる。身心一如の視点から多彩な身体精神症状を全人的なプロファイルとして一括して把握し、個々の患者にふさわしい少数の処方を選択する漢方治療は、更年期障害の病態によく適合しているといえるだろう。産婦人科

医の多くが漢方薬を日常的に処方している状況において、その大半を占めるのはいわゆる「婦人科三大処方」である。更年期障害の分野でも当然ながら、当帰芍薬散・加味逍遙散・桂枝茯苓丸の使用頻度が圧倒的に高い。その中で、うつ・不安・不眠などの精神症状を主体とする症例では加味逍遙散を最初に用いることが多い。

加味逍遙散は『太平恵民和剤局方』に収載された「逍遙散」に牡丹皮と山梔子とを加えたもので、別名「丹梔逍遙散」とも呼ばれる。現在の構成としては『万病回春』などに記述がみられる。「逍遙する」とは「気ままにあちこちを歩き回る」の意であり、症状の逍遙、すなわち不定愁訴を目標とする処方である。現代の成書には、「自律神経・内分泌などの機能失調により現れた諸症状、特に婦人の精神神経症状を伴う諸症に用いられることが多い」とある。また、ツムラ加味逍遙散エキス顆粒[TJ-24]添付文書の効能・効果には、「体質虚弱な婦人で肩が凝り、疲れやすく、精神不安などの精神神経症状、時に便秘の傾向のある次の諸症」の1つとして更年期障害が挙げられている。構成生薬は柴胡・芍薬・蒼朮・当帰・茯苓・山梔子・牡丹皮・甘草・生姜・薄荷の10種類であり、気血水理論からは柴胡・甘草・生姜・薄荷が種々の気の異常に、芍薬・当帰が血虚に、牡丹皮が瘀血に、それぞれ対応していると考えられる。以上より、用いるべき患者像は「体力が弱く、肩凝り・疲れがあり、さまざまに変化する精神神経症状を訴える女性」となる。腹診所見としては弱い腹力と胸脇苦満などが参考になる。胸脇苦満は肋骨弓下部の抵抗・圧痛を意味し、柴胡剤のよい目標とされる「肝気鬱結（気が肝に滞る状態）」の所見である。われわれの検討でも、加味逍遙散は更年期女性の入眠障害・熟眠障害を著明に改善した[39]。

そのほかにもわれわれの検討では、頭痛のある更年期女性に当帰芍薬散を処方すると頭痛および併存するうつ症状が改善し、血圧の高い更年期女性に桂枝茯苓丸を処方すると血圧の低下とともに不眠症状が改善した[40]。

●おわりに

更年期の精神症状の病態とその対処について述べた。最終かつ最大の内分泌的変動期である更年期にメンタルヘルスの安定を保つことは、女性が輝きに満ちた後半生を送るうえでも極めて重要であると思われる。更年期女性に対する最大限のサポートを目指して、女性心身医学のアートとサイエンスが今後も発展することが期待される。

（寺内公一）

■文献

1) Terauchi M, Hiramitsu S, Akiyoshi M, et al：Effects of the kampo formula tokishakuyakusan on headaches and concomitant depression in middle-aged women. Evid Based Complement Alternat Med

2) Freeman EW, Sammel MD, Lin H, et al : Associations of hormones and menopausal status with depressed mood in women with no history of depression. Arch Gen Psychiatry 63(4) : 375-382, 2006.
3) Bromberger JT, Kravitz HM, Chang YF, et al : Major depression during and after the menopausal transition ; Study of Women's Health Across the Nation (SWAN). Psychol Med 41(9) : 1879-1888, 2011.
4) Bromberger JT, Matthews KA, Schott LL, et al : Depressive symptoms during the menopausal transition ; The Study of Women's Health Across the Nation (SWAN). J Affect Disord 103(1-3) : 267-272, 2007.
5) Rocca WA, Grossardt BR, Geda YE, et al : Long-term risk of depressive and anxiety symptoms after early bilateral oophorectomy. Menopause 15(6) : 1050-1059, 2008.
6) Bromberger JT, Assmann SF, Avis NE, et al : Persistent mood symptoms in a multiethnic community cohort of pre- and perimenopausal women. Am J Epidemiol 158(4) : 347-356, 2003.
7) Tangen T, Mykletun A : Depression and anxiety through the climacteric period ; an epidemiological study (HUNT-II). J Psychosom Obstet Gynaecol 29(2) : 125-131, 2008.
8) Freeman EW, Sammel MD, Lin H, et al : Symptoms in the menopausal transition ; hormone and behavioral correlates. Obstet Gynecol 111(1) : 127-136, 2008.
9) Bromberger JT, Kravitz HM, Chang Y, et al : Does risk for anxiety increase during the menopausal transition? Study of women's health across the nation. Menopause 10(5) : 488-495, 2013.
10) Hammond EC : Some preliminary findings on physical complaints from a prospective study of 1,064,004 men and women. Am J Public Health Nations Health 54(1) : 11-23, 1964.
11) Kravitz HM, Zhao X, Bromberger JT, et al : Sleep disturbance during the menopausal transition in a multi-ethnic community sample of women. Sleep 31(7) : 979-990, 2008.
12) Terauchi M, Obayashi S, Akiyoshi M, et al : Insomnia in Japanese peri- and postmenopausal women. Climacteric 13(5) : 479-486, 2010.
13) Ohayon MM : Severe hot flashes are associated with chronic insomnia. Arch Intern Med 166(12) : 1262-1268, 2006.
14) Ensrud KE, Stone KL, Blackwell TL, et al : Frequency and severity of hot flashes and sleep disturbance in postmenopausal women with hot flashes. Menopause 16(2) : 286-292, 2009.
15) Polo-Kantola P : Sleep problems in midlife and beyond. Maturitas 68(3) : 224-232, 2011.
16) Terauchi M, Hiramitsu S, Akiyoshi M, et al : Associations between anxiety, depression and insomnia in peri- and post-menopausal women. Maturitas 72(1) : 61-65, 2012.
17) Terauchi M, Hiramitsu S, Akiyoshi M, et al : Associations among depression, anxiety and somatic symptoms in peri- and postmenopausal women. J Obstet Gynaecol Res 39(5) : 1007-1013, 2013.
18) Soares CN, Arsenio H, Joffe H, et al : Escitalopram versus ethinyl estradiol and norethindrone acetate for symptomatic peri- and postmenopausal women ; impact on depression, vasomotor symptoms, sleep, and quality of life. Menopause 13(5) : 780-786, 2006.
19) Burt VK, Wohlreich MM, Mallinckrodt CH, et al : Duloxetine for the treatment of major depressive disorder in women ages 40 to 55 years. Psychosomatics 46(4) : 345-354, 2005.
20) Stearns V, Beebe KL, Iyengar M, et al : Paroxetine controlled release in the treatment of menopausal hot flashes ; a randomized controlled trial. JAMA 289(21) : 2827-2834, 2003.
21) Stearns V, Slack R, Greep N, et al : Paroxetine is an effective treatment for hot flashes ; results from a prospective randomized clinical trial. J Clin Oncol 23(28) : 6919-6930, 2005.
22) Simon JA, Portman DJ, Kaunitz AM, et al : Low-dose paroxetine 7.5 mg for menopausal vasomotor symptoms ; two randomized controlled trials. Menopause 20(10) : 1027-1035, 2013.
23) Freeman EW, Guthrie KA, Caan B, et al : Efficacy of escitalopram for hot flashes in healthy menopausal women ; a randomized controlled trial. JAMA 305(3) : 267-274, 2011.
24) Soares CN, Joffe H, Rubens R, et al : Eszopiclone in patients with insomnia during perimenopause and early postmenopause ; a randomized controlled trial. Obstet Gynecol 108(6) : 1402-1410, 2006.
25) Joffe H, Petrillo LF, Koukopoulos A, et al : Increased estradiol and improved sleep, but not hot flashes, predict enhanced mood during the menopausal transition. J Clin Endocrinol Metab 96(7) : E1044-E1054,

2011.
26) Terauchi M, Obayashi S, Akiyoshi M, et al : Effects of oral estrogen and hypnotics on Japanese peri- and postmenopausal women with sleep disturbance. J Obstet Gynaecol Res 37(7) : 741-749, 2011.
27) Staland B : Continuous treatment with natural oestrogens and progestogens ; A method to avoid endometrial stimulation. Maturitas 3(2) : 145-156, 1981.
28) Hays J, Ockene JK, Brunner RL, et al : Effects of estrogen plus progestin on health-related quality of life. N Engl J Med 348(19) : 1839-1854, 2003.
29) Brunner RL, Gass M, Aragaki A, et al : Effects of conjugated equine estrogen on health-related quality of life in postmenopausal women with hysterectomy ; results from the Women's Health Initiative randomized clinical trial. Arch Intern Med 165(17) : 1976-1986, 2005.
30) Welton AJ, Vickers MR, Kim J, et al : Health related quality of life after combined hormone replacement therapy ; randomised controlled trial. BMJ 337 : a1190, 2008.
31) Schmidt PJ, Nieman L, Danaceau MA, et al : Estrogen replacement in perimenopause-related depression ; A preliminary report. Am J Obstet Gynecol 183(2) : 414-420, 2000.
32) Soares CN, Almeida OP, Joffe H, et al : Efficacy of estradiol for the treatment of depressive disorders in perimenopausal women ; a double-blind, randomized, placebo-controlled trial. Arch Gen Psychiatry 58 (6) : 529-534, 2001.
33) Morrison MF, Kallan MJ, Ten Have T, et al : Lack of efficacy of estradiol for depression in postmenopausal women ; a randomized, controlled trial. Biol Psychiatry 55(4) : 406-412, 2004.
34) Cagnacci A, Arangino S, Baldassari F, et al : A comparison of the central effects of different progestins used in hormone replacement therapy. Maturitas 48(4) : 456-462, 2004.
35) Baksu A, Ayas B, Citak S, et al : Efficacy of tibolone and transdermal estrogen therapy on psychological symptoms in women following surgical menopause. Int J Gynaecol Obstet 91(1) : 58-62, 2005.
36) Baksu B, Baksu A, Göker N, et al : Do different delivery systems of hormone therapy have different effects on psychological symptoms in surgically menopausal women? A randomized controlled trial. Maturitas 62(2) : 140-145, 2009.
37) Montplaisir J, Lorrain J, Denesle Rg, et al : Sleep in menopause ; differential effects of two forms of hormone replacement therapy. Menopause 8(1) : 10-16, 2001.
38) Polo-Kantola P, Erkkola R, Helenius H, et al : When does estrogen replacement therapy improve sleep quality? Am J Obstet Gynecol 178(5) : 1002-1009, 1998.
39) Terauchi M, Hiramitsu S, Akiyoshi M, et al : Effects of three Kampo formulae ; Tokishakuyakusan (TJ-23), Kamishoyosan (TJ-24), and Keishibukuryogan (TJ-25) on Japanese peri- and postmenopausal women with sleep disturbances. Arch Gynecol Obstet 284(4) : 913-921, 2011.
40) Terauchi M, Akiyoshi M, Owa Y, et al : Effects of the Kampo medication keishibukuryogan on blood pressure in perimenopausal and postmenopausal women. Int J Gynecol Obstet 114(2) : 149-152, 2011.

16 高齢女性をめぐる諸問題

● はじめに

　現在、老年期とは「65歳以上」の期間を指すとされている。一方、「老いとは何か、いかに老いるか」という問題はいつの世でも人間にとっては大きな問題のようで、平均寿命が現在定義されている65歳以上という老年期よりも平均寿命がはるかに短かった昔から「老い」についての思索は洋の東西を問わず多数見受けられる。このことからみても老年期とは何歳以上といったものではなく、人生のうちの相対的な期間であり、その時々の社会構造からも多分に影響を受けて成立していると考えられ、「老人とは何か」「老人には誰が含まれるか」といった問いに対する答えは時代とともに変化することが予想される。「老年期」について、もしどの時代でも共通する点があるとすれば、やがてやってくる死を強く意識しながら過ごすようになる時期ということになるかも知れない。

　本稿では主に心身医学の側からみて、現代の日本女性が出会う「老年期」における心身の問題を概観する。

I 老年期・寿命・身体疾患

1 平均寿命と女性

　日本が65歳以上の人口が総人口の21％以上を占める超高齢社会になってもう10年近く経つ。2014年の厚生労働省の発表では2013年の日本人平均寿命は女性86.61歳と2年連続で世界一、また男性も80.61歳と初めて80歳を超え、世界4位となっている。将来推計では、2060年には男性で84.19年、女性で90.93年に到達すると予測されている。しかし、この長寿国の歴史はごく浅く、日本人の平均寿命は終戦直後においては男女共に50歳代であり、65歳を超えたのは男女共1960年前後の話である。

　「老年期と現代日本の女性」を論じる前に、そもそもヒトにとっての「老年期」は他の生物と比較した場合どのような様相を呈しているかについて触れておく。例えば野生チンパンジーの観察から、人間の繁殖期よりも野生チンパンジーの繁殖期は早く始まり長く続く、つまり平坦で長い繁殖期があり、40歳を超えても繁殖し、死ぬまで産み続けるということが報告されている。他の霊長類と比較して生殖期間が終わった後の時期、すなわち後生殖期に関しては他の霊長類と比較して非常に長いことがわかっている（図1）[1]。この期間が長い

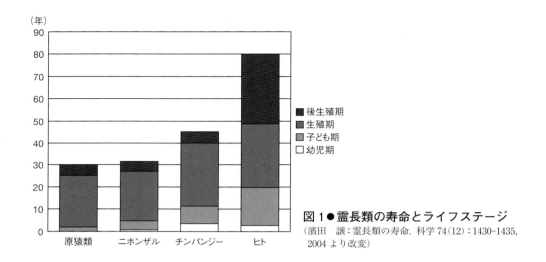

図1●霊長類の寿命とライフステージ
(濱田　譲：霊長類の寿命. 科学 74(12)：1430-1435, 2004 より改変)

原因をどこに求めたらよいかは現在でも結論が出ていない。ヒトという種が子どもの数を少なくして確実に育てるという戦略をとっているため、他の生物と比較して生殖細胞のエラー修復だけでなく、体細胞のエラー修復も強まるという考え方がある。ヒトだけにある長い後生殖期間は孫の世代の世話をするために特別に進化してきたという説も存在する。

　平均寿命と女性について話を戻す。世界各国の比較で明らかになるのは平均寿命の延伸とともに男女差が大きくなり、女性の方がより長くなることである[2]。女性は男性に比べて生存に有利な条件を備えており、飢餓、劣悪な環境、感染症などの疾病など、寿命を短縮するようなさまざまな外的制約から自由になれる社会的な条件が整うと、女性がもともともっている生存に有利な条件が際立つようになり、女性の長い平均寿命という結果をもたらしているのだという考えがある。この女性のもつ「生存に有利な条件」とみなされているものはいくつか挙げられている。女性ホルモンが心血管系疾患の回避に有利に働く、Y染色体一部欠失がある男性は平均寿命が長くなる、といった純粋な生物学的要因と考えられるものから、女性の方が喫煙、飲酒などの習慣をもつ者が比較的少なく、危険行為を好む、過重労働に携わるといったことも比較的少ない、自覚症状を訴えやすい、など生物学的次元と社会学的次元の両者にまたがるような要因も挙げられている。

　一方、スウェーデンやイギリスなど一部の長寿国では寿命の性差はここ数十年で短縮している。これには中年男性の死亡率改善が関係しているといわれている。またこれまでの日本女性の高い平均寿命は社会進出の遅れが関与しているとの指摘もあり、わが国で今後とも女性の社会進出が進むと男性のライフスタイルを選択する女性、またその逆の割合も増加することが予想され、寿命性差も介入や社会動向次第で今後大きく変化する可能性はある。

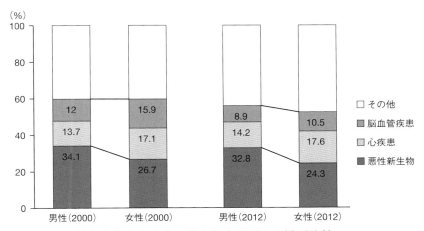

図2 ● 悪性新生物と心疾患＋脳血管疾患死亡の性別比較
(厚生労働省「平成24年人口動態統計(確定数)の概況」より改変)

　女性の死亡率は男性と同様、がんが最も多いが、心疾患に脳血管障害を加えた心血管疾患によるものががんより高率であることも知られている(図2)[3]。心血管疾患は閉経後急激な増加を示すため、エストロゲンなどの内分泌系変化がこの増加に関係していると考えられている。脂質異常症、高血圧症、糖尿病の合併率は閉経後、40%以上にまで上昇することから、閉経期からの積極的な予防と対策が重要となる。妊娠糖尿病や妊娠高血圧症候群であった場合、閉経後に糖尿病や高血圧を発症しやすいとの報告なども考え併せると、若年からハイリスク者をスクリーニングし、介入していくことはさらなる女性の平均寿命の延伸につながると考えられる。

　心血管疾患発症予防としては、まず食生活をはじめとした生活習慣の改善であるが、薬物療法では降圧薬などの治療薬のほかに、ホルモン補充療法(hormone replacement therapy；HRT)も効果的な場合があるという報告もある。HRTは2002年のWHI(Women's Health Initiative)の報告をはじめとして心血管疾患リスク軽減効果に対しては否定的な見解が多かった。しかし、最近になりまた閉経後早期の女性を対象としてHRTを行った場合、冠動脈石灰化スコアがプラセボに対して有意に低かったとの2007年のWHI-CACS(Coronary Artery Calcium Study)などをはじめとして[4]、HRTの開始年齢やエストロゲンの投与量や投与経路、さらには黄体ホルモンの種類などを考慮するとリスク軽減できる可能性が示されつつある。但し日本のHRTガイドラインによれば、現時点では心血管疾患リスク低下を目的としたHRTは積極的には推奨されていない。

2 健康寿命と女性

アンチエイジング医学というものがある。ここ数十年でこの医学の向かう方向が大きく変化してきたといわれる。「どれくらい寿命を延ばすか」から「どれくらい長く健康で生存できるか」、つまり健康寿命の延伸が重要視されるようになってきたことである。「健康で生き甲斐のある」長寿の実現が目標とされるようになったのは、もちろん国の経済と政策が大きく関与しているのだが、さきほど述べた「老年期の大衆化」に伴う「老年」に対する捉え方の変化も無関係ではないと思われる。長寿それ自体が尊敬の対象であった時代から、高齢者が増加して大きな集団として捉えられる時代に入ったことと加齢の仕方に差異化を図ろうとする考えはつながっていると思われる。2004年に内閣府が行った「年齢・加齢に対する考え方に関する意識調査」の結果などをみると「どのような時期からが"高齢者"と思うか」という質問に対して「身体の自由が利かなくなった時期」という答えが最も多く、4割弱を占めている。この答えは女性だけでみるとさらに高く、「身体の自由が利かないと感じるようになった時期」(男性37.6%、女性41.8%)、「介護が必要になった時期」(男性8.7%、女性14.9%)などで女性の割合が高くなっている[5]。男性で「年金の支給」など社会的な役割の節目を答えたものが多いのと好対照であり、女性にとっての「健康で自立した暮らしができる」ということは男性以上に重い意味をもつ可能性が示唆される。一方で平均寿命と健康寿命を男女別に比較すると、図3に示すように[6)7)]、2010年の日本では女性の健康寿命は男性より3年以上長いものの、平均寿命との関連で考えるとその後身体の自由が利かなくなり、自立的な生活から介護などを受ける生活が12年以上となり、男性よりも3年以上長いという結果になっている。

老年期では視床下部・下垂体・卵巣系ないし副腎系の機能低下に伴って、前述した心血管疾患とともに骨粗鬆症、生殖器萎縮に関連する疾患のリスクが上昇する。心血管疾患は

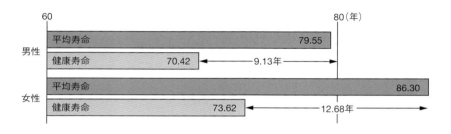

図3● 2010年の日本国の平均寿命と健康寿命・性別比較
(平均寿命は厚生労働省「平成22年完全生命表」、健康寿命は厚生労働省「健康日本21(第2次)の推進に関する参考資料(2012)」より改変)

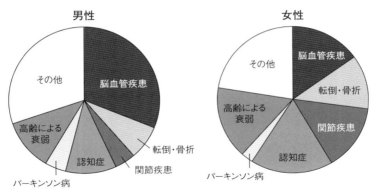

図4● 介護を要するようになった原因疾患
（厚生労働省「平成22年国民生活基礎調査」をもとに作成）

平均寿命、健康寿命の両者にかかわってくるが、特に健康寿命への影響が大きいのが骨粗鬆症・骨折の問題である[8]。

骨粗鬆症は大腿骨頸部骨折などの結果に結びつくまでは身体症状はないかごく軽いため、治療が疎かになりやすい疾患である。しかし図4では、男性との比較で考えると介護を受けるようになる原因疾患で占める骨粗鬆症・骨折の割合が認知症に迫る高さであることが示されており、女性におけるこの疾患に対する対策の重要性がわかる。最近では骨折を介さなくても骨粗鬆症のみで死亡リスクが上昇するといった報告もあり注目される。治療にはビスホスホネート、テリパラチド、デノスマブなどが選ばれることが多い。閉経後早期なら選択的エストロゲン受容体モジュレーターも選択されることがある。活性型ビタミンD製剤を併用する場合も多い[9]。

ごく最近の日本骨粗鬆症学会における報告によると、2012年の大腿骨近位部骨折の発生数は男性の3.7倍であったが、人口1万対発生率は70歳代で男性16.88人、女性36.71人で男女共過去20年の調査で最も低くなっているという。80歳代でも男性60.81人、女性157.14人で2007年の前回調査より低いことがわかった。骨粗鬆症に対する取り組みに一定の成果が得られたとも考えられる。一方、50～60歳代や90歳代では低下傾向が認められなかったという。

II 老年期・精神疾患・女性

老年期を「全うする」ことを考えるときに、身体疾患の予防・治療に目を向けるだけでは片手落ちであることは言うまでもない。本項では老年期の精神障害を取りあげる。老年期の心の在り方については「悟り」「円熟」といった言葉で語られる一方で、「数々の喪失体験

に見舞われる時期」といわれ、配偶者をはじめとした近親者との死別、健康の喪失など精神疾患発症の契機となりうる体験が他の年代より多くなるようにみえる。何より、加齢により脳の機能低下が大なり小なり進行し、健康な精神生活を営む基盤となる脳の障害を引き起こす疾患が増加する時期である。ここでは老年期によくみられ、しかも女性に多いとされる認知症、うつ病、妄想性障害を取りあげ解説する。

1 認知症

　わが国では高齢人口の増大に比例して認知症有病率は急速に増加しており、2012年で460万人を突破し、軽度認知機能障害を有する「認知症予備軍」と推定される約400万人と合わせると860万人となり、65歳以上の4人に1人が認知症の問題に直面していることになる。認知症を引き起こす病気のうち、最も多いのは神経変性疾患と呼ばれる一群の疾患である。アルツハイマー型認知症、前頭側頭型認知症、レビー小体型認知症などがこれに当たる。これに続くのが脳梗塞、脳出血、脳動脈硬化などのために、神経機能に障害をきたすという血管性認知症である。認知症の有病率は加齢とともに増加する。2010年のデータでも、85歳を超える頃には男女合わせると30%近くに達し、その上の年代ではさらに高率となることがわかる（**図5**）[10]。認知症の最大のリスクファクターは加齢であるといえる。認知症の原因疾患として最も多いのがアルツハイマー型認知症であり、女性は男性と比較して数倍発症率が高いと推定されている。

　なぜこのような性差が生じるのかについては現在でも不明である。女性は脳の容積がもともと男性より小さいため、病的過程によって神経細胞が傷害された際にこれを補う予備能力が小さいという説明をはじめ、さまざまな仮説が出されている。これまでの指摘で最も多いのはエストロゲンの低下との関連である。加齢により誰でもある程度まで脳が萎縮し、認知機能は次第に低下してくることは広く知られている。加齢による萎縮は前頭葉や前部帯状回などで強いとの報告があるが、こういった加齢性変化に関しても性差があることを明らかにした報告も増えている。男性では前頭葉の萎縮が目立ち、女性では頭頂後頭葉の萎縮が優位で、女性の大脳灰白質容積の減少はエストロゲン濃度の減少と相関するという指摘がその1つである。また、閉経に伴ってアルツハイマー型認知症に関連の深い海馬領域における灰白質萎縮の進行が早まる可能性を指摘し、これをアルツハイマー型認知症が女性に多いことの1つの要因として挙げているものもある。

　また、エストロゲンを中心としたHRTが認知症発症リスクを低下させたという報告もいくつかある。但し異なる結果を報告しているものも多く、HRTの認知症発症予防効果は閉経後早期ではある程度期待できても老年期ではむしろ認知症発症促進的に作用する可

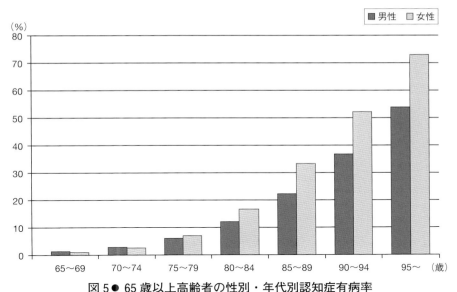

図5 ● 65歳以上高齢者の性別・年代別認知症有病率
(東京都健康長寿医療センター自立促進と介護予防研究チーム(編):認知症総合アセスメント;テキストブック改訂版. p9, 東京都健康長寿医療センター, 東京, 2014 より改変)

能性を示したものもあり、現時点ではHRTの認知症予防効果の評価は確立しているとは言い難い。

　もう1つ、近年のアルツハイマー型認知症発症の危険因子として再認識されたのが、高血圧や糖尿病といった生活習慣病である。最近のいくつかの大規模疫学研究により糖尿病はアルツハイマー型認知症のリスクを上昇させるとの報告が相次いでいる。脳血管障害の神経病理とアルツハイマー型病変の重複病変をもつ症例は当初考えられていたよりも多く、互いが発症促進的に働く可能性が示唆されている。女性は閉経後からこれらのリスクが高まるため、注意が必要ということになる。

　一方、脳の病理学的な変化の程度と認知症症状の重症度が乖離していたり、個体差が非常に大きいことは臨床的には頻繁に遭遇する事実である。「認知予備能」と呼ばれる考え方はこのような事実を説明する概念として最近用いられるようになっている[11]。病理学的変化に対抗して発症を回避する力とも捉えられ、これに関連するのは病前の高いIQ、高い職業能力、教育歴、活発な身体活動や余暇活動などが挙げられている。女性の場合、先述の骨粗鬆症・骨折の問題は身体活動の低下を招くため、認知症予防の観点からも積極的な予防対策が望まれることになる。

　なんらかの精神活動を行う際、若年成人では左右の脳は非対称に活動するのに対して、高齢者ではこの非対称性が減少する傾向が認められるという。この現象についてはいくつ

かの仮説があるが、これが上記の認知予備能と関連するということを支持する実験結果もある。同じ課題に取り組んだときに低い成績だった高齢者は若年者と同じ一側の脳の活性を示したのみであったが、高い成績を収めた高齢者は両側性の活性を示したという。加齢による認知機能低下を、新たな神経ネットワークを形成することにより代償したと捉えられる報告である。このように認知症発症に抗する代償的な脳機能のメカニズムの解明が始まっている。これとは別に男性の脳と女性の脳では機能の側方性に違いがあり、女性の方が左右の機能がより重なり合っているとの報告がある。今後、性差を踏まえた認知予備能増強に向けた介入法の開発などが期待される。

　認知症を社会的な側面からみた場合、特に女性が直面する可能性の高い問題として、ここでは介護拒否、介護抑うつ、高齢者虐待の3つを挙げておく。

　介護拒否や医療的介入を拒否する事例には女性が多いという問題がある。背景には配偶者が介護者としてうまく機能しない、男女の平均年齢差と配偶者との年齢差が重なって独居の期間が長くなり、外からの介入を受けない生活からの移行が困難になるなどが理由として考えられる。認知症が発症し進行している場合ももちろんあるが、ディオゲネス症候群(老年期隠遁症候群)のように生活状況が極端に悪化していても必ずしも認知症ではない、別の心理機制が存在する可能性もあり、後述する高齢女性に多い妄想性障害とともに、高齢女性の心理というものはさらに探究する必要があると考えられ、自己決定権の尊重をいかに実践していくかという際に必要となると思われる。

　もう1つは認知症介護者としての高齢女性の問題である。2010年国民生活基礎調査によると主たる介護者の7割は女性であり、その中で「配偶者」が約4割を占める(**図6**)。これまでの報告によると被介護者が同じ要介護度であったとしても、男性介護者と比較した場合、女性介護者の方が同じ要介護度であったとしても介護時間・介護内容共に多くなり、

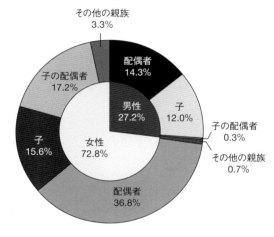

図6●主な介護者の内訳（介護時間が「ほとんど終日」で同居の場合）
図中の続柄は介護を要する者から見た介護者の立場で示してある。
（厚生労働省「平成22年国民生活基礎調査」より作成）

ホームヘルプサービスの利用度が低いという。また要介護者の入所介護への移行は男性介護者の方が2倍以上になるという報告もある。そして女性介護者の方が介護負担感や抑うつ感が高かったという結果も多い。認知症の在宅介護の場合、夜間の不規則性睡眠、徘徊などの認知症の行動・心理症状（behavioral and psychological symptoms of dementia；BPSD）により、介護者の生活リズム自体が攪乱されることは珍しくない。また介護生活が終結した後で介護者本人の認知症が顕在する例にもたびたび遭遇する。女性介護者の介護の在り方の変容を促す介入、例えば介護を一時的に代替し介護者が休みをとれるようにするサービスであるレスパイトケアの活用の促進などをはじめとしてさまざまな方法をさらに工夫していく必要があろう。

　高齢者虐待も上記の介護と隣り合わせにある問題である。厚生労働省の発表によれば、養護者における高齢者虐待の通報・相談件数は年々増加傾向にあり、2013年度では25,000件を超えている[12]。被虐待者の7割は女性であり、身体的暴力や介護放棄の被害に遭っている。一方で虐待者の3割以上が娘、嫁、妻などの女性という結果も出ており、発生要因として一番大きくかかわっているのは介護者の介護疲れ、介護ストレスと報告されている。

2 うつ病

　「うつ病は女性の方が多い」といわれている。多く欧米の疫学データなどでもこれを示した報告は多く、約2倍と考えられるようになっている。しかしここでいう「うつ病」とはDSM-5などの操作的診断基準が示すところの「大うつ病性障害（major depressive disorder）」であることには注意を払う必要がある。女性は一生のさまざまな時期にうつ状態を経験する可能性があるが、下記に示すように一口に「うつ病」といっても症候学的には必ずしも均質ではなく、各々原因が異なる可能性がある。診療やケアにあたる際にはこの点を踏まえる必要がある。

　女性のうつ病の多様性について考えるとき、「生体リズム」という観点は有用と思われる。生体には概日リズム、概月リズム、概年リズムなどさまざまな周期のリズムがあり、身体現象のみならず、精神現象もさまざまなリズムの交錯を発生基盤にもつことがわかってきている。うつ状態においては睡眠・覚醒リズムの障害をはじめとして、深部体温、コルチゾールやメラトニンなどの生体リズムの障害が観察される。これらと気分障害の病態生理との関連が検討されてきており、気分障害の病態生理の基盤に概日リズム（circadian rhythm）を守る機構の不調が関与することが示唆されている[13]。うつ状態はリズムの不調和、ないし十分なリズムをつくり出せない一種の「停滞」現象と捉えることが可能である。

例えば、思春期、性成熟期に発症が多い月経前の抑うつ、易刺激性などにより通常の生活に困難をきたす月経前不快気分障害(premenstrual dysphoric disorder；PMDD)は概月リズムから概日リズムへの干渉、ある季節に限定してうつ状態に陥るという季節性感情障害(seasonal affective disorder；SAD)も女性の方が多いが、これは概年リズムから概日リズムへの干渉と捉えられる。

　更年期は心身共に多彩な愁訴が出現する時期として知られ、精神症状では抑うつ症状が目立ち、睡眠障害も高率に出現する。更年期の抑うつについて詳細は他章を参照されたいが、次項に述べる老年期のリズムへの移行に際する「リズムの壊乱」と捉えることができる。更年期の抑うつや睡眠障害には女性ホルモンの減少が関与しているという説が一般的だが、いまだ不明の点も多い。一方、両側卵巣摘出術後でも閉経後期と同様に抑うつや睡眠愁訴が出現するという報告も多く、女性ホルモンの影響は少なくとも無視はできないと思われる。更年期の愁訴と客観的所見には乖離がみられることがむしろ特徴とされており、治療に関してもHRTから認知行動療法までさまざまな次元のアプローチを個別に選択する必要があることを示すものと思われる。

　注意が必要なのは、この時期に生じるうつ病の一部は非常に重篤になりやすいということである。退行期うつ病とも呼ばれ、不安焦燥が強く自殺率も高いことで知られている。うつ病の睡眠障害の典型は早朝覚醒とされているが、入眠困難、中途覚醒のいずれも高率に出現する。しかし、上記のような手術直後からの抑うつと更年期障害の症状としての抑うつ、そして退行期うつ病とを直線的に結びつけることには異論も多い。

　老年期の女性のリズムの変化は加齢によるものが中心となる。概日リズムは加齢により振幅が低下する。日中と夜間の深部体温の差は小さくなり[14]、コルチゾールやメラトニン分泌リズムは昼夜のメリハリがつかなくなる。また、これらの位相前進が起こり、深部体温は2時間近く早くなるとの報告もある。睡眠は全体的に浅くなり、中途覚醒が増加し総睡眠時間も短縮する。このような特徴をまとめて不規則性睡眠(irregular sleep wake rhythm；ISWR)と呼ぶことがある。このような加齢によって具わる睡眠の特徴はうつ病における睡眠に類似する。生体リズムからすると老年期は他の時期よりも抑うつにシフトしているとみることもできる。老年期だけとってもうつ病は女性に多いという報告はある[15]。男女差が認められるのは不眠頻度上昇や朝型化の年齢による推移の仕方である。入眠障害については50歳代からは女性の頻度が高くなる。早朝覚醒では40歳代から男性での頻度が高くなってくると報告されている。また朝型化に関しては、男性では青年期に夜型化が顕著であるが、50代後半から朝型化が女性よりも顕著となる。

　このような概日リズムの振幅低下や位相の前進には、体内時計の役割を果たす視交叉上

核の概日リズム発振機構の加齢変化や松果体におけるメラトニン分泌低下などの出力機構の機能低下が関与しているといわれている。

　また高齢者における不眠の増加には、上記に加えて、仕事のリタイア、身体機能の低下や身体疾患による日中の活動低下、健康に対する意識が高まり休養を十分にとろうとして就床時間が必要以上に長くなることなど、多様な要因が絡んでいると考えられている。体内のリズムを外的環境に合わせ、生体内のさまざまなリズムを同調させる生体外部の因子としては光が最も強く、次いで社会的制約、食事や運動はその後に続くといわれている。

　うつ病も不眠によって発症のリスクが高まるという報告が増えつつある。発症のリスクになっているという縦断研究がある[16]。本邦でも高齢者において、入眠障害があると3年後のうつ病発症リスクが約1.6倍高まるという報告もある。これに関連して本邦の横断研究で、睡眠時間が6時間台と比較すると、5時間未満の短時間睡眠や8時間を超える長時間睡眠ではうつ病の合併が有意に多いことを示したものもある。

　いわゆる「老年期うつ病」の特徴としては制止症状が必ずしも目立たず、焦燥、心気が前面に出るケースが少なからずあり、また妄想の出現が多いとされている。自殺率が高く、心気症状を伴う場合、妄想を伴う場合などは特に注意が必要とされている。しかしこれも退行期うつ病と同じく、加齢による生体の変化とどのような関係にあるのかは不明な点が多い。

　薬物療法としては、抗うつ薬のほかにHRTの併用を考慮していいケースもある。HRTはうつ症状だけでなく、リズムへの効果が報告されている。更年期においては女性ホルモンの減少と更年期の睡眠障害の関連が必ずしも明確でない一方で、睡眠障害に対する効果についてはこれを支持する報告が多く、睡眠の質の改善、中途覚醒の減少が挙げられている。補充するホルモンの種類によって効果に差が出るとするものもある[17]。またメラトニン受容体アゴニストなどについても、女性に深く関連するうつ状態に対する効果の知見の積み重ねが期待されるところである。

　非薬物療法は思春期、性成熟期には妊娠の可能性、老年期などでは薬物療法不耐性の上昇といった問題から女性の場合は特にさらなる発達が期待される。認知行動療法はうつ、不眠に対する治療法として現在も知見が積み重ねられている、高照度光療法はSADのほかにもPMDDへの効果も報告されており、老年期においては強力な同調因子として午前中に太陽の光を浴びることが推奨されている。断眠療法も光療法と同様、SADやPMDDが改善したという報告もあり注目される。また薬物不耐性や薬物抵抗性が増加する老年期うつ病では電気けいれん療法(electroconvulsive therapy；ECT)が薬物療法に先んじて選択される場合も少なからずある。

3 高齢者の幻覚・妄想状態

　高齢者になって初めて出現する幻覚・妄想状態があることは以前から知られていた。Kraepelin E に始まり 1955 年には Roth M が「遅発性パラフレニー」の命名を提唱し、その臨床像を明確化した。この概念は常に統合失調症との異同が論議され、いまだにその決着がついているとは言い難い[18]。現在の操作的診断基準でもこの概念は取りあげられず、妄想性障害の中に便宜的に含まれるという形になっている。

　一方、臨床でこのような症例に遭遇することはしばしばある。多くの症例が 60 歳以降の発症で、女性に圧倒的に多い。これまでの報告をみると女性は男性の 8〜10 倍とするものが多い。発症については社会環境要因の関与が複数の報告で指摘されており、独居者や社会的孤立下では 10 倍以上高くなるという報告もある。典型的な経過としては大なり小なり本人の現実に起きた不快な、不思議な、あるいは不安を誘う出来事がきっかけとなり、それについて二次妄想として自分ないし自宅周辺という限られた範囲で妄想が組み立てられていく。幻聴が生じる場合もある。このような幻覚・妄想についての病識はまったく欠くが、人格は保たれ、疎通性にも大きな問題は認められない。なぜ女性に多いのかについてはいまだ不明であるが、Janzarik W が 1973 年に提唱した上記と共通点の多い「接触欠損パラノイド」の概念を援用するなら「対人的孤立状況」が発症状況を理解するのに役立つと思われる。幻覚・妄想のテーマは「家に侵入された」「隣人が手下を使って自分を監視している」「ゴミ出しのルールを 1 回だけ破ってしまった過去の悪事がばれて、身振りなどで周囲の人間があてこすってくる」といった名誉棄損なども含めた「権利の侵害」がテーマになることが多い。抗精神病薬による薬物療法、精神療法が奏効し軽快することも少なくないが、この際「対人的孤立状況」が治療的介入と同時に軽減ないし解消されることの影響も無視できない。

　このほか、「皮膚や皮下に小さな虫か虫のような生き物が這っている、蠢いているのが見える、見えなくてもはっきりわかる」という妄想、皮膚寄生虫妄想も高齢者には多い。またこのような訴えが口腔内に限局する場合もあり、口腔内セネストパチーと呼ばれる。一般に中年期から老年期に多く、50 歳を境にして女性の割合が多くなり 2〜5 倍となるあたりは諸家の報告の一致するところである。社会環境要因など背景要因の共通性には遅発性パラフレニーほど報告間で一致をみていない。

　情景や人物が色彩豊かに、動きを伴って知覚される幻視を主徴とし、視覚障害を合併する者が多い「Charles-Bonnet 症候群」も女性に多いとする報告が多い。

　いずれの場合も意識障害の有無、うつ病や認知症の部分症状ないし前駆症状の可能性を

表1● 老年期に初発する幻覚・妄想

・意識障害、認知症が認められない
　　　○遅発パラフレニー
　　　○皮膚寄生虫妄想、体感異常症
　　　○Charles-Bonnet症候群
　　　　（老年期）うつ病性妄想
　　　　（遅発性）統合失調症の幻覚・妄想

・認知症に認められる幻覚・妄想
　　　　物盗られ妄想などの被害妄想、嫉妬妄想、
　　　　妄想性同定錯誤症候群、誇大妄想

・意識障害下の幻覚・妄想

○は特に女性に多くみられるとされるもの。
（文献19）より改変）

鑑別する必要がある（**表1**）[19]。

●おわりに

　今回、主に心身医学の側からみて、現代の日本女性が現在ないし今後出会う「老年期」を巡る問題点を概観した。ヒトは他の種よりもとりわけ長い老年期をもち、現在さらにその期間が延びている。この期間を生き延び、よりよく過ごすには、この時期に起きる心身の変化をよく知ることが必要と思われる。また、高齢女性がきたしやすい疾患は身体疾患、精神疾患共に寿命、特に健康寿命に影響するものが多い。本稿でみてきた心血管疾患、骨粗鬆症、認知症、うつ病、妄想性障害などの問題から、移動能力の確保、食生活の見直し、運動習慣の確立などを含めた生活習慣病の積極的な予防・治療、生活リズムの高振幅化、孤立の回避などが女性の老年期への当面の処方箋となることが示唆される。

（金野倫子）

■文献
1) 濱田　譲：霊長類の寿命．科学 74(12)：1430-1435, 2004.
2) World Health Organization：World Health Statistics 2011 (http://www.who.int/whosis/whostat/2011/en/).
3) 厚生労働省：平成24年人口動態統計（確定数）の概況 (http://www.mhlw.go.jp/toukei/list/81-1a.html).
4) Manson JE, Allison MA, Rossouw JE, et al：Estrogen therapy and coronary-artery calcification. N Engl J Med 356(25)：2591-2602, 2007.
5) 内閣府：平成15年度年齢・加齢に対する考え方に関する意識調査結果の概要 (http://www.cao.go.jp/kourei/ishiki/h15_kenkyu/gaiyou.html).
6) 厚生労働省：平成22年完全生命表 (http://www.mhlw.go.jp/toukei/saikin/hw/life/21th/index.html).
7) 厚生労働省：健康日本21（第2次）の推進に関する参考資料 (2012) (http://www.mhlw.go.jp/bunya/kenkou/dl/kenkounippon21_02.pdf).
8) 厚生労働省：平成22年国民生活基礎調査 (http://www.mhlw.go.jp/toukei/saikin/hw/k-tyosa/k-tyosa10/).
9) 骨粗鬆症の予防と治療ガイドライン作成委員会（編）：骨粗鬆症の予防と治療ガイドライン2011年版．日本骨粗鬆症学会，日本骨代謝学会（骨粗鬆症財団 委員長　折茂　肇），ライフサイエンス出版，東京，2011.

10) 東京都健康長寿医療センター自立促進と介護予防研究チーム（編）：認知症総合アセスメント；テキストブック改訂版．p9，東京都健康長寿医療センター，東京，2014．
11) 樫林哲雄，數井裕光，高橋竜一，ほか：脳画像からみた高齢者の認知機能変化．Cognition and Dementia 11(4)：296-302，2012．
12) 厚生労働省：平成25年度高齢者虐待の防止，高齢者の養護者に対する支援等に関する法律に基づく対応状況等に関する調査結果(http://www.mhlw.go.jp/stf/houdou/0000072782.html)．
13) Monteleone P, Martiadis V, Maj M：The circadian basis of mood disorders；recent developments and treatment implications. Eur Neuropsychopharmacol 18(10)：701-711, 2008.
14) Czeisler CA, Dumont M, Duffy JF, et al：Association of sleep-wake habits in older people with changes in output of circadian pacemaker. Lancet 340(8825)：933-936, 1992.
15) 朝田　隆：老年期うつ病の性差．性差と医療2(5)：411-415，2005．
16) Riemann D, Voderholzer U：Primary insomnia；a risk factor to develop depression？J Affect Disord 76：255-259, 2003.
17) Montplaisir J, Lorrain J, Denesle R, et al：Sleep in menopause；differential effects of two forms of hormone replacement therapy. Menopause 8(1)：10-16, 2001.
18) 小野江正頼：遅発パラフレニー．老精医誌17(10)：1032-1036，2006．
19) 松下正明：老年期の幻覚妄想を巡って．老年期の幻覚妄想，松下正明（編），pp59-75，中山書店，東京，2005．

Column-7 ● 百寿女性の心身の健康

　50年前は日本における100歳以上の「百寿者(センテナリアン;centenarian)」は150人内外であったそうだが、平成26年9月厚生労働省の発表では前年より4,423人増の58,820人、50年前の約380倍になっている。このうち女性は51,234人で全体の約9割を占めている。

　わが国の百寿者に関する報告をみると、自立して生活している百寿者の割合が増えた一方で、高度な介護を必要とする者の割合も増えているという。100歳というハードルを越えた人々が皆一様のプロフィールをもつわけではなく、糖尿病や高血圧、その他の老化関連疾患を発症しておりながら100歳を超えたいわゆる「命拾い型」、80歳を超えて初めて罹患した「遅ればせ型」、このような疾患とは無縁の「逃げ切り型」に大きく分けられるようだ。健康長寿のモデルにするには百寿者ではまだ足りないとして、110歳以上(スーパーセンテナリアン;supercentenarian)を対象とした研究報告もみられる[1]。上記の「逃げ切り型」を捉えようとする試みである。確かにスーパーセンテナリアンでは生活習慣病の既往が少ないという。百寿者でみた場合も糖尿病の罹患率が低いようで、このことは諸外国からも報告されている。一方で生活習慣病のリスクファクターと目される数十個の遺伝子を85歳以上の超高齢者群と若年群で比較しても有意差がないという報告もあり[2]、長寿者はむしろ防御因子に関する遺伝子を保有しているとの見方もある。寿命に与える遺伝の影響には諸説あるが、長寿者では活性酸素がつくられにくいミトコンドリア遺伝子型が多い、DNAの分解や修復から染色体を保護する染色体末端の構造であるテロメアが長いなど、さまざまな報告がある。

　認知症がなく、自立している百寿者は約2割だという[3]。女性は残念ながらこの割合が低い。一番関連が深いのは骨折による寝たきり状態のようである。また、女性の方が生物学的に強靱であるため慢性疾患と同居しながら生き延びやすいという説明もある。

　百寿者の生活習慣に学びたいと考える人は多いらしく、最近でもさまざまな著作が世に出ている[4]。目を通してみると「1日3食規則正しく摂る」「腹八分目」「緑黄色野菜を摂る」「適度な運動」など、貝原益軒先生の昔から説かれているような内容が多くなっている。がんを避けるための生活習慣についての提言や、前章に示されているような認知症を遠ざけることに役立つ生活習慣に関する研究報告をみてくると、最近になればなるほど互いに似通ってきているようにみえる。

　カロリー制限すると寿命が延びるという報告も注目されているが、脂質摂取が少な過ぎる高齢

者はコレステロールが低値になりやすく、死亡率が有意に高くなるという報告や、がんの発症率が高まるという報告もあるため、慎重に検討されるべきであろう。

　百寿者の精神的な特徴に関しては、「楽観性の高さ」「幸福感の高さ」といったポジティブ感情が関連する項目が目立っているという[5]。身体機能や社会機能、その他抑うつに関連する機能は低下しているにもかかわらず、精神的健康感が高いのはなぜか。もともとの性格傾向が寿命にも関係してくるのか、加齢により多幸性が目立つようになった一種の脳器質性の人格変化を反映しているのか、あるいは百寿者ではもはや疾病は心を悩ます問題ではないのか、興味深いところである。

（金野倫子）

■文献

1) Andersen SL, Sebastiani P, Dworkis DA, et al：Health span approximates life span among many supercentenarians；compression of morbidity at the approximate limit of life span. J Gerontol A Biol Sci Med Sci 67(4)：395-405, 2012.
2) Beekman M, Nederstigt C, Suchiman HE, et al：Genome-wide association study(GWAS)；identified disease risk alleles do not compromise human longevity. Proc Natl Acad Sci USA 107(42)：18046-18049, 2010.
3) Gondo Y, Hirose N, Arai Y, et al：Functional status of centenarians in Tokyo, Japan；developing better phenotypes of exceptional longevity. J Gerontol A Biol Sci Med Sci 61(3)：305-310, 2006.
4) Buettner D：The Blue Zone；Lessons for Living Longer from the People Who've Lived the Longest. Sterling Lord Literistic, New York, 2008［ダン・ビュイトナー：ブルーゾーン；世界の100歳人に学ぶ健康と長寿のルール．仙名　紀(訳)，ディスカバー，東京，2010］．
5) Jopp D, Rott C：Adaptation in very old age；exploring the role of resources, beliefs, and attitudes for centenarians' happiness. Psycho Aging 21(2)：266-280, 2006.

17 婦人科腫瘍とメンタルケア

●はじめに

　画像診断や手術の技術が向上し、分子標的薬などのさまざまな新しい治療薬が増え続けているとはいえ、悪性腫瘍は日本人の最も主要な死因である。国民衛生の動向によると、平成23年の悪性腫瘍による死亡数は前年よりも増加しており、死因としては昭和56年以来第1位であり続けている。また女性においては子宮、卵巣などの婦人科がんや乳がんは死因となるがんの上位となっており、また子宮頸がん以外は近年増加傾向にある[1]。

　子宮や卵巣そのものは直接的に生命にかかわる臓器ではないが、治療による女性性の喪失や骨盤臓器への合併症など、婦人科腫瘍特有の心身への影響が考えられる。また、近年では子宮頸がんにおけるヒトパピローマウイルスや家族性腫瘍の問題など新たに心身のケアを要する状態も知られるようになった。

　本稿では、婦人科腫瘍のメンタルケアや婦人科悪性腫瘍の緩和ケアについて、最近のトピックスを交え解説する。

I 婦人科腫瘍のメンタルケア

1 婦人科良性腫瘍患者に対するメンタルケア

　婦人科良性腫瘍の主な疾患として、子宮筋腫、卵巣腫瘍がある。それらの治療法として子宮全摘術が行われることが多い。

　子宮全摘後にうつ病が生じるかについては、1960年代から議論されてきた。1973年にはRichardsがLancet誌に、「子宮全摘を受けた女性の36.5%が術後のうつ病で治療を受けており、うつ病の既往をもつ女性の65.5%が術後にうつ病を再発していた」と報告し[2]、その後、子宮全摘後うつ病を支持する報告が続いた。しかし現在では、否定的な意見の方が多くなっている。

　Darwishらは2013年に、良性腫瘍に対する子宮全摘後の不安と抑うつについてメタアナリシスを行い、子宮全摘は抑うつのリスクを減少させ(RR=1.69、95% CI 1.19〜2.38)、逆に不安のリスクには有意な関連はなかった(RR=1.41、95% CI 0.72〜2.75)と報告している[3]。但しFloryらが行った子宮全摘の心理的影響における文献のレビューでは、子宮全摘は痛みを取り除く一方、総じて心理社会的影響はなかったが、10〜20%のサブグ

ループに含まれる女性たちは抑うつ気分の増悪やボディイメージの悪化、性欲減退を感じていたと報告しており[4]、特にうつ病の既往歴がある患者などにおいては注意が必要である[5]。いずれにせよ、腫瘍の良性・悪性を問わず、子宮や卵巣の疾患の治療においては、妊孕性の低下・消失や女性性の喪失感など、女性特有の心理社会的問題が付帯していることを常に念頭において、細やかな対応を心がける必要がある。

また、かつて子宮全摘術は開腹手術または腟式手術のみであったが、近年では腹腔鏡手術の技術が大幅に向上し、良性疾患に対する腹腔鏡下子宮全摘術の適応が広がり、手術件数が飛躍的に増加している。

腹腔鏡下子宮全摘術と腹式子宮全摘術がそれぞれ患者のメンタルヘルスやQOLに与える影響については、ランダム化比較試験(RCT)により術後1年の精神状態を比較したところ有意差はなかったと報告されており[6]、Kluiversらが行ったレビューでも腹腔鏡下手術が術後1週間以降のQOL改善に明らかに寄与していたとはいえないという結果であった[7]。今後さらなる検討が望まれる。

2 子宮頸がん患者に対するメンタルケア

多くの悪性腫瘍の発生因子が明らかでない一方、子宮頸がんはその多くがヒトパピローマウイルス(human papillomavirus；HPV)の感染により生じることが知られている。HPVは主に性交により感染することから、患者は他のがんに比べて年齢が低い傾向があり、治療による妊孕性の損失や感染症に対する偏見などから生じる精神的ダメージを受けやすい。

現在、子宮頸がんのスクリーニングは細胞診とともにHPV検査を一部併用することにより行われている。Connorらは、図1に示すように、細胞診やHPV検査が陰性感情をきたす要因としては、細胞診陽性や異形成の診断、HPV感染が性交で感染することを知ることなどがあり、HPV感染が性成熟期にはよくみられることを知ることは陰性感情を和らげると述べている[8]。

また、根治術である広汎子宮全摘出術を行った初期子宮頸がんの患者と、術前化学放射線療法を行った進行子宮頸がんの患者を比較したところ、進行子宮頸がん患者においてQOL評価で身体機能が有意に低かっただけではなく、HADS(The Hospital Anxiety and Depression Scale)の不安度スコアが正常値を逸脱した患者の割合が有意に高かった(初期頸がん8.6％に対し進行頸がんで27.6％)との報告もあり[9]、病期に応じたメンタルケアを考える必要もある。

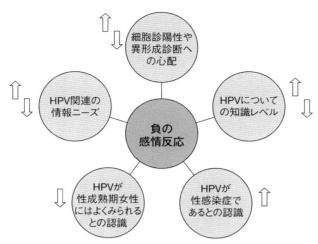

図1● 子宮頸がんのスクリーニングが女性の感情に影響を与える要因

矢印はその因子が負の感情にどのように影響を及ぼすかを示す。上矢印は負の感情を増幅させることを表す。

(O'Connor M, Costello L, Murphy J, et al:'I don't care whether it's HPV or ABC, I just want to know if I have cancer.' Factors influencing women's emotional responses to undergoing human papillomavirus testing in routine management in cervical screening ; a qualitative study. BJOG 121(11):1421-1429, 2014 より改変)

3 家族性腫瘍のリスクをもつ女性に対するメンタルケア

　がんの多くは環境因子など多種の因子が積み重なった結果、発症すると考えられるが、中にはがんが多発する家系が認められ、発症に遺伝的素因が深く関与していると考えられるがんも存在する。これらを家族性腫瘍と呼ぶが、近年さまざまな家族性腫瘍の原因遺伝子が解明され、発がんの仕組みも次第に明らかになってきた[10]。

　婦人科領域では、卵巣がん、子宮体がん(子宮内膜がん)に遺伝性腫瘍と関連したものがあるとされ、**表1**に示すように、いくつかの遺伝子に関連した症候群が知られている[11]。

　遺伝性に発生する卵巣がんとしては、乳がんや卵巣がんあるいは卵管がん、腹膜がんが血縁者に発生する遺伝性乳がん・卵巣がん(hereditary breast and ovarian cancer;HBOC)症候群が代表的である。また、遺伝性の子宮体がんとしては子宮体がんや消化器がん、時には卵巣がんが血縁者に多発するLynch症候群がある[12]。

　HBOCの原因遺伝子としてはいくつかがあるが、*BRCA1*または*BRCA2*(*BRCA1/2*)遺伝子の生殖細胞系列変異がよく知られており、*BRCA1/2*遺伝子変異保持者の家系では乳がんや卵巣がん、卵管がんや原発性腹膜がんなど関連腫瘍への罹患者が複数存在し、膵臓がん、前立腺がん、男性乳がんのリスクも高い。常染色体優性遺伝の遺伝形式をとり、

表1● 婦人科悪性腫瘍に関連する遺伝性腫瘍症候群

症候群	遺伝子	染色体	主要部位
家族性乳がん・卵巣がん（HBOC）症候群	BRCA1 BRCA2	17q21 13q12	乳房、卵巣
Lynch 症候群	MSH2 MLH1 MSH6 PMS2	2q16 3p21 2q16 7p22	大腸、子宮内膜、卵巣、泌尿器
Cowden 症候群	PTEN	10q23	乳房、甲状腺、子宮内膜
Li-Fraumeni 症候群	TP53	17p13	乳房、肉腫、白血病、脳
Peutz-Jeghers 症候群	STK11	19p13	大腸、乳房、胃、卵巣、輪状細管を伴う性索腫瘍（SCTAT）

（文献11）による）

　また BRCA1 遺伝子変異を有する女性の 35〜60％は 75 歳までに BRCA 関連婦人科がん（卵巣がん、卵管がんあるいは原発性腹膜がん）に罹患する可能性があり、これは一般女性母集団と比較し 35〜40 倍の相対危険度に相当するとされる[12]。また BRCA1/2 遺伝子に関連した HBOC の患者は、おおよそ 345〜800 人に 1 人の割合でみられるとされる[11]。

　HBOC の特徴としては、若年乳がんや卵巣がん、1 人で複数の原発乳がん、乳がんや卵巣がんの家族歴、トリプルネガティブ乳がんなどが挙げられる。それらに当てはまる場合は、まず遺伝カウンセリングで HBOC の可能性について評価を行い、必要に応じ遺伝子検査を検討する。遺伝子検査の結果で BRCA1/2 に病的変異が確認された場合は、HBOC に対する最適な治療の選択や管理、リスク低減のための外科手術を含む予防などの対策を考えることになるが、日本におけるコンセンサスはこれからという現状である。

　卵巣がんは自覚症状が乏しいうえに有効な健診方法がないことから、進行がんになってから発見されることが多い。そのため BRCA1/2 変異陽性者に対してリスク低減両側卵巣卵管切除術（risk-reducing salpingo-oophorectomy；RRSO）を行うことにより、卵巣がんだけでなく乳がんの相対リスクも軽減し、生命予後を改善するとされる[11]。しかし、予防的卵巣摘出を行う場合には、有害事象として、心血管疾患や骨粗鬆症リスクの増加、ホットフラッシュなどの血管運動症状、性欲の減退などが起こりうる。また、予防的両側乳房切除術（risk-reducing mastectomy；RRM）を行うことで 90％程度の乳がん発症リスクの低下がみられるとされ、苦渋の末に乳房切除術を決断する女性もいる。

　家族性腫瘍の遺伝カウンセリングにおいては、腫瘍のリスク評価を行うと同時に、患者の抱える心理的葛藤や問題、ニーズなどについても話し合う必要がある。

　家族性腫瘍の可能性を考え、遺伝子検査の必要性について検討すること、そして遺伝子検査の結果は、疾患発症に対するより確実な予防措置をとることを可能にする反面、疾患発症の恐怖、疾患を受け継がせた人に対する怒りや、子孫に遺伝子変異を受け継がせる可

能性についての罪責感をしばしば生じさせる[13)14)]。

　また、陽性の結果により、今後の治療について検討する必要が起こる。予防的切除を受けることにより、満足感を得るうえ切除後のがん発症のリスクへの懸念が減少するといった恩恵があることは報告されているが、心理面、ボディイメージ、性的機能、自己概念に対する負の影響を示唆するものもある。リスク評価を受け心理的苦痛が増加した人の約10〜25％は、臨床的な抑うつや不安をきたすともいわれる。但し陽性の結果を受けた人の検査1年後の精神状態は、その大半が陰性の結果を受けた人と同様であるともいわれており、遺伝カウンセリングの有効性と気持ちの整理を促す時間の役割を示唆している[14)]。

　遺伝子検査の結果が陽性であることに対する心理的リスクあるいは適応困難に関連する要因を**表2**に、また心理的苦痛のレベルに応じて推奨される心理社会的および心理療法的

表2●遺伝子検査の結果がポジティブであることに対する心理的リスクあるいは適応困難に関連する要因

1. 社会人口統計学的
   - 年齢/発達段階/発症した家系構成員の年齢との近さ
   - 性別
   - 文化/民族性
   - 社会経済的地位
   - 幼い子どもの存在
2. 医学的
   - 浸透率
   - 重症度/当該疾患の特性
   - 予防方法の選択肢とリスク軽減方法
3. 心理社会的
   - 疾患による親族の死亡（特に親）
   - 発症した家系構成員への介護提供
   - その他の喪失体験/外傷体験
   - 発症前の精神的既往/状況
   - 現在の精神的機能状況（例：うつ、不安、疾患特有の心配の存在）
   - 現在の生活上のストレス（例：仕事上のストレス、離婚）
   - 検査結果がネガティブであることへの期待
   - 対処方法（例：不安なことへの没頭、健康志向）
   - ソーシャルサポートレベル（低いレベル）

（文献14）による）

表3●心理的苦痛のレベルに応じて推奨される心理社会的および心理療法的介入

低レベルの苦痛	中等度レベルの苦痛	高レベルの苦痛
・教育的 ・パンフレット、CD ・インターネット情報	・認知行動療法（例：ストレス・マネジメント、不確かさをもちながら生きる対処方法） ・双方向型CD-ROM ・マニュアルおよびコンピュータベースの意志決定のための支援 ・電話カウンセリングとフォローアップカウンセリング ・ピア・サポート（1対1、グループ）	・個人の心理療法/支持的カウンセリング ・専門家によるサポートグループ ・家族療法 ・向精神薬

（文献14）による）

介入を表3に示す[14]。心理療法の中でも認知行動療法（cognitive behavioural therapy；CBT）は、例えば個人のがん発症リスクに対する過大な評価などを修正していくうえで有効であるといわれる。

II 婦人科悪性腫瘍の緩和ケア

1 緩和ケアとは

　以前までは、緩和ケアとは単にがん終末期医療のことを示して使うことがほとんどであった。しかし最近はその考え方が変化してきている。

　WHO（世界保健機関）では、2002年に緩和ケアを表4のように定義している。すなわち、緩和ケアとは、生命を脅かす疾患に伴う痛みをはじめとする身体のつらさ、生きている意味や価値についての疑問、療養場所や医療費のことなど、患者や家族が直面するさまざまな問題に対し援助する医療のことである[15]。具体的に「緩和ケアが必要な時期」とは、患者・家族がなんらかの苦痛や心配をもち、解決が必要になったときであり、そのときが緩和ケアの開始時期であるため、患者の状態が終末期であるかどうかにはかかわらない。

　なお、疾患が進行し終末期に近づいた段階から開始されるものは、ホスピスケアと呼ばれ、主に積極的な化学療法や放射線治療を行わないことになったときや全身状態が不良なときに開始される。ホスピスケアの目的は、あらゆる苦痛を緩和し、患者自身が望む最良の状態で、限られた日々を精一杯生きることをサポートすることである[16]。

表4 ● WHOによる緩和ケアの定義（2002年）

生命を脅かす疾患に伴う問題に直面する患者と家族に対し、疼痛や身体的、心理社会的、スピリチュアルな問題を早期から正確にアセスメントし解決することにより、苦痛の予防と軽減を図り、生活の質（QOL）を向上させるためのアプローチである。

（文献15）による）

2 婦人科悪性腫瘍の緩和ケア

　婦人科悪性腫瘍には、子宮頸がん、子宮体がん、卵巣がん、卵管がん、外陰がんなどが含まれる。

　悪性腫瘍の治療法は、手術療法、化学療法、放射線療法が主となる。腫瘍の種類や進行度、組織型などにより、それらの治療が単独または組み合わせて行われるが、その結果、患者にはさまざまな副作用や合併症が起きる可能性がある。表5に婦人科悪性腫瘍の治療に伴う副作用および合併症を列挙する。それらへの対処法としてはまず、患者と治療者の

表5● 婦人科悪性腫瘍の治療に伴う副作用、合併症

- 骨髄抑制（白血球減少症、貧血など）
- 化学療法による嘔気、嘔吐
- 神経毒性
- 脱毛
- 尿路系への影響（尿失禁など）
- 性機能障害

表6● 治療に伴う副作用や合併症についての質問事項

- どのような症状がありましたか？
- その症状はいつ起きましたか？
- 頻度はどうですか？
- どの程度重いですか？
- 症状はあなたの日常生活に対してどの程度障害になりますか？
- 何かをすると良くなったり悪くなったりしますか？
- その問題に対してどのように対処してみましたか？

（文献17）による）

間によいコミュニケーションを確立することが重要である。表6に副作用や合併症に関して質問する事項を挙げるが、これらの質問をベッドサイドや外来診療において医療従事者側から積極的に投げかける[17]。

進行卵巣がん治療中の患者における症状について調査したところ、最も多くみられた症状は、痛み、倦怠感、精神症状であり、また1人の患者が有する症状の数の中央値は9個であったとの報告があり[18]、がん患者の緩和ケアにおいては、痛みや精神症状を中心に多くの症状に対応する必要がある。

3 疼痛治療の実際

Portenoyらは、進行卵巣がんにおける症状について調査し、治療中の患者の62％が痛みの問題を抱えており、さらに42％が「持続する頻回の痛み」を感じており、多くは骨盤内の中等度以上の痛みにより日常の活動や感情への影響を受けていたと報告している[18]。表7に、婦人科悪性腫瘍における疼痛の原因を示すが、骨盤内腫瘍特有の痛みが起こること

表7● 婦人科悪性腫瘍における疼痛の原因

- 腫瘍の浸潤や骨盤内の炎症性変化による直接的な神経損傷
- 腫瘍の増大による隣接臓器への圧迫
- がん治療による神経障害
- 悪性腫瘍の仙骨への浸潤または遠隔転移
- 腫瘍周囲の浮腫、感染または隣接臓器組織周囲の壊死
- 腫瘍による管腔臓器の閉塞
- 骨盤筋組織へのがん浸潤
- 脈管閉塞
- 腫瘍随伴症候群

表8● WHO方式癌性疼痛治療法の5原則

①経口投与を基本とする。
②時間を決めて定期的に投与する。
　・「疼痛時」のみに使用しない。
　・毎食後ではなく、8時間ごと、12時間ごとなど一定の間隔で投与する。
③WHOラダーに沿って痛みの強さに応じた薬剤を選択する。
　・原則として非オピオイド鎮痛薬（NSAIDs、またはアセトアミノフェン）をまず投与し、効果が不十分な場合はオピオイドを追加する。
　・オピオイドは疼痛の強さによって投与し、予測される生命予後によって選択するものではない。
④患者に見合った個別的な量を投与する。
　・適切な量は鎮痛効果と副作用とのバランスが最もとれている量であり、「常用量」や「投与量の上限」があるわけではない。
⑤患者に見合った細かい配慮をする。
　・オピオイドについての誤解をとく。
　・定期投与のほかにレスキューを指示し、説明する。
　・副作用について説明し、適切な予防および対処を行う。

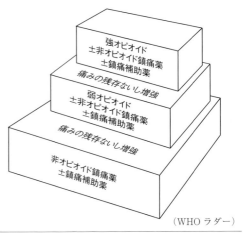
（WHOラダー）

（文献15）による）

を念頭において患者の症状を詳細に問診する。

　緩和ケアにおいて、患者の痛みに対し適切に対処することは最も重要な事柄であるといえる。疼痛治療は薬物療法が基本である。**表8**に示す「WHO方式癌性疼痛治療法の5原則」に従って処方を行う。

4 「気持ちのつらさ」への対応

　がんの診断を受けることにより、通常は**図2**のような反応がみられる[19]。患者にとって将来の見通しを根底から否定的に変えてしまうような情報をbad newsというが、がん告知というまさにbad newsを受けた後の患者の心の動きについて、Kübler-Rossは、①否認、②怒り、③取引、④抑うつ、⑤受容、の5つの段階を経ると述べている[19]。

　悪性腫瘍の治療の過程で、多くの女性が不安や抑うつを経験する。進行がん患者におけるうつ病の有病率は3～69％とされる[20]。また、Mitchellらが行ったメタアナリシスによると、がん患者においてDSMに合致する大うつ病は14.9％、小うつ病は19.2％、適応障害は19.4％、不安障害は10.3％にみられ、気分障害全般で考えると38.2％の患者にみられたと報告されている[21]。上皮性卵巣がんの患者にCES-Dを施行したところ、21％が臨床的にうつ病と診断される状態であり、29％が高レベルの不安をきたしていたとする報告もある[22]。

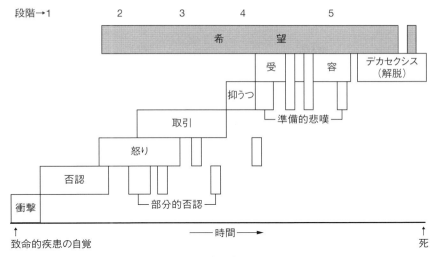

図2●死にゆく過程のチャート

(秋月伸哉:専門医のための精神科臨床リュミエール24;サイコオンコロジー.大西秀樹(編),p42,中山書店,東京,2010による)

表10●がん患者の心理学的評価とサポートの4段階

第1段階	すべての医療者
	・評価:心理的ニーズの認識(必要に応じて精神保健の専門家に紹介)
	・介入:基本的なコミュニケーション(適切な情報提供、理解の確認、共感、敬意)
第2段階	心理的知識を有する医療者(がん専門看護師、ソーシャルワーカー、家庭医)
	・評価:心理的苦痛のスクリーニング(がんの診断時、再発時、治療中止時などストレス時)
	・介入:問題解決技法のような心理技法(問題解決療法など)
第3段階	訓練と認定を受けた専門家(心理職)
	・評価:心理的苦痛の評価と精神疾患の診断(重症度を識別し必要に応じ精神科医に紹介)
	・介入:カウンセリングと心理療法(不安マネジメント、解決志向的アプローチ)
第4段階	精神保健専門家(心理職・精神科医)
	・評価:精神疾患の診断(重症の気分障害、パーソナリティ障害、薬物乱用、精神病性障害を含む、複雑な精神的問題)
	・介入:薬物療法と心理療法(認知行動療法)

(文献24)による)

　がんの治療過程において、患者が示すさまざまな精神的苦痛のうち、特に医学的に対応を要するものは、適応障害、うつ病、せん妄の3つである[23]。

　精神症状が増悪した場合には精神科医との連携が必要になるが、**表10**に示すように、すべての医療者が早期より患者の状態を認識し対応していくことが重要である[24]。患者の気持ちのつらさを認識するための簡便なスクリーニングツールとして、「気持ちのつらさと支障の寒暖計」がつくられており(**図3**)(http://plaza.umin.ac.jp/~pcpkg/dit/dit.pdf よりダウンロード可能)、外来診療の都度、患者の心の状態を確認することが望まれる。

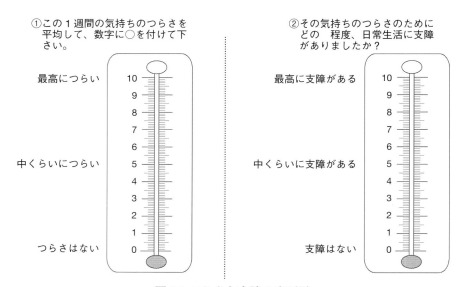

図3●つらさと支障の寒暖計
(http://plaza.umin.ac.jp/~pcpkg/dit/dit.pdf)

表11● HADSの質問項目（HADS日本語版原文）

1. 緊張感を感じますか？
2. 以前楽しんでいたことを、今でも楽しんでできますか？
3. 何かひどいことが、今にも起こりそうな恐ろしい感じがしますか？
4. 笑うことができますか？　いろいろなことのおかしい面が理解できますか？
5. くよくよと考え込みますか？
6. 機嫌よく過ごせていますか？
7. のんびりと腰を下ろしてくつろぐことができますか？
8. 身体の動きが遅くなったように感じていますか？
9. 胃が気持ち悪くなるような一種恐ろしい感じがしますか？
10. 自分の身なりに関心がなくなりましたか？
11. いつも動き回っていなければならないほど落ち着かない気持ちですか？
12. これからのことが楽しみですか？
13. 急に不安に襲われることがありますか？
14. よい本やラジオやテレビの番組を楽しめていますか？

　がん患者のうつ状態の評価に用いられる質問紙として、最も用いられているのはHADSである[25]。HADSは、1983年にZigmondとSnaithらによって作成された14項目からなる自己記入式質問紙であり、**表11**に示すように、不安に関する7項目と抑うつに関する7項目の2つのスケールからなる[26]。HADSは元来、身体症状をもつ患者の不安と抑うつを評価するために開発されており、簡便であることからもがん患者の不安と抑うつのスクリーニングに優れている。

　また、もともと産後うつ病のスクリーニングで用いられているエジンバラ産後うつ病質問票を緩和期のがん患者のスクリーニングに用いる試みもなされている。6項目の簡易エジンバラうつ病スケールを行ったところ、感度が72％、特異度が83％であったとの報告

表12● がん患者への心のケア

Ⅰ. 心理学的
　1. がん患者(個人/グループ)を対象に
　　①支持的精神療法(supportive psychotherapy)
　　②危機介入(crisis intervention)
　　③認知行動療法(cognitive-behavioral therapy)
　　④認知実存的療法(cognitive-existential psychotherapy)
　　⑤対人関係療法(interpersonal psychotherapy)
　　⑥行動療法-漸進的筋弛緩法(behavioral therapy-progressive muscle relaxation)
　2. 進行終末期の意味の喪失を標的に
　　①ナラティブ療法(life review；life completion interviewing)
　　②意味中心グループ療法(meaning-centered group psychotherapy)
　　③尊厳療法(dignity therapy)
　3. 遺族の悲嘆を標的に
　　①家族の悲嘆焦点療法(family-focused grief therapy)
　　②複雑悲嘆療法(complicated grief therapy)

Ⅱ. 社会的支援・経済的支援・介護支援
　1. ピアサポート、患者会、家族会
　2. 経済的(高額医療費など)
　3. 介護

Ⅲ. 精神医学的
　1. 抗うつ薬
　2. 抗不安薬
　3. 睡眠導入薬

Ⅳ. 身体的
　1. 痛み、倦怠感、呼吸苦など身体症状緩和(鎮痛薬、鍼灸など)
　2. リハビリテーション
　3. マッサージなど

(文献19)による)

がある[27]。

　実際に行われるがん患者への心のケアを**表12**に示す。基本は支持的精神療法であるが、がん治療後の社会復帰を促す目的などで認知行動療法的手法が用いられることや、治療が望めない患者には感情表出を促すなどの精神療法も行われている[19]。最近では遺族に焦点を当てたグリーフケアも広く行われるようになってきている。

　精神科との連携を考えるにあたり、近年ではサイコオンコロジーの分野が精神科領域でも大きく注目され、専門とする医療従事者も増加している。サイコオンコロジーは"がんが心に与える影響"と"心ががんに与える影響"の双方向性の研究・臨床実践を通じて、がん患者のQOLの向上、がん罹患率の減少、生存の延長を図ろうとする集学的学問体系であり、「すべての病期で患者、家族、医療スタッフへの身体心理社会的援助を行う」と定義されている[23]。日本サイコオンコロジー学会(http://jpos-society.org/)では、認定登録精神腫瘍医制度を設けており、がんに関連する心のつらさに対して積極的に診療にあたる専門家を養成している。

(小川真里子、髙松　潔)

文献

1) 厚生労働統計協会：国民衛生の動向・厚生の指標．増刊・第 60 巻第 9 号，通巻第 944 号，厚生労働統計協会，東京，2013.
2) Richards DH：Depression after hysterectomy. Lancet 2：430-433, 1973.
3) Darwish M, Atlantis E, Mohamed-Taysir T：Psychological outcomes after hysterectomy for benign conditions；a systematic review and meta-analysis. Eur J Obstet Gynecol Reprod Biol 174：5-19, 2014.
4) Flory N, Bissonnette F, Binik YM：Psychosocial effects of hysterectomy；literature review. J Psychosom Res 59(3)：117-129, 2005.
5) Rannestad T：Hysterectomy；effects on quality of life and psychological aspects. Best Pract Res Clin Obstet Gynaecol 19(3)：419-430, 2005.
6) Ellstrom MA, Astrom M, Moller A, et al：A randomized trial comparing changes in psychological well-being and sexuality after laparoscopic and abdominal hysterectomy. Acta Obstet Gynecol Scand 82(9)：871-875, 2003.
7) Kluivers KB, Johnson NP, Chien P, et al：Comparison of laparoscopic and abdominal hysterectomy in terms of quality of life；a systematic review. Eur J Obstet Gynecol Reprod Biol 136(1)：3-8, 2008.
8) O'Connor M, Costello L, Murphy J, et al：'I don't care whether it's HPV or ABC, I just want to know if I have cancer.' Factors influencing women's emotional responses to undergoing human papillomavirus testing in routine management in cervical screening；a qualitative study. BJOG 121(11)：1421-1429, 2014.
9) Distefano M, Riccardi S, Capelli G, et al：Quality of life and psychological distress in locally advanced cervical cancer patients administered pre-operative chemoradiotherapy. Gynecol Oncol 111(1)：144-150, 2008.
10) 青木陽一：家族性卵巣がんと遺伝子異常．臨婦産 67(8)：843-850, 2013.
11) Barakat RM, Markman M, Berchuck A：Principles and Practice of Gynecologic Oncology sixth edition. Wolters Kluwer Health, Riverwoods, 2013.
12) 青木大輔：遺伝性婦人科腫瘍．日産婦会誌 66(8)：1997-2006, 2014.
13) Lerman C, Daly M, Masny A, et al：Attitudes about genetic testing for breast-ovarian cancer susceptibility. J Clin Oncol 12(4)：843-850, 1994.
14) 内富庸介，大西秀樹，藤澤大介：がん患者心理療法ハンドブック．医学書院，東京，2013.
15) 日本医師会：がん緩和ケアガイドブック．青海社，東京，2010.
16) 福岡正博(監訳)：ワシントンがん診療マニュアル．メディカル・サイエンス・インターナショナル，東京，2010.
17) Eifel PJ, Gershenson DM, Kavanagh JJ, et al：Gynecologic Cancer. Springer, New York, 2006.
18) Portenoy RK, Kornblith AB, Wong G, et al：Pain in ovarian cancer patients；Prevalence, characteristics, and associated symptoms. Cancer 74(3)：907-915, 1994.
19) 大西秀樹：専門医のための精神科臨床リュミエール 24；サイコオンコロジー．中山書店，東京，2010.
20) Watson M, Lucas C, Hoy A, et al：Oxford Handbook of Palliative Care 2nd edition. Oxford University Press, Oxford, 2009.
21) Mitchell AJ, Chan M, Bhatti H, et al：Prevalence of depression, anxiety, and adjustment disorder in oncological, haematological, and palliative-care settings；a meta-analysis of 94 interview-based studies. Lancet Oncol 12(2)：160-174, 2011.
22) Bodurka-Bevers D, Basen-Engquist K, Carmack CL, et al：Depression, anxiety, and quality of life in patients with epithelial ovarian cancer. Gynecol Oncol 78(3 Pt1)：302-308, 2000.
23) 小山敦子：サイコオンコロジー総論．心身医学 54(1)：12-19, 2014.
24) NICE：Guidance on Cancer Services. Improving Supportive and Palliative Care for Adults with Cancer, National Institute for Clinical Excellence, London, 2004.
25) Ziegler L, Hill K, Neilly L, et al：Identifying psychological distress at key stages of the cancer illness trajectory；a systematic review of validated self-report measures. J Pain Symptom Manage 41：619-636, 2011.
26) 髙松潔，太田博明：女性メンタルヘルスケアへの HADS(Hospital Anxiety and Depression Scale)の応用．産婦の世界 54(2)：241-247, 2002.
27) Lloyd-Williams M, Shiels C, Dowrick C：The development of the Brief Edinburgh Depression Scale (BEDS) to screen for depression in patients with advanced cancer. J Affect Disord 99：259-264, 2007.

18 有職女性の心理社会的問題

● はじめに

　ここ約30年は経済状況の変化や男女雇用機会均等法、男女共同参画基本法の施行などがあり、有職女性にとって激動の時代であった。また、現代の日本女性のライフコースは多様化し価値観も重層的であり、これに並行してストレスもまた多様化し複雑化している。有職女性の在り様としては、独身キャリア DEWKS(double employed with kids)、DINKS(double income no kids)、シングルマザーなどさまざまな形態があり、これらの選択は多くの場合個人の主体性に任されるようになった[1]。

　本稿では、まず男女雇用機会均等法から現在までの30年間の女性の労働状況について概説し、次に有職女性の心理社会的問題の例として、ハラスメント問題、多重役割やキャリアアップに伴う葛藤、アイデンティティー危機について紹介する。

I 女性の労働状況

1 男女雇用機会均等法施行から今日まで

1 ■ 男女雇用機会均等法(1986年)と男女共同参画基本法(1999年)

　1986年4月、女性労働支援を目的に「男女雇用機会均等法」が施行された。当時の日本はバブル景気と称された好景気であり、また産業構造の変化もあり第三次産業である情報サービス部門が急速に台頭してきた時代であった。そのような中で女性の労働力の進出は加速化された[2]。

　また女性の社会参加を支援し、さまざまな分野の政策決定の場に女性を登用することが社会構築にとっても有益である、という思想が世界の共通認識となった。わが国においてもその理念を達成する基盤が政府主導で整えられた。すなわち1999年の男女共同参画基本法の施行である[3]。

2 ■ 失われた10年、いざなみ景気、リーマンショック

　しかし2002年の有業率は1997年調査と比べ男女共大きく減少した。これは景気が低迷し雇用情勢の厳しかった「失われた10年」のためである。その後、戦後最長の景気の拡大

期「いざなみ景気」があり、2008年のリーマンショック、2011年の東日本大震災という危機を経て今日に至る[4]。

この間の有業率をみると、男性は低下し続けているものの、女性は高止まりで推移している(図1)[4]。女性の有業者の推移も併せて示す(図2)。

2 M字型カーブとそこからの脱却

女性の年齢階級別労働力率は、30～40歳の育児年齢層でその前後の年齢層より低下する、いわゆる「M字カーブ」[注1]を呈することが特徴であり、さらに日本ではこの傾向が長く

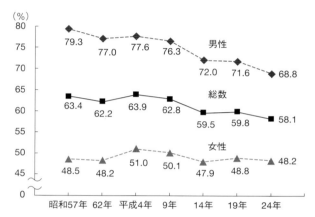

図1●男女別有業率の推移(昭和57年～平成24年)
(総務省統計局「統計Today No67，平成25年8月30日」による)

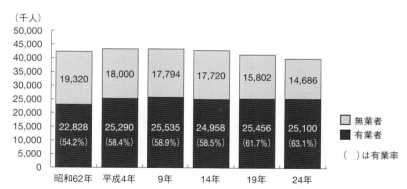

図2●女性の有業者および無業者の推移(15～64歳)(昭和62年～平成24年)
(総務省統計局「統計トピックス No.74，平成25年11月22日」による)

注1):20代に一度就業率のピークがあり、その後結婚、出産によって仕事から遠ざかる時期があり、再度就業率が上がって再び下がる、というパターンをグラフに表すとM字を描くもの。

続いたといわれる。

　このM字であるが、近年では底が年々浅くなってきており(**図3**)、ようやく韓国を除く諸外国に近づきつつある(**図4**)。雇用形態ごとに1987年と2007年を比較すると、25～29歳と30～34歳のいずれの年齢区分においても就業率は上昇しているが、就業率全体の上昇は、「正社員」の増加よりも、「パート・アルバイト」および「派遣社員・嘱託・その他」の増

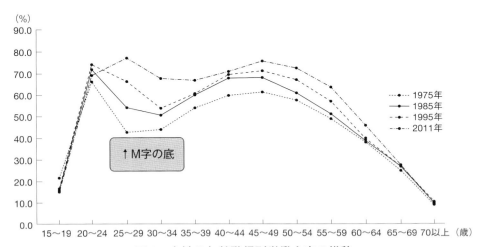

図3● 女性の年齢階級別労働力率の推移
(総務省「労働力調査」による)

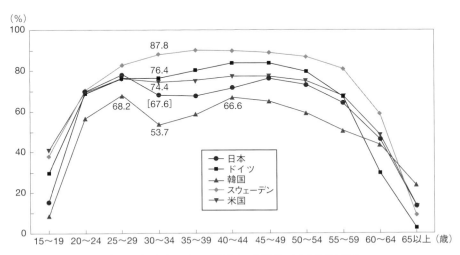

(備考) 1.「労働力率」は、15歳以上人口に占める労働力人口(就業者＋完全失業者)の割合。
　　　2. 米国の「15～19歳」は16～19歳。
　　　3. 日本は総務省「労働力調査(基本集計)」(平成23年)、その他の国はILO"LABORSTA"より作成。
　　　4. 日本は2011(平成23)年、韓国は2007(平成19)年、その他の国は2008(平成20)年の数値。
　　　5. 平成23年の[　]内の割合は、岩手県、宮城県および福島県を除く全国の結果。

図4● 女性の年齢階級別労働力率(国際比較)
(内閣府共同参画局「男女共同参画白書平成24年度版」による)

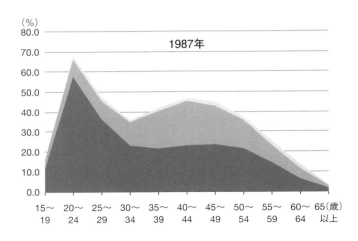
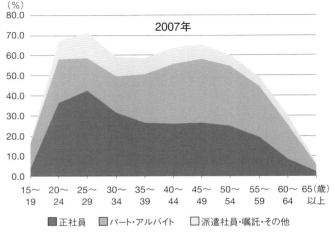

図5 ● 雇用形態別・年齢階級別女性の就業者割合
（総務省統計局「就業構造基本調査」による）

加によるところが大きいことがわかる（図5）。

3 片働きと共働き

今から約30年前は、日本では夫が主な働き手となる片働き世帯が主流であった。その後、共働き世帯数が継続的に増加し、1997年には共働き世帯が片働き世帯数を上回った。その後も共働き世帯は増加を続け、片働き世帯数との差は拡大傾向にある（図6）。

4 結婚、出産と就業の継続

これまで女性は就業していても結婚・出産・育児に伴って退職する者が多く、また、出産後に復職するとしても、育児と両立がしやすいパートタイム労働の形で就業することが多かった。妊娠前に就業していた者のうち出産後も就業を継続した者の割合は4割弱で推

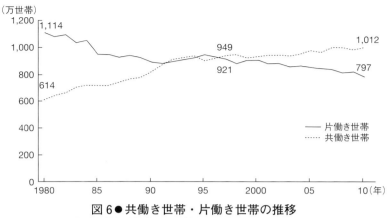

図6●共働き世帯・片働き世帯の推移
(総務省統計局「労働力調査特別調査」「労働力調査」による)

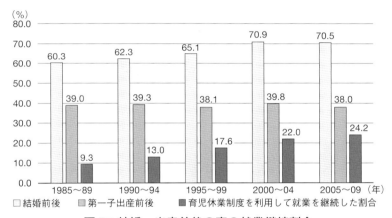

図7●結婚、出産前後の妻の就業継続割合
(国立社会保障・人口問題研究所「第14回出生動向基本調査(結婚と出産に関する全国調査)」による)

移しており、約30年間変化がなく、仕事と子育ての両立が難しいことがわかる。但し、出産後も就労を継続した者のうち、育児休業制度を利用して就業を続けた者の割合は高まっている(図7)。

5 女性のライフコース：理想と予定(≒現実)

国立社会保障・人口問題研究所の調査[5]からの紹介である。ここではまず、パターン化された5つのライフコースが設定される(表1)。

以下の1、2それぞれの設問に対し、1回答を選択させ、その割合をみた結果が図8である。特に専業主婦、非婚就業という両極のコースにおいて、理想と現実のギャップが目立つところが興味深い。

表1 ● 女性のライフコース

- 専業主婦コース：結婚し子どもをもち、結婚あるいは出産の機会に退職し、その後は仕事をもたない
- 再就職コース：結婚し子どもをもつが、結婚あるいは出産の機会にいったん退職し、子育て後に再度仕事をもつ
- 両立コース：結婚し子どもをもつが、仕事も一生続ける
- DINKSコース：結婚するが子どもはもたず、仕事を一生続ける
- 非婚就業コース：結婚せず、仕事を一生続ける

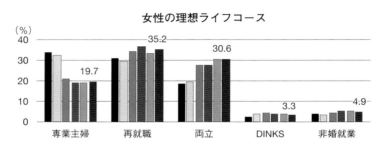

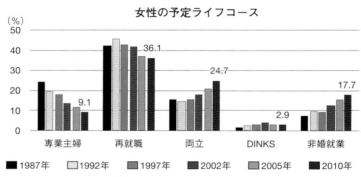

■1987年 □1992年 □1997年 ■2002年 ■2005年 ■2010年

図8 ● 女性のライフコース：理想と現実
（国立社会保障・人口問題研究所「第14回出生動向基本調査(2010)；結婚と出産に関する全国調査，独身者調査の結果概要」による）

1 ■ あなたの理想とする人生はどのタイプに相当するか？

これを、「理想とするライフコース」として集計する。

1990年代に「専業主婦コース」が減り、「両立コース」および「再就職コース」を選択する者が増え、2010年時点でそれぞれ30％を超えている。特に「両立コース」を選択する者については1992年の調査以降一貫して増加傾向にある。

2 ■ 実際になりそうなあなたの人生はどのタイプか？

これを、「予定のライフコース」として集計する。

「専業主婦コース」が減じて直近の調査では1割を切った。近年、専業主婦向けの女性誌の休刊が相次いでいるとの報道[6]も頷ける。「両立コース」や「非婚就業コース」の増加傾向は続いている。また、「非婚就業」は「理想のライフコース」における回答に比し、3倍強の17.7％に上っている。

II 有職女性の心理社会的問題

1 職場のハラスメント

建前は変化しても、性別役割分担意識の根強さなど、古くからの社会意識が有職女性の精神保健に影響を与え、女性の社会的発展を阻んでいることが指摘される[2]。これに関連してハラスメントの問題が挙げられる。ハラスメントは、被害者が心身の健康を損ない、自殺のような重大な事態に発展することすらある、職場の衛生上無視できない問題である[7]。

1 ■ セクシュアル・ハラスメント

「職場において、労働者の意に反する性的な言動が行われ、それを拒否するなどの対応により解雇、降格、減給などの不利益を受けること」または「性的な言動が行われることで職場の環境が不快なものとなったため、労働者の能力の発揮に悪影響が生じること」を指す[8]。

その内実には幅があり、女性に対するお茶汲みの強要から性暴力被害まで、多様である。また、「相手の意に反しているかどうか」に重点が置かれることが多く、わかりにくいと敬遠されることや、逆に事の重大さが軽減されてしまうことがある[9]。

被害者には種々の心身の症状が出現することが知られ、心的外傷後ストレス障害や適応障害との類似性が指摘されている。また、生産性や仕事への意欲が減少し、仕事上のトラブルが起きやすくなるといわれる[9]。男女雇用機会均等法により、事業者にはその対策が義務づけられている。

2 ■ パワー・ハラスメント

同じ職場で働く者に対して、職務上の地位や人間関係などの職場内の優位性を背景に、業務の適正な範囲を超えて、精神的・身体的苦痛を与える、または職場環境を悪化させる行為[10]を指す。

加害者は継続的に人格と尊厳を侵害する言動を行い、就業者の働く関係を悪化させ、あるいは雇用不安を与える[8]。お互いの人格の尊重ができていればパワー・ハラスメントは発生しない。常日頃から相互に理解し協力し合い、適切なコミュニケーションに努めることが必要とされる。

具体的には、上司は指導や注意は「事柄」を中心に行い、「人格」攻撃に陥らないようにし、部下は仕事の進め方を巡って疑問や戸惑いを感じることがあれば、そうした気持ちを適切に伝える、などの心構えを身に付けることが期待される[10]。

2 スーパーウーマン・シンドローム

有職女性は、家事、育児、介護などを担いつつ働いている。責任感の強い女性では、職場や家庭のどの立場でも完璧にこなしたいと考え、それが向上心につながる反面、自己肯定感を得られにくく、疲弊してしまう。これが、多重役割における役割葛藤による「スーパーウーマン・シンドローム」[注2]と称される一種のバーンアウト状態である。ロールモデルの不在、家事、育児、介護に関するサポートシステムの不足も問題とされる[2]。

3 女性管理職の問題

管理職に占める女性の割合をみると、十分な水準になっているとはいえない。女性の登用率はどの職位についても年々上昇しているものの、職位が高くなるほど女性が占める割合は低いことがわかる(**図9**)。いわゆる「ガラスの天井」[注3]に阻まれていることもある。

この問題への取り組みが、「社会のあらゆる分野において、2020年までに、指導的地位[注4]に女性が占める割合が、少なくとも30％程度になるよう期待する」と謳う「ポジティブ・アクション」[12]である。

注2）：M. H. シェイヴィッツの「スーパーウーマン・シンドローム」(1987年)による。完璧な職業人、完璧な妻、完璧な母、完璧な主婦など対立する役割を一度にこなそうとして疲労困憊している女性の種々のストレス状況をいう。女性の社会進出に伴い、男性と同様に働く女性が増えるに伴って増加した女性の役割葛藤について、的確に表現している[9]。

注3）：米国で生まれた概念。米国では主として、女性キャリアが企業トップになる道が閉ざされている場合に使われる。わが国では中間管理職の水準で既にガラスの天井が存在し、後に続く女性社員の育成を阻むという構造的な問題につながっているといわれる[9]。「アメリカの場合、女性が目指すのはほぼ1つの方向のみ。ガラスの天井を突き破り、組織のトップに上り詰め、男と同じように尊敬の対象となり、男と同じだけの給料をもらうこと」[11]。

注4）：①議会議員、②法人・団体などにおける課長相当職以上の者、③専門的・技術的な職業のうち特に専門性が高い職業に従事する者。

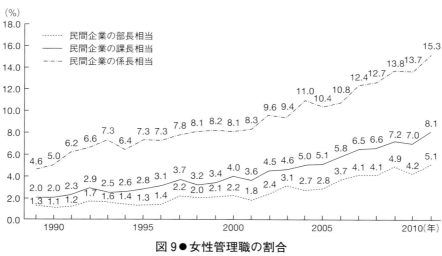

図9● 女性管理職の割合
（厚生労働省「賃金構造基本統計調査」による）

4 中年のアイデンティティー危機

　ここでは岡本による女性のアイデンティティー形成の2タイプを紹介したい[1]。すなわち、職業的自立など個としてのアイデンティティーの確立に重点を置いた女性をAタイプ（個の確立志向型）、配偶者選択など関係性に基づきアイデンティティー形成を行った女性をBタイプ（関係性志向型）とするものである。両タイプの有職女性が存在してよいが、多くはAタイプに属するといってよいであろう。

　AタイプとBタイプではかなり異なる内容の中年のアイデンティティー危機を体験するという。以下に引用する[1]。

　「A：個の確立志向型」の生き方をしてきた女性にとって、①「中核的アイデンティティの問い直し」とは、自分の仕事への関与のあり方や職業の中で達成してきたものの意味の再吟味である。自分が打ち込んできたものは、納得できるものなのか、納得できる成果をあげているか、という自己に対する問いである。
　さらに、②「トータルなアイデンティティ」もまた真剣に問い直される。自分の生活全体をみた時、私の生き方はこれでよいのか、夫や子どもとのかかわり、仕事とその他の生活とのバランスはこれでよいのか、シングルで生きてきた女性は、家庭を持たない人生で本当によいのかなどを問い直す。仕事と家庭を両立させてきた女性は、職業役割、家庭役割など多くの役割を抱えているため、これらの複数の役割のバランスの崩れが、中年期のアイデンティティの危機をひきおこすことも少なくない。

それに対して、「B：関係性志向型」の生き方で中年期を迎えた女性にとって、①「中核的アイデンティティの問い直し」は、自分の家庭や子育ては満足できるものだったかという問いとなる。そして、深く関与してきた家庭や子育てはうまくやれていると思えても、②「トータルな生き方」を見直した場合、「自分」といえるキャリアをもちたい、家族のために棚上げにしてきた、本当にやりたかったこと、やり残してきたことをやりたいという「自分＝個」を確立したいという声が、たくさんの女性から聞こえてくる。

III 有職女性の健康支援の在り方

女性たちの仕事における能力とは別に、男女差の存在について改めて啓発し理解を得ることが必要である。業務内容に関連する問題についてのアセスメントのみならず、月経、妊娠、出産といった生物学的な特徴や、家事、育児、介護などの社会的役割を鑑み、生活全体をみながら支援を行う必要がある。

また、解決、コントロールする力（ストレス対処能力〜レジリアンス）を付けていくことが大切であり、そのための健康教育や保健指導が求められている[13]。「具合が悪いときには、仕事を休んで受療行動をとる」という簡単な取り組みからでもよい。

さらに、働く女性で愁訴の多い者は、職業にアイデンティティーを確立していないことがあるともいわれるため、生活に基盤を置きつつ、仕事にやり甲斐や生き甲斐をもてるような支援を行うことが必要である[13]。

●おわりに

オランダ女性の就業率は70％（OECDによる）であるが、フルタイムで働く者は10％に満たず、しかしながら彼女たちはこの状況に満足しているという。「オランダでは女性がフルタイム就労しづらい要因（≒女性差別）があるのではないか？」と考えた専門家により調査が行われたが、得られた結果は「オランダ人女性はこれ以上働きたいと思っていない」というものであった。昇進に有利であると言われても、業務の質や量を重くすることを拒み、キャリアアップにこだわらないのが有職オランダ女性の生き方であるらしい[11]。ここにはよいワーク・ライフ・バランスの1モデルが成立していると思う。

そのワーク・ライフ・バランスは、かつては職場の福利厚生という文脈の中で捉えられていたが、昨今では企業の経営戦略ともなっている[14]。内閣府により「仕事と生活の調和」と和訳され憲章も策定された[15]が、現場の実感はどれほどであろうか。

有職女性が心身の健康を保つこと、またこの分野の研究が発展するためには、医療分野だけでなく、社会学、経済学、法律学などさまざまな領域が協同しつつ取り組む必要がまだありそうだ、ということを指摘して本稿を終えたい。

（内出容子）

■文献

1) 岡本祐子：女性のライフサイクルとこころの危機；「個」と「関係性」からみた成人女性のこころの悩み．こころの科学 141(9)：18-24，2008．
2) 遠藤俊子：働く女性．臨床精神医学講座，第18巻，家庭・学校・職場・地域の精神保健，松下正明（編），pp343-350，中山書店，東京，1998．
3) 篠塚英子：女性のキャリア形成とメンタル・ヘルス；女性の労働市場参加と留意すべき課題．F-GENS ジャーナル 7：261-267，2007(http//hdl.handle.net/10083/3876)．
4) 総務省統計局：統計 Today；No67．女性の M 字型カーブの解消が有業率の向上に貢献．平成24年就業基本構造基本調査の結果，平成25年8月30日(http://www.stat.go.jp/info/today/067.htm)．
5) 国立社会保障・人口問題研究所：結婚と出産に関する全国調査．独身者調査の結果概要，第14回出生動向基本調査，2010(http://www.ipss.go.jp/ps-doukou/j/doukou14_s/doukou14_s.asp)．
6) 板東玲子：専業主婦向け転換；「時短」特集が好評．Yomiurionline 大手小町，2014.7.11(http://www.yomiuri.co.jp/komachi/news/20140704-OYT8T50057.html)．
7) 宇田川雅彦，林　直樹：職場のいわゆるパワー・ハラスメント；その問題点と対応策．精神科治療 22(2)：165-172，2007．
8) 厚生労働省：こころの耳．セクハラに関してまとめたページ(http://kokoro.mhlw.go.jp/sexual-harassment/index.html)．
9) 加茂登志子：女性の生き方とストレス．ウーマンズヘルス；女性のライフステージとヘルスケア，久米美代子，飯島治之（編），pp130-143，医歯薬出版，東京，2007．
10) 厚生労働省：あかるい職場応援団(http://www.no-pawahara.mhlw.go.jp/)．
11) ジェシカ・オーリン：働く女性の幸せのカギはオランダ流にあり．ニュースウィーク日本版，2011.1.7(http://www.newsweekjapan.jp/stories/world/2011/01/post-1890_1.php)(http://www.newsweekjapan.jp/stories/world/2011/01/post-1890_2.php)．
12) 内閣府男女共同参画局：ポジティブ・アクション(http://www.gender.go.jp/policy/positive_act/)．
13) 働く女性の身体と心を考える委員会・財団法人女性労働協会：働く女性の健康管理ハンドブック(www.bosei-navi.go.jp/document/data/0_5_2.pdf)．
14) 独立行政法人労働者健康福祉機構：働く女性のためのヘルスサポートガイド第2版(www.rofuku.go.jp/Portals/0/data0/oshirase/pdf/HealthSupport-2nd.pdf)．
15) 内閣府：仕事と生活の調和（ワーク・ライフ・バランス）憲章(http://wwwa.cao.go.jp/wlb/government/20barrier_html/20html/charter.html)．

19 女性と暴力被害

1 DV被害の実態と精神科的治療

● はじめに

　女性に対する暴力は、女性の人権を侵害するものであり、世界共通の重大な社会問題であるとともに心身の健康問題でもある。WHO（世界保健機関）によると、世界中の女性の約35％が、親密な関係のパートナーによる身体的、性的暴力か、パートナー以外による性的暴力のどちらかを、生涯のうちに受けていると報告されている[1]。日本でも、2001年に「配偶者からの暴力の防止及び被害者の保護に関する法律」（通称DV防止法）が施行されたことや、警察が性暴力被害者への対策を強化するようになったこともあって、ようやく女性の暴力に社会的な関心が集まるようになってきた。DVと性暴力は、医療機関で診察中に遭遇する被害としても多いものであり、その2つにおける日本での実態、精神健康被害、対応・治療について述べたい。

I　DVの形態

　日本では、配偶者や交際相手など親しい間柄にある、またはあった男女間の暴力をドメスティック・バイオレンス（domestic violence；DV）と呼んでいる。また、最近では、若者が交際相手から暴力を振るわれることを、デートDVということもある。

　DVといえば、まず身体的暴力が連想される。しかし、身体的暴力以外にも、脅す、非難する、ばかにする、怒鳴る、物を壊す、行動を監視・制限する、生活費を渡さないなどの精神的暴力や、性行為を強要する、避妊に協力しないなどの性的暴力とさまざまな形態がある。DVとは、これら多面的な暴力の複合体であると考えた方が実態に即している。また、DVは単回的ではなく、長期間にわたって繰り返し行われるものである。生命の危険があり、客観的にもわかりやすいという点から、多くの場合身体的暴力に視点が集中するが、非身体的暴力であっても、身体的暴力と同等か、むしろ非身体的暴力の方が脅威であり、無力化の根本であったと振り返る被害者は多い。身体的、非身体的暴力が複合体となれば、さらに何倍にもなって、被害者の心身に看過できない影響を与えることになる。まさに、この暴力の質的多面性と反復性がDVの特徴である。

Ⅱ　DVの実態

　内閣府男女共同参画局は、3年に一度、男女間における暴力に関する調査を行っている。2011年度に行われた調査では、全国の20歳以上の男女5,000人を対象とし、有効回収率は65.9％（男性1,542人、女性1,751人）であった。そのうち、既婚もしくは結婚したことのある男性1,195人、女性1,403人に、DV被害の有無を尋ねている。その結果、これまでに身体的暴力を受けたことがあった女性は25.9％、男性は13.3％、精神的暴力を受けたことがあった女性は17.8％、男性は9.5％、性的暴力を受けたことがあった女性は14.1％、男性は3.4％であった。身体的、精神的、性的暴力のいずれかを一度でも受けたことがある女性は32.9％、男性は18.3％、何度も受けたことがある女性は10.6％、男性は3.3％であった（図1、2）。さらに、何度も暴力を受けたことがある人のうち、生命の危険を感じたことがある女性は28.2％、男性は17.5％であった。また、配偶者と別れない理由は、男女とも「子どもがいるから、子どものことを考えたから」というものが一番多く、女性では次に「経済的な不安」、男性では「世間体が悪い」というものが多かった[2]。これらの結

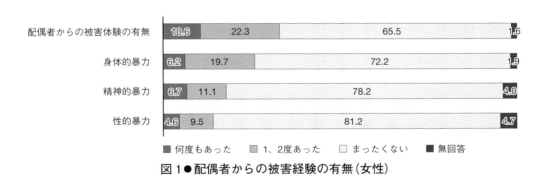

図1●配偶者からの被害経験の有無（女性）

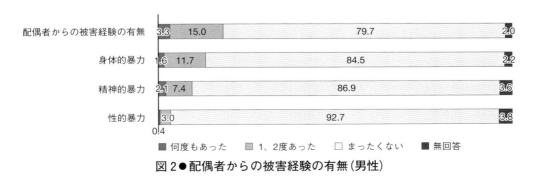

図2●配偶者からの被害経験の有無（男性）

果を総合的にみると、実は男性もかなり女性から暴力を振るわれている。しかし、男性は肉体的・社会的・経済的にも女性より優位であり、より重篤な被害を受けているのは女性が圧倒的に多い。

III 精神健康被害

1 DVによる精神健康被害

Goldingが、DV被害女性の精神科的後遺症に関する文献のメタアナリシスを行ったところ、DV被害者における最も多い精神健康障害はうつ病と心的外傷後ストレス障害(posttraumatic stress disorder；PTSD)であった[3]。その他、DV被害者には自殺行動、不安障害、身体化障害、アルコールや薬物乱用/依存がしばしばみられることも指摘されている[4]。実際、DVや虐待など、長期的、反復的なトラウマの被害者は、「うつ病」や「PTSD」という診断では割り切れない、複雑な状態を呈している。

2 DV被害者のPTSD〜複雑性PTSD

DSM-IV-TR[5]におけるPTSDの診断基準は、強盗・誘拐・見知らぬ人からのレイプなどの犯罪被害、自然災害、事故など、基本的には単回的なトラウマへの反応を想定して作成されているため、DV被害者にはこのPTSD診断基準だけでは収まり切らない症状を認めていることが多い。Terrは小児のトラウマ研究から、トラウマをI型(単回トラウマ)とII型トラウマ(反復性トラウマ)に分け、後者を否認、心的麻痺、自己催眠、解離、そして極度の受身性と憤怒爆発との交代を含むものとし[6]、Hermanらは長期反復性外傷後症候群のための病名として、複雑性PTSD(complex PTSD)を提案した[7]。Van der Kolkらは、複雑性PTSDの概念を発展させた「他に特定されない極度のストレス障害」(disorders of extreme stress not otherwise specified；DESNOS)の診断基準を示している[8](表1)。このうち、慢性的な人格変化の項目における3つの変化、すなわち、自己認識における変化(慢性的な罪悪感や恥辱感、自責感、自分は役に立たない人間だという感覚、取り返しのつかないダメージを受けているという感覚)、加害者に対する認識の変化(加害者から取り込んだ歪んだ信念、加害者の理想化)、他者との関係の変化(他者を信頼して人間関係を維持することができないこと、再び被害者となる傾向、他者に被害を及ぼす傾向)は、DV被害者の認知の偏りに通じる点が多い。また、DV被害者の中には、幼少期に両親間のDVを目撃していたり、虐待を受けていたケースもしばしば存在している。この場合は、DV目

表1 ● 他に特定されない極度のストレス障害（DESNOS）診断基準の試案

A．感情覚醒の統御における変化
  (1) 慢性的な感情の制御困難
  (2) 怒りの調整困難
  (3) 自己破壊行動および自殺行動
  (4) 性的な関係の制御困難
  (5) 衝動的で危険を求める行動
B．注意や意識における変化
  (1) 健忘
  (2) 解離
C．身体化
D．慢性的な人格変化
  (1) 自己認識における変化：慢性的な罪悪感と恥辱感、自責感、自分は役に立たない人間だという感覚、取り返しのつかないダメージを受けているという感覚
  (2) 加害者に対する認識の変化：加害者から取り込んだ歪んだ信念、加害者の理想化
  (3) 他者との関係の変化
    (a) 他者を信頼して人間関係を維持することができないこと
    (b) 再び被害者となる傾向
    (c) 他者に被害を及ぼす傾向
E．意味体系における変化
  (1) 絶望感と希望の喪失
  (2) 以前の自分を支えていた信念の喪失

撃や虐待被害から生じている症状も考慮する必要がある。

3 DSM-5のPTSD診断基準

　複雑性PTSDないしDESNOSは、DSM-IVのときから診断基準に含めるか否かの検討の結果独立した診断としては取り入れられず、2013年に改訂されたDSM-5[9]でも同様であった。しかし、DSM-5ではPTSDの診断基準そのものが比較的ドラスティックに改訂されている。すなわちDSM-IV-TRにおけるC基準の回避・麻痺症状が、C基準の回避症状と、新たにD基準として認知や気分の異常となり、過覚醒症状はE基準となって、その中に無謀なまたは自己破壊的な行動が、さらに下位項目として解離症状の有無が追加されるなど、複雑性PTSDないしDESNOSの要素が取り入れられたのである（**表2**）。

4 面接時におけるDV被害者の特徴

　DV被害者の被害の回想や陳述は、例えば著しく詳細で、場合によっては過剰に具体的ともいえるような部分と、数年の様子がまったく抜ける部分があるなど、アンバランスさと混乱が目立つ[10]。時間軸を追って回想することが難しく、しばしば主語も抜け落ちる。また、被害者は、過度の自責感と判断力・決断力の低下、自己評価の低下が著しい。「断片化され統合性を失った陳述」と「自己評価の著しい低下を主体とする認知の歪み」の2点に要約される認知面における著しい混乱と偏りがDV被害者の面談時の特徴なのである。こ

表2 ● DSM-5 における PTSD 診断基準

A．実際にまたは危うく死ぬ、重症を負う、性的暴力を受ける出来事への、以下のいずれか1つ（またはそれ以上）の形による曝露：
　（1）心的外傷的出来事を直接体験する。
　（2）他人に起こった出来事を直に目撃する。
　（3）近親者または親しい友人に起こった心的外傷的出来事を耳にする。家族または友人が実際に死んだ出来事または危うく死にそうになった出来事の場合、それは暴力的なものまたは偶発的なものでなくてはならない。
　（4）心的外傷的出来事の強い不快感をいだく細部に、繰り返しまたは極端に曝露される体験をする。

B．心的外傷的出来事の後に始まる、その心的外傷的出来事に関連した、以下のいずれか1つ（またはそれ以上）の侵入症状の存在：
　（1）心的外傷的出来事の反復的、不随意的、および侵入的で苦痛な記憶
　（2）夢の内容と感情またはそのいずれかが心的外傷的出来事に関連している、反復的で苦痛な夢
　（3）心的外傷的出来事が再び起こっているように感じる、またはそのように行動する解離症状（例：フラッシュバック）
　（4）心的外傷的出来事の側面を象徴するまたはそれに類似する、内的または外的なきっかけに曝露された際の強烈なまたは遷延する心理的苦痛
　（5）心的外傷的出来事の側面を象徴するまたはそれに類似する、内的または外的なきっかけに対する顕著な生理学的反応

C．心的外傷的出来事に関連する刺激の持続的回避。心的外傷的出来事の後に始まり、以下のいずれか1つまたは両方で示される。
　（1）心的外傷的出来事についての、または密接に関連する苦痛な記憶、思考、または感情の回避、または回避しようとする努力
　（2）心的外傷的出来事についての、または密接に関連する苦痛な記憶、思考、または感情を呼び起こすことに結びつくもの（人、場所、会話、行動、物、状況）の回避、または回避しようとする努力

D．心的外傷的出来事に関連した認知と気分の陰性の変化。心的外傷的出来事の後に発現または悪化し、以下のいずれか2つ（またはそれ以上）で示される。
　（1）心的外傷的出来事の重要な側面の想起不能
　（2）自分自身や他者、世界に対する持続的で過剰に否定的な信念や予想
　（3）自分自身や他者への非難につながる、心的外傷的出来事の原因や結果についての持続的でゆがんだ認識
　（4）持続的な陰性の感情状態
　（5）重要な活動への関心または参加の著しい減退
　（6）他者から孤立している、または疎遠になっている感覚
　（7）陽性の情動を体験することが持続的にできないこと

E．心的外傷的出来事と関連した、覚醒度と反応性の著しい変化。心的外傷的出来事の後に発現または悪化し、以下のいずれか2つ（またはそれ以上）で示される。
　（1）人や物に対する言語的または身体的な攻撃性で通常示される、（ほとんど挑発なしでの）いらだたしさと激しい怒り
　（2）無謀なまたは自己破壊的な行動
　（3）過度の警戒心
　（4）過剰な驚愕反応
　（5）集中困難
　（6）睡眠障害

F．障害（基準B、C、DおよびE）の持続が1ヵ月以上

G．その障害は、臨床的に意味のある苦痛、または社会的、職業的、または他の重要な領域における機能の障害を引き起こしている。

H．その障害は、物質（例：医薬品またはアルコール）または他の医学的疾患の生理学的反応によるものではない。

▶□**いずれかを特定せよ**
　解離症状を伴う：症状が心的外傷後ストレス障害の基準を満たし、加えてストレス因への反応として、次のいずれかの症状を持続的または反復的に体験する。
　1．**離人感**：自分の精神機能や身体から遊離し、あたかも外部の傍観者であるかのように感じる持続的または反復的な体験
　2．**現実感消失**：周囲の非現実感の持続的または反復的な体験

▶□**該当すれば特定せよ**
　遅延顕症型：その出来事から少なくとも6ヵ月間（いくつかの症状の発症や発現が即時であったとしても）診断基準を完全には満たしていない場合

（日本精神神経学会（日本語版用語監修），髙橋三郎，大野　裕（監訳）：DSM-5 精神疾患の診断・統計マニュアル．pp269-270，医学書院，東京，2014による）

れらの特徴によって、被害者の訴えや症状は他者に理解されにくくなり、また聞き手も時に苛立ちや疲労感を感じざるを得なくなるのである。

5 被害者の状況と症状の経過

加害者と同居を続けている場合、健康被害は常に拡大しつつ、再生産される状況にある。被害者は、相談機関を訪れても加害者のもとから離れるかどうか迷い、決断できずに逡巡を重ねることが多い。この時期には、不眠や不安といった症状を紛らわすために、処方薬の乱用や飲酒量や買い物の増加、過食などの嗜癖的、自己麻酔的行動が優勢化しやすくなる。

暴力の場から逃れてきた直後、特に著しい暴力を受けて命からがら逃れてきた、いわば危機的状況にある被害者は、直近に起こった事態の影響を色濃く受けており、一層混乱していることが多い。DV被害直後＝急性期の精神状態とは、長期反復型トラウマ症状に急性ストレスないしトラウマ症状が加わっている状態である。若干高揚しつつ堰を切ったようにしゃべり続ける被害者、能面のような表情で他人事のようにぽつりぽつりとしか語らない被害者など、さまざまである。長い拘束的生活によって、精神的視野が極端に狭まっていることもあるし、自責感やわずかに残されたプライドなどが絡みつき、事実を率直に語るまで時間を要したり、加害者をかばい続ける被害者もいる。

安全な環境を得た後でも、離婚調停や裁判を契機に精神症状、特にPTSD症状が悪化する被害者も多い。調停や裁判にあたっての回想や手記、意見書などの作成や、夫からの意見書が、単純に再体験症状のきっかけになることもある。また、自分を守るはずの弁護士や裁判官との関係の中に、夫との関係の再現が生じることもあるので注意を要する。また、子どもにDV目撃や虐待による影響が出ている場合や経済的な問題も、症状を長期化させたり、複雑化させる要因になる。

IV DV被害者への対応

支援にあたって最も重要なことは、DV被害者の立場と精神症状を理解し、二次被害を避けることである。二次被害とは、トラウマになった出来事自体よりも、支援を期待していた人々に支えてもらえないことや、その事態を招いたのは自分のせいだと非難されることから、被害者がさらに深い傷跡を残してしまうことである。

支援の窓口は、警察、福祉事務所、配偶者暴力相談支援センター、医療機関、子どもの相談支援機関などがある。そのうち、医療機関の役割は、被害者の発見、治療、診断書の

作成、支援センター情報の提供などがある。

1 被害者の発見

　2001年にDV防止法が施行されて以来、自ら被害を受けていると告げる被害者は増加している。とはいえ、自分が暴力を受けていると気づかないでいる被害者も少なくない。そのため、DVが疑われるケースには、積極的に声をかけていく姿勢が重要である。精神科領域の場合、慢性難治性うつ状態の女性、身体的愁訴の目立つ女性、アルコール・薬物乱用の傾向がある女性などは、DV被害の可能性がないか、一度確認してみるとよい。受診時に夫が同伴している場合には、個別に面談をするという配慮も必要である。

2 支援センターへの通報・情報提供

　DV防止法では、医療関係者が被害者を発見した際の努力義務として、「（被害者の意思を尊重したうえでの）配偶者暴力相談支援センターや警察官への通報」「守秘義務の解除」「暴力相談支援センター等の情報提供」を挙げている。

　DV被害者を発見した場合、このまま帰宅させて大丈夫かなど、まずは安全の確認を行う。身体的受傷が著しく、生命の危険が切迫しているケースについては、本人の意思を尊重しつつ、警察や配偶者暴力相談支援センターに通報することを優先する。しかし、このような状態でも、しばしば被害者は加害者のもとを離れようとしなかったり、一時離れてもまた戻ってしまうことがある。この場合は、配偶者暴力相談支援センターなどの情報提供を行うとともに、根気よく説得し、また被害者が何度でも相談に来られるように、診察の門戸を開いておくことも重要である。

3 精神科的治療

　DV被害者を理解するために必要な情報収集のポイントは、①養育歴の聴取、②過去のトラウマ歴（幼少期の虐待、以前の結婚におけるDV歴など）の聴取、③DVの内容と程度の確認、④精神症状のプロフィールの確認、である。子どもがいる場合は、⑤子どもとの関係の評価、⑥子どもの感情状態、行動の評価、も行う。DV被害者の精神状態は複雑であるため、症状を把握するために積極的に評価尺度を使用することが望ましい。基本的には問診と臨床症状の評価によって精神科的に診断するが、上述したように混乱のため思うように語れない被害者も多い。その場合には評価尺度を用いることも選択肢の1つである。DVの内容と程度の確認には、DVSI（ドメスティックバイオレンススクリーニング尺度）[11]、精神症状のプロフィールについては、うつ状態、PTSD症状、解離症状、複雑性

PTSDの要素などの症状評価と診断が重要であり、GHQ-30、BDI-Ⅱ(ベック抑うつ質問票)[12]、IES-R(改訂出来事インパクト尺度)[13]、PDS-J(日本語版PTSD診断尺度)[14]、DES-Ⅱ(解離性体験尺度)[15]、PTCI(外傷後認知尺度)[16]、M.I.N.I(精神疾患簡易構造化面接法)[17]などを用いると隈なく評価できる。PTSDが疑われた場合には、さらにCAPS(PTSD臨床診断面接尺度)[18]を行うことが望ましい。

　治療は、DVなどトラウマ被害による心身の影響についての心理教育を行いつつ、特定の精神科診断があれば、その治療を行っていくことが第一である。PTSDの場合、抗うつ薬(SSRIなど)を中心とした薬物療法、持続エクスポージャー療法(prolonged exposure therapy；PE)・眼球運動による脱感作と再処理法(eye movement desensitization and reprocessing；EMDR)・認知処理療法(cognitive processing therapy；CPT)・感情調整と対人関係調整スキルトレーニング/ナラティヴ・ストーリー・テリング(skills training in affective and interpersonal regulation/narrative story telling；STAIR/NST)などのトラウマに焦点を当てた心理療法がある。また、同じ被害に遭った被害者が集まる集団精神療法も効果的である。

4　診断書の作成

　調停や裁判に際して、診断書や意見書を求められることがある。受諾に関しては、治療者の判断に委ねられるものであるが、受諾する際には、治療先の住所や医師の氏名がこれらの提出によって加害者に知られてしまうことの是非についての検討も必要である。また、PTSD診断を提出する場合には、できる限り操作的診断基準を用い、診断の手順を明確に記載する。

5　子どもへの対応

　DVに晒された子どもたちの心身の被害も深刻である。身体的に直接的な虐待を受ける子どもも少なくないが、DVの目撃も虐待にあたり、結果的にネグレクトの状況に置かれている場合もある。シェルター滞在中の調査で、心理的ケアを要する臨床域にあるとされる子どもは8割にも達するとの調査もある[19]。親子の精神健康は互いに影響しており、母親の不安定な精神状態が子どもに影響を与え、子どもの問題行動は母子関係を悪化させる。子どもがいる被害者の場合は、母子をユニットとして捉え、共に回復するサポート体制も必要である。その1つとして、親子相互交流療法(parent child interaction therapy；PCIT)[20]がある。

〔氏家由里、加茂登志子〕

■文献

1) World Health Organization：Violence against women-intimate partner and sexual violence against women. World Health Organization, Geneva, 2014.
2) 内閣府：男女間における暴力に関する調査．2012.
3) Golding JM：Intimate partner violence as a risk factor for mental disorders；a meta-analysis. J Fam Violence 14：99-132, 1999.
4) Campbell JC：Health consequences of intimate partner violence. Lancet 359(9314)：1331-1336, 2002.
5) American Psychiatric Association：Diagnostic and statistical manual of mental disorders(4th ed, text rev.), American Psychiatric Association, Washington DC, 2000［髙橋三郎，大野　裕，染矢俊幸(訳)：DSM-IV-TR 精神疾患の診断・統計マニュアル．医学書院，東京，2003］．
6) Terr LC：Childhood trauma；an outline and overview. Am J Psychiatry 148(1)：10-20, 1991.
7) Herman JL：Trauma and Recovery. Harpar Collins Publishers Inc, New York, 1992［中井久夫(訳)：心的外傷と回復．みすず書房，東京，1999］．
8) Van der Kolk BA, Macfarlane AC, Weisaeth L：Traumatic Stress, The Guilford Press, 1996［西澤　哲(訳)：トラウマティック・ストレス．誠信書房，東京，2001］．
9) American Psychiatric Association：Diagnostic and statistical manual of mental disorders (5th ed), American Psychiatric Publishing, Washington DC, 2013［日本精神神経学会(日本語用語監修)，髙橋三郎，大野　裕(監訳)：DSM-5 精神疾患の診断・統計マニュアル．医学書院，東京，2014］．
10) 加茂登志子：PTSD と診断されたドメスティック・バイオレンス被害女性の一例．こころの臨床アラカルト 21(2)：209-214, 2002.
11) Straus MA, Hamby SL, Boney-McCoy S, et al：The Revised Conflict Tactics Scales (CTS2)；development and preliminary psychometric data. J Fam Issues 17(3)：283-316, 1996［石井朝子，飛鳥井望，木村弓子，ほか：ドメスティックバイオレンス(DV)簡易スクリーニング尺度(DVSI)の作成および信頼性・妥当性の検討．精神医 45(8)：817-823, 2003］．
12) Beck AT, Steer RA, Brown GK：Manual for the Beck Depression Inventory-II. Psychological Corporation, San Antonio, 1996［小嶋雅代，古川壽亮(訳著)：日本版 BDI-II；ベック抑うつ質問票 手引．日本文化科学社，東京，2003］．
13) Weiss DS, Marmar CR：The impact of the Event Scale-Revised, in Assessing psychological trauma and PTSD；A practitioner's handbook. Wilson JP, Keane TM (eds), pp399-411, Guilford Press, New York, 1997.
14) Foa EB, Cashman L, Jaycox L, et al：The validation of a self-report measure of posttraumatic stress disorder；The posttraumatic diagnostic scale. Psychol Assessment 9(4)；445-451, 1997［長江信和，廣幡小百合，金　吉晴，ほか：日本語版外傷後ストレス診断尺度作成の試み；一般の大学生を対象とした場合の信頼性と妥当性の検討．トラウマ・ストレス 5(1)：51-59, 2007］．
15) Bernstein EM, Putnam FW：Development, reliability, and validity of a dissociation scale. J Nerv Ment Dis 174(12)：727-735, 1986［田辺　肇，小川俊樹：質問紙による解離性体験の測定；大学生を対象にした DES (Dissociative Experiences Scale)の検討．筑波大学心理学研究 14：171-178, 1992］．
16) Foa EB, Hearst-Ikeda D, Perry KJ：Evaluation of a brief cognitive-behavioral program for the prevention of chronic PTSD in recent assault victims. J Consult Clin Psychol 63(6)：948-955, 1995［長江信和，増田智美，金　吉晴，ほか：大学生を対象としたライフ・イベントの実態調査と日本語版外傷後認知尺度の開発．行動療法研究 30(2)：113-124, 2004］．
17) Sheehan DV, Lecrubier Y：The Mini-International Neuropsychiatric Interview(M. I. N. I.)［大坪天平，宮岡等，上島国利(訳)：M. I. N. I. 精神疾患簡易構造化面接法．星和書店，東京，2000］．
18) Blake DD, Weathers FW, Nagy LM, et al：The development of a clinician-administered PTSD scale. J Traumatic Stress 8(1)：75-90, 1995.
19) 金　吉晴，柳田多美，加茂登志子，ほか：DV 被害を受けた女性とその児童の精神健康調査．厚生労働科学研究補助金，子どもと家庭に関する総合研究事業総括・分担研究報告書(主任研究者：金　吉晴)，2005.
20) 加茂登志子：ドメスティック・バイオレンス被害母子の養育再建と親子相互交流療法(Parent-Child Interaction Thearpy：PCIT)．精神誌 112(9)：885-889, 2010.

19 女性と暴力被害

2 性暴力被害

I 性暴力の形態

　性暴力が被害者に与える精神的衝撃は非常に大きく、長期にわたって精神健康被害や生活面への支障を残すことは臨床家の中ではよく知られた事実であり、魂の殺人[1]と呼ばれることもある。性暴力には、強姦、強制わいせつ、配偶者やパートナーからの性暴力、子どもへの性的虐待、セクシュアル・ハラスメント、人身売買などさまざまな形態があるが、日本の法律がこれらを網羅し、適正に評価して対応しているかどうかは疑問である。例えば日本の刑法における強姦（いわゆるレイプ）とは、「男性が暴行や脅迫を用いて13歳以上の女性に姦淫を行うもの」であり、強姦の被害者は女性に限定され、性器の挿入がなくてはならないとされ、その他の性暴力が強制わいせつに含まれる。「暴行」「脅迫」に関しては、近年においては「被害者が合理的な程度の抵抗を試みたにもかかわらず、加害者がこれを排除したと認められるならば、被害者の意思に反する性行為があったと認め得、それで足りる」とされている。しかし、男性の被害者ももちろん存在するし、被害者臨床の観点からみれば、被害者は著しい恐怖のため、あるいはさらなる破滅的な被害を恐れて「合理的な程度の抵抗」すらできないことの方がむしろ一般的なのである。

　この傾向は子どもの性被害を巡っても同様である。児童虐待の防止等に関する法律（児童虐待防止法）における性的虐待は、「保護者が、その監護する児童（18歳に満たない者をいう）に対し、わいせつな行為をすること、または、児童をしてわいせつな行為をさせること」とされる。この場合の加害者は、親や児童を育てている祖父母、未成年後見人など保護者などに限られており、それ以外のきょうだいや同居人などによる性的虐待は、保護者のネグレクトとして、この法律の対象外になる。

II 性暴力被害の実態

　2011年に行われた内閣府男女共同参画局の調査をみると、20歳以上の女性1,751人のうち、これまで異性から無理やりに性交された経験がある女性は7.6%であった。加害者との関係については、被害者の76.8%の人が加害者と面識があったと答えている。面識がある加害者のうち、36.9%は配偶者・元配偶者であり、その他を除くと、職場・アルバイ

トの関係者(15.5%)、通っていた(いる)学校・大学関係者(9.8%)、親・兄弟・それ以外の親戚(8.7%)、知人(5.8%)と続く。被害を受けた年齢は、20歳代が35.1%と最も多く、次いで中学卒業から19歳までが20.1%、30歳代が14.2%であるが、小学生以下(13.4%)や、40歳代以上(7.5%)など幅広い年代が被害に遭っている。また、被害者の67.9%の人は、どこにも被害の相談をしていない。その理由としては、「恥ずかしくて誰にも言えなかった」というものが46.2%、「そのことについて思い出したくなかった」が22.0%、「自分さえ我慢すれば、なんとかこのままやっていけると思ったから」が20.9%であった。

2012年の警視庁での強姦と強制わいせつの認知件数は、それぞれ1,240件、7,087件、2011年の児童虐待相談の対応件数は59,919件で、そのうち性的虐待の件数は1,460件(2.4%)であった。法務総合研究所が2008年に行った第3回犯罪被害実態調査結果によると、性暴力被害者が警察へ申告する割合は13.3%と非常に低い。また、性的虐待は、強姦や強制わいせつ以上に発見や申告が困難であるため、実際にはもっと多くの性暴力被害者が隠れていると思われる。

III 精神健康被害

成人の単回性の強姦被害者と、子ども時代や青年期に性暴力や性的虐待を受けた被害者とでは、症状の特徴が異なる。

強姦は犯罪被害の中で最も心的外傷後ストレス障害(PTSD)発症率が高く、被害者の約半数にPTSDが発症している[2]。その他、うつ病、不安障害(広場恐怖、強迫性障害、社交不安など)、アルコールや薬物乱用/依存、自殺行動、身体化症状なども多い。症状の特徴の1つは、解離症状がよくみられることである。被害の最中から現実感がなくなったり、痛みなどの身体感覚や感情が麻痺したり、時には被害を受けている自分を外から見ているような感覚に陥ることもある。被害後の診察や事情聴取では、被害について淡々と語って、一見しっかりしているように見える被害者、ぼんやりと表情の変化が乏しい被害者、何が起こったかを思い出せない被害者もいる。PTSD症状については、過去のトラウマ歴や精神科疾患の既往歴のないケースでは、DSMの診断基準に当てはまるわかりやすい形で現れやすい。また、強姦被害の場合、回避症状が強く出ていたり、恥辱感や自責感などの認知の変化も大きいことから、PTSD症状が遷延することもある。

一方、子ども時代や青年期に性暴力や性的虐待を受けた被害者では、複雑性PTSDないしDESNOS(他に特定されない極度のストレス障害)の特徴を呈するものが多い。強姦被害者と同様、解離症状はよくみられるが、幼少期の記憶の欠落や、複数のパーソナリティ

が存在する解離性同一性障害など、強姦被害者と比べて重篤で長期にわたっていることがある。また、自傷や自殺行動、過食、アルコールや薬物乱用、性的逸脱行動や再度性暴力被害に遭うなどの症状がみられる被害者もいる。成人の単回性強姦被害者で、このような特徴が目立つ場合は、過去にトラウマ歴がある可能性が高い。

IV 性暴力被害者への対応

　DV被害と同様、性暴力被害者の支援においても、支援者が性暴力被害への正しい知識を身に付け、二次被害を避けることが最も重要である。

1 被害直後の対応

　まず身体のケアが優先である。性被害に関して理解と知識をもつ産婦人科医の診察は、ケアのためにも、またその後の裁判を含めた対応のためにも必須である。身体や性器に外傷がないかを診察し、緊急避妊への対応や性感染症などの検査も行う。警察の捜査がある場合は、証拠収集の作業として、着衣や付着物の確保、精液の採取なども必要である。精神的なケアは、被害によって起こりうる反応についての心理教育を中心に行い、不安に対して呼吸法などのリラクゼーションや、解離症状に対してグランディングなどを伝え、被害者が安心できるように手助けをする（グランディングとは、地に足を着けるという意味から、自分が今ここに存在していることを感じるためのエクササイズである）。不安や不眠が強い場合は、薬物療法も考慮する。そして、これから支援できる機関の情報も提供していく。サポートする家族や身近な人がいれば、一緒に心理教育や情報提供を行うと、二次被害の予防にもなる。また、性暴力被害は自宅や自宅付近で起こることも多いため、帰宅が困難になることもあり、安全な場所の確保も必要である。

2 精神科的治療

　強姦被害の場合、周囲の適切な対応のもとでは、被害から3ヵ月くらいまでは自然回復を見込める可能性が高い。この時期は、被害者が話したい場合には耳を傾け、話すことを無理強いしないなど、支持的精神療法を主体に、心理教育や認知行動療法的アプローチを取り入れ、回復を促す。それでも長期的にPTSD症状が続く場合は、持続エクスポージャー療法などのトラウマに焦点を当てた認知行動療法を検討する。

　子ども時代や青年期に性暴力や性的虐待を受けた被害者の場合、成人であればDV被害者への精神科的治療を参考にされたい。子どもであれば、トラウマフォーカスト認知行動

療法(trauma-focused cognitive behavior therapy；TF-CBT)もある。

3 ワンストップセンター

　性暴力被害者は、身体的・精神的ケア、捜査関連の支援、法的支援など、さまざまな支援を要する。しかし、心身のダメージが非常に大きい被害者が、自ら支援先を探し、その都度状況を説明することの負担は大きく、さらにその過程で支援者から二次被害を受けることも少なくない。そこで、被害直後からの総合的な支援を可能な限り1ヵ所で行い、被害者の負担を減らすことを目的とした支援機関がワンストップセンターである。日本では2010年に「性暴力救援センター・大阪(通称SACHICO)」「はーとふるステーションあいち」が設立された。以降、各地で設立が進んでいるが、まだその数は少なく、さらなる設置の促進が望まれる。

● おわりに

　DVと性暴力被害について、日本での実態、精神健康被害、対応・治療について述べた。DV被害者も性暴力被害者も、その精神健康被害は甚大であり、生活の質の低下も著しい。その病態を理解し、多機関で連携を取りながら支援にあたることで、被害者の回復と、再被害を防ぐことが重要である。

(氏家由里、加茂登志子)

■文献

1) Miller A：For your own good；hidden cruelty in child-rearing and the roots of violence. Farrar, Straus and Giroux, New York, 1983, new ed. 2002［山下公子(訳)：魂の殺人；親は子どもに何をしたか．新曜社，東京，1983，新装版2013］.
2) Kessler RV, Sonnega A, Bromet E, et al：Posttraumatic stress disorder in the National Comorbidity Survey. Arch Gen Psychiatry 52(12)：1048-1060, 1995.

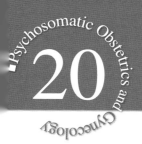

女性のトラウマとPTSD、複雑性悲嘆

●はじめに

　災害や、事故、犯罪被害などの出来事は、人の心に深い傷(トラウマ)を残す。このような、生命にかかわるような衝撃的な出来事を経験することで、さまざまな精神障害が発症しうるが、心的外傷後ストレス障害(posttraumatic stress disorder；PTSD)や複雑性悲嘆(complicated grief)はその代表的なものである。PTSDや複雑性悲嘆は、その症状による苦痛が著しいだけでなく、社会生活や対人関係の悪化、身体疾患のリスクの増加につながることが報告されている。災害や犯罪被害では、被災者/被害者が、恐怖の体験によりPTSDを発症することが多いが、同時に大切な人を失うことがあり、複雑性悲嘆が併存してみられることもある。PTSDや複雑性悲嘆は、このような恐ろしい体験をした人であれば、性別に関係なく発症するが、いずれの疾患も男性より女性に多い傾向がある[1)2)]。本稿では、PTSDと複雑性悲嘆を概括するとともに女性における特徴について述べる。

I 女性における心的外傷的出来事の体験とPTSD

1 心的外傷的出来事の体験

　PTSDは、生命の危機や重傷を負うような出来事、あるいは性的暴力を受ける出来事に曝露されることが契機となって発症する精神障害である[3)]。したがって、どのような体験をどのくらい経験するのかによって、PTSDの有病率は変わってくる。

　そのため、PTSDの疫学研究では、人々がどのようなトラウマとなる出来事(以下、心的外傷的出来事)を多く経験するのかが調べられている。1995年に行われた米国の全米併存疾患調査(National Comobidity Survey)[4)]では、心的外傷的出来事を経験した人の割合は、男性が60.7％、女性が51.2％と男性の方が多いが、心的外傷的出来事の内容によって男女差がみられた。身体的暴行、戦闘体験、武器による脅し、監禁や誘拐については統計学的に有意に男性の方が多く、通報された強姦、強制わいせつ、子どもの頃の親からのネグレクトや身体的虐待については女性の方が多く体験していた。しかし、2013年に行われた再調査(National Comobidity Survey Replication)では、女性の方がより多くの対人暴力を経験することが報告されている[5)]。この調査でも、心的外傷的出来事の経験率は男女に顕著な差はなかった(男性42.1％、女性46.2％)が、女性の方が、誘拐(男性0.8％、女性

1.9％）、親やパートナーからの身体的暴力（男性1.5％、女性13.3％）、強姦（男性2.3％、女性14.7％）、その他の性的暴力（男性4.9％、女性18.7％）、ストーキング（男性5.1％、女性13.4％）が多くみられた。過去の調査との違いは、これらの心的外傷体験をより細かく調査していることが挙げられる（1995年の調査では12項目だったのに対し、2013年の調査では、29項目）。特に、DV（domestic violence；配偶者間暴力）とも呼ばれるパートナーからの暴力の項目が付け加えられるなど、女性に多い対人暴力がより詳細に調べられるようになった。男性では、路上強盗のような暴力は女性より多いが、女性では、家族からの暴力や性的暴力、ストーキングなどの顔見知りによる、表に出すことが難しい暴力が多いことが特徴的である。

　女性に対するDVや性的暴力は世界的な問題となっている。WHO（世界保健機関）が行った調査[6]では、世界各国において15～71％の女性がパートナーから身体的、性的暴力を受けていることが明らかにされた。また、パートナー以外からの性的暴力を含めると、全世界の約1/3の女性は生涯にこのような暴力を経験している[7]。これらの暴力は、身体的健康だけでなく、精神健康の悪化や社会生活機能の低下に影響を与える（**表1**）が、さらに、その子どもの情緒や行動面の問題の増加など、次世代への影響もあるとされており、非常に深刻な問題である[8]。こういった状況を受けて、国連では、1993年に「女性に対するあらゆる形態の暴力の撤廃に関する宣言（Declaration on the Elimination of All Forms of Violence against Women）」を国連総会で決議しており、女性への暴力の防止に取り組んできている。

　日本でも内閣府の男女共同参画局の調査により、潜在していたDVや女性の性的暴力被

表1●パートナーによる身体的・性的暴力およびパートナー以外からの性的暴力の影響

	非暴力経験者に比べリスクの高い出来事
性的な問題	性感染症（HIV/AIDS、梅毒、クラミジアなど）
リプロダクティブ・ヘルスに対する問題	人工妊娠中絶
周産期における問題	低出生体重児（2,500 g未満） 未熟児（37週未満） 胎児発育不全
精神健康上の問題	うつ病 アルコール関連障害 PTSD 強迫性障害
身体健康上の問題	身体受傷
死亡	殺人 自殺

（文献7）より改変）

害の実態が明らかにされるようになった。平成26年度「男女間における暴力に関する調査」報告書[9)]では、過去に配偶者から身体的、精神的、性的暴力被害の経験のある女性の割合は23.4％であり、約4人に1人が被害を受けていることになる。また、異性(恋人、夫含む)から無理矢理に性交された経験のある女性も6.5％であった。DVや性的暴力被害の特徴として、他者に相談しにくいということが挙げられる。DV被害者の約40％および、性的暴力の被害者の約70％はどこにも相談していなかった。

　これらのことから、女性では、対人暴力を経験する人が多く、PTSDやうつ病などのリスクがあるにもかかわらず、支援や治療を受けていない人が多いのではないかと考えられる。

2 PTSDにおける性差とその要因

1 ■ PTSDの症状、特徴

　PTSDは、心的外傷的出来事に曝露されたことを契機に発症する慢性の精神障害であり、①侵入症状、②回避症状、③認知と気分の陰性の変化、④過覚醒、の4つのカテゴリーの症状で構成される[3)]。侵入症状とは、心的外傷的出来事の記憶が、思い出したくないのに、想起される症状である。このような記憶は大変鮮明で、生々しく、そのときの恐怖の感情や、視覚や聴覚、身体的な感覚(例えば、加害者に触られている皮膚感覚や鮮明な情景、そのときに聞こえた音など)、身体反応(動悸、冷や汗、身体の震えなど)を伴うことが特徴的である。このような記憶があまりにも鮮明で、現実感が失われ、あたかも出来事が今起こっているような感覚で思い出されるような状態は、"フラッシュバック"と呼ばれる。出来事を想起させるようなきっかけ(リマインダー；reminder)によって、記憶が呼び起こされる場合が多いが、きっかけがなくても、ふとしたときに思い出される場合がある。また、心的外傷的出来事そのものや、それを象徴するような夢(悪夢)を見ることもあるが、そのような夢は強い恐怖感を伴うため、動悸や冷や汗をかいて目を覚ましてしまうようなことが起こる。心的外傷的出来事の想起は、出来事が起こっていたときと同じような恐怖をもたらすため、患者の精神的苦痛は著しい。そのため、出来事を思い出さないように、さまざまな形で避けることが起こる(回避症状)。内的には、出来事を考えたり、人に話すことを避けるようにする。また、外的には、リマインダーとなる状況や活動、場所、人などを避けるようになる。例えば、その出来事が起こった場所やその付近(近くの駅など)、加害者に似た人、新聞やTVのニュースを避けることがよくみられる。

　心的外傷体験後、否定的な認知や気分が持続してみられる(出来事前から存在している

場合には、それらが悪化するという形で現れる)。出来事が起こったのは自分のせいではないかと自責感を感じたり、自分や他者、世界の安全性についての信頼感が失われることがある。恐怖や、怒り、恥などの否定的な感情が持続してみられる一方で、喜びや楽しみなど肯定的な感情を感じにくい状態が生じる。また、出来事の想起ができなくなったり(健忘)、今まで楽しんでいた活動への関心が乏しくなったり、他の人との間に親密さを感じることができず、疎遠だと感じるため、対人関係から引きこもるようになる。

交感神経系の持続的な過敏性が生じるため、不眠(入眠困難、中途覚醒)、イライラや怒りの爆発、注意集中困難、大きな音などの予期しない刺激に対する感情な反応(驚愕反応)などの過覚醒症状がみられる。このような不安定さは、自傷行為やアルコールなどの乱用、危険運転など自己破壊的な行動を起こすこともある。

これらの症状が1ヵ月以上持続し、著しい苦痛や社会生活機能の障害をきたしている場合にPTSDと診断されるが、出来事から1ヵ月以内でPTSDの症状がみられる場合には、急性ストレス障害(acute stress disorder;ASD)と診断される。ASDでは、PTSD症状に加えて、急性期に特徴的な解離性の症状(現実感の変容、心的外傷的出来事の想起不能)がみられる。ASDはPTSDのリスク要因ではあるが、ASDの状態から回復する人や、また1ヵ月以上経過してからPTSD症状が現れる人もおり、必ずしもASDの人がすべてPTSDを発症するわけではない。

PTSDの発症モデルの1つとして、"Fear circuit model"が挙げられるが、このモデルでは、心的外傷的出来事による恐怖の条件づけとそれに関連した神経回路の機能不全が起こることによってPTSDが発症するとされている。この仮説では、PTSDは、扁桃体が介在して生じる恐怖の条件づけに対して、前頭前野(prefrontal cortex;PFC)からの抑制が起こらず、恐怖の条件づけが消去(再学習)されずに、固定化されてしまった状態であると考えられている[10]。したがって、生活の中で、現在は安全であるという再学習が行われれば、時間の経過とともに自然に回復していくと考えられる。実際、相談機関を訪れた性暴力被害者の調査では、被害後1週間の時点では、PTSDの診断を満たす人の割合は94%であったが、12週間後では47%に低下していた。全米併存疾患調査[4]では、PTSDの有病率は、発症から12ヵ月で急速に低下し、36ヵ月で50%が回復するとしている。しかし、長期的には6年後でも約40%はPTSDが持続していた。

PTSDの特徴としてこのように長期に症状が持続することがあるほか、併存疾患や自殺行動が多いことが挙げられる。PTSDを経験したことのある男性の88.3%、女性の79%がなんらかの他の精神障害を経験したことがあり、うつ病やその他の不安障害、薬物・アルコール関連障害などを経験した人が多くなっていた[4]。また、カナダの調査では、PTSD

のある人は、そうでない人に比べさまざまな身体疾患(呼吸器疾患、慢性疼痛、循環器疾患、胃腸障害、慢性疲労症候群、がんなど)を有する率が高く、自殺企図を経験した人が多くなっていた[11]。さらに、全般的な精神健康の不良や、精神的問題による機能障害、活動性の低下も多いことが報告されている[11]。このようなことから、PTSDは精神的に苦痛が強いだけではなく、精神的、身体的、社会的健康への影響が深刻な疾患であるといえる。

2 ■ PTSDにおける性差と要因

多くの研究で、心的外傷的出来事の経験率にはあまり性差がないが、PTSDの有病率は異なることが報告されている。前述した米国併存疾患調査[4]では、PTSDの生涯有病率は男性が8.1%であったのに対して、女性は20.4%であった。2013年に行われた再調査[5]でも、男性3.6%に対して女性は9.7%であり、やはり2倍以上女性の方が多いことがわかる。このような男女差の要因として、心的外傷体験の違いや生物学的違いが挙げられる。

前述したように、男性に比べ女性では性的暴力やDVなどの対人暴力の経験率が高いが、対人暴力を経験した人では、自然災害や事故などに比べて、PTSDの生涯有病率が高い。最もPTSDの有病率が高い心的外傷体験は強姦で、強姦被害を経験した男性の65%、女性の45.9%がPTSDを経験していた[4]。強制わいせつや子どもの頃の身体的虐待やネグレクトの体験者においてもPTSDの有病率は男女共に高くなっている[4]。Iversonらの研究[5]でも、性差はPTSDと対人関係暴力体験の仲介因子とはならず、むしろ対人暴力がPTSDの予測因子となっていた。このことは、女性が男性より多く、PTSDを発症しやすい心的外傷的出来事を経験することが、女性におけるPTSDのリスクを高めているといえる。

しかし、同じ心的外傷的出来事を経験していても、男女のPTSDの有病率に大きな差がみられるものがある。例えば、身体的な攻撃や武器による脅しに対しては、PTSDの生涯有病率は、男性に比べ、女性が10倍以上多くなっている(身体的暴力:男性1.8%、女性21.3%、武器による脅し:男性1.9%、女性32.6%)[4]。このような性差はどのように説明できるだろうか？ Olffは、心的外傷的出来事に対する認知的評価が影響しているのではないかと述べている[12]。PTSDのリスクファクターとして生命の脅威を感じたことが挙げられているが[13]、このような心的外傷的出来事に対して、女性ではより脅威や損失を感じる傾向があるため、その後の生理学的なストレス反応にも影響があると考えられる[12]。また、女性では、男性に比べ、その出来事をコントロールできないと感じやすく、このような感覚はコルチゾールの分泌の大きな変化と、その状態の改善が長くかかることに関係している[12]。心的外傷的出来事に対してコントロール感をもてることは、PTSDの予防因子

であるレジリエンスの重要な要素でもある。

　PTSDのリスクファクターとして、心的外傷体験後の急性期の情緒的反応が大きいことと、解離症状の存在があることが報告されているが[13]、女性では男性より、強い恐怖、無力感、戦慄、パニック、不安などの感情反応や解離反応を示すことが多いことも、PTSDの発症のリスクを高めていると考えられる[12]。

　また、心的外傷体験後の対処行動もPTSDの発症に関連することが示唆されている。特に、回避行動は、恐怖の条件づけを消去するための再学習を妨げるため、PTSD症状の維持に寄与すると考えられるが、女性においてはこのような回避的な対処行動が、PTSDの重症度に関与していた[14]。女性が受動的で感情的な対処行動をとり、男性においては能動的、道具的な対処行動を行うように社会化されていることが対処行動の性差に結びついており、結果として女性のPTSDのリスクを高めることに関連している可能性が示唆されている[13]。

　そもそも生物学的な基盤の性差がPTSDの発症に影響するということも報告されている[12]。特にHPA系(hypothalamic-pituitary-adrenal axis；視床下部-下垂体-副腎系)やオキシトシン、女性ホルモンの関与が注目されている。

　HPA系のホルモン、特にコルチゾールは強い情動を伴う記憶の形成や修正、想起に関連しており、PTSDの発症に影響を与えていると考えられている。女性のPTSD患者では、非PTSD群に比較して血中のコルチゾールのレベルが低いこと[15]や、ストレス刺激に対してコルチゾールのレベルが上昇すること[16]が報告されているが、男性ではこの傾向はみられていないことから、このようなHPA系の反応の差がPTSDの性差に関連している可能性がある[12]。また、エストロゲンのような女性ホルモンは、HPA系の反応を促進し、間接的にPTSD発症にかかわると考えられる[12]。

　オキシトシンは、分娩時の子宮収縮や乳汁分泌を促進するホルモンだが、社会行動にも影響を与えている。女性では、ストレスのある状況で、逃走か、闘争反応ではなく、"tend and befriend(いたわって仲間になる)"反応をするが、この反応にオキシトシンが関係しているといわれている[12]。オキシトシンは男性にも存在するが、圧倒的に女性において多く分泌されるものであり、不安の軽減や社会的相互作用・子育て行動の増加、条件づけられた回避行動の消去の促進に関与しており、本来は、心的外傷体験後のPTSD発症の防御因子として作用することが考えられる[12]。一方、ソーシャルサポートの受容感の乏しさはPTSDのリスクファクターとなるが[13]、女性ではこのような社会的文脈の解釈がオキシトシンの効果に影響を与えており、孤立した状況であると感じた際により非社会的な行動や感情を促進することになり、PTSDの発症リスクを高める方向に働くようになる。

3 PTSDの治療

　現在PTSDの治療については、治療研究のメタアナリシスなどから各国のガイドライン[17]や国際トラウマティックストレス学会(International Society of Traumatic Stress Studies；ISTSS)のガイドライン[18]がほぼ共通の見解を示している。PTSDの予防については、効果が実証された治療法が現在はないため、サイコロジカル・ファーストエイド(心理的応急処置、psychological first aid；PFA)のような、トラウマ体験者の現実的なニーズに対応することで、安全感や安心感をもたらす非侵襲的で人道的な対応が勧められている。

　また慢性のPTSDに対しては、SSRI(選択的セロトニン再取込み阻害薬)を第一選択薬とする薬物療法とトラウマに焦点を当てた認知行動療法(trauma-focused CBT；TF-CBT)やEMDR(eye movement desensitization and reprocessing；眼球運動による脱感作と再処理法)が推奨されている。

　TF-CBTの代表的な治療法として、持続エクスポージャー療法(prolonged exposure therapy；PE)[19]と認知処理療法(cognitive processing therapy；CPT)が挙げられる[20]。

　PEは、Foaらによって開発された治療法である。Foaらは、恐怖の認知構造として「恐怖刺激」「恐怖反応」「恐怖刺激と反応の意味づけ」の3つの要素があり、恐怖を軽減するためには、曝露によって「恐怖構造」を活性化し(記憶を再想起させ)、新たな情報を再学習することが必要だという情動処理理論に基づいて治療法を構築した。PEでは、想像曝露(imaginal exposure)と現実曝露(in vivo exposure)の2種類の曝露を行う。想像曝露では、トラウマ体験時の記憶を感情とともに想起し語ってもらうが、PEでは他の治療法に比べ想像曝露の時間が長い(45～60分)ことが特徴である。さらにこの想像曝露を録音し、自宅で繰り返し聞くことで、恐怖への馴化や記憶の統合、安全の再学習などが行われるようになる。現実曝露では、患者が心的外傷体験を想起するきっかけになるために避けていること――例えば、被害現場近くを通ることや1人で歩くことなど――の中で実際には安全であるのに避けていることのリスト(不安階層表)を作成し、不安レベルの低いものから宿題として、繰り返し行ってもらう。PEでは、構造化した認知再構成は行わないが、曝露を通してトラウマ記憶を情緒的に処理することで、自然に否定的認知が修正されると考えられている。一方、CPTは、より認知の再構成に焦点を当てた治療法である。CPTでは、トラウマによって生じた5つの側面(安全、信頼、力とコントロール、親密さ、価値)における否定的な認知の構造を変えることを構造化して行う。しかし、CPTにもトラウマの体験を記述し繰り返し読むという形で、曝露の要素が含まれている。

女性のPTSDには、出来事に対する不適切な認知評価や回避的な対処行動が関連しているということを先に述べたが、PEやCPTのような認知行動療法では、曝露や認知再構成を通してこれらの問題を積極的に取りあげるので、女性のPTSDに対してとても有効であるといえる。実際のこれらの治療法は、女性の性暴力被害者に対して効果が実証されている。また、心的外傷的出来事の急性期に推奨されているPFAは、支援者が被害者/被災者に寄り添い安心と安全感を提供するとともに、家族や支援機関などのサポートに結びつけることを行う。このような情緒的支援を伴うソーシャルサポートは、孤立感を軽減し、他者との親密な接触を提供するものであり、オキシトシンが仲介することで、女性ではよりトラウマ反応を軽減することが期待されると考えられる。

II 女性における死別体験と複雑性悲嘆

1 複雑性悲嘆とは？

　大切な人との死別は、人生における最もつらい体験の1つである。特に、それが犯罪や事故、災害などの心的外傷的出来事によって起こる場合には、トラウマ体験ともなる。しかし、死別体験の中核は、愛する人（アタッチメント対象）の喪失であり、それによって悲嘆反応が生じる。ほとんどの人は人生において大切な人の死を経験するものであり、それによって生じる悲嘆反応は、通常は自然な反応であり、多くの場合時間の経過とともに和らいでいく。しかし、なんらかの理由で、喪の作業が進まなくなると、悲嘆が急性期の状態に滞ってしまい、激しい嘆き悲しみがいつまでも軽減しない状態となる。このような急性期の悲嘆反応が強いまま持続し、日常生活や社会生活に支障をきたしている状態が複雑性悲嘆と呼ばれる状態である。複雑性悲嘆の概念は、1990年代に急速に発展し、研究者によって異なる名称[複雑性悲嘆[21]、遷延性悲嘆障害(prolonged grief disorder；PGD)[22]]で呼ばれているが、ここではより広く用いられている複雑性悲嘆の呼称を用いた。複雑性悲嘆は、がんや感染症などの身体疾患やうつ病などの精神障害のリスクの増大[23]、不良なQOL、自殺行動の増加[24]と関連していることから、明らかに通常の悲嘆と異なっており、治療や介入が必要であるとする研究報告が増えてきた。その結果、2013年に改訂されたDSM-5[3]には、PTSDと同じ心的外傷およびストレス因関連障害群の中に、持続性複雑死別障害(persistent complex bereavement disorder)の呼称で、精神障害として位置づけられた。しかし、DSM-5では、持続性複雑死別障害の診断クライテリアが研究者の間で一致していないことから、診断基準は案として今度の研究のための病態に掲載されている。

表2●持続性複雑死別障害の診断基準案

A. 親しい人の死を経験

B. 死別以降以下の症状が1つ以上、12ヵ月以上持続している(そうである日の方が多く、その反応が臨床的意味のあるレベルで持続している)。
　1. 故人に対する持続的な思慕/憧れ
　2. 深い悲しみと情緒的苦痛
　3. 故人に対するとらわれ
　4. 死の状況へのとらわれ

C. 死別以降以下の症状が6つ以上、12ヵ月以上持続している(そうである日の方が多く、その反応が臨床的意味のあるレベルで持続している)。
[死に反応した苦痛]
　1. 死を受け入れることの著しい困難
　2. 喪失の不信、情動的な麻痺
　3. 故人についてのつらい記憶
　4. 喪失への怒り
　5. 故人へ死に関して自己に対する不適切な評価(自責感など)
　6. 喪失を思い出させるものへの過剰な回避
[社会性/同一性の混乱]
　7. 故人と一緒になりたいために死にたいという願望
　8. 他者への不信
　9. 周囲から孤立した感覚
　10. 故人のいない人生を無意味だと感じる
　11. 人生における自分の役割の混乱、同一性の薄れる感覚
　12. 喪失以降の興味の喪失、将来の計画の困難

D. 臨床的に意味のある苦痛および、社会的、職業的、他の重要な領域における機能障害

E. 文化、宗教、年齢の標準に対して不釣り合いな障害である。

(日本精神神経学会(日本語版用語監修)、髙橋三郎、大野　裕(監訳):DSM-5 精神疾患の診断・統計マニュアル. pp781-782, 医学書院, 東京, 2014 より一部改変)

持続性複雑死別障害の症状を**表2**にまとめた。この診断基準は従来の研究者の提言[21)22)]とはいくつかの点で異なっているが、特に症状の持続期間については過去の研究とは異なっているため(Prigersonら[22)]は6ヵ月の症状持続としており、Shearら[21)]は死別から6ヵ月以上経過してからの診断としている)、実証性が乏しいという批判もある。いずれにせよ、複雑性悲嘆については生物学的基盤もまだ不足しており、今後、研究者による概念および診断基準の統合が必要であると思われる。

2　複雑性悲嘆における性差

　複雑性悲嘆は、病気の親を看取るような場合が多い通常の死別においても発生するが、一般住民を対象とした調査では、死別経験者の2.4%[25)]〜6.7%[26)]と報告されている。しかし、突然の予期しない死別や、犯罪や事故、自死などの暴力的死別の遺族では、より高い有病率が報告されている。例えば、自殺や事故で子どもを亡くした親では死別から14〜15ヵ月の時点での複雑性悲嘆の有病率は78%であった[27)]。また、2001年の同時多発テロ事件で家族や友人を失ったニューヨーク市民の調査では、2.3〜3.5年経過した時点の有

病率は43％であった[28]。われわれが調査した犯罪被害者の自助グループに所属する遺族では、死別から平均94ヵ月経過した時点での有病率は21.9％であった[29]。災害の遺族では、2005年のスマトラ沖津波で家族を失った遺族で自分も被災した人では23.3％が、被災していない人では14.3％が複雑性悲嘆に該当した（死別から2年の時点）という報告[30]もあり、このような突然の暴力的な死別においては、通常の死別より有病率が高いという報告が多くなっている。

複雑性悲嘆のリスクファクターとしては、喪失前要因［女性、過去のトラウマ体験および喪失体験、過去の喪失体験、不安定なアタッチメント、気分障害および不安障害の既往、故人との関係性（非常に強い結びつきなど）］、喪失関連要因［故人との関係と世話役割（配偶者、子どもを養育していた母親、慢性疾患患者の介護者）や死そのものの性質（暴力的、突然死、遷延した死、自死）］、喪失前後の要因［社会的環境、死別後の資源の利用性、死の状況についての理解の不足、自然な癒しのプロセスの阻害（死や喪に対する通常の儀式などができないこと、アルコールや薬物の使用、低いソーシャルサポートなど）］が挙げられており[2]、女性において有病率が高いことが示されている。日本の一般集団における調査[25]では、複雑性悲嘆の有病率は男性で1.0％なのに対し、女性は3.4％であり、女性に高い割合で複雑性悲嘆がみられたが、ロジスティック回帰分析では、性差は有意な要因ではなかった。むしろ、配偶者であることや、故人の最後の期間に毎日付き添っていたことなど、故人との関係性の深さが関連していた。しかし、ドイツの調査[26]では、女性であることはリスクファクターであり、故人との関係性（子どもの喪失）とは独立していた。故人との関係性が共通した対象者（子どもを亡くした親）での調査[31]では、女性（母親や女性の保護者）であることやトラウマとなるような死因であること、アタッチメント関連の不安や回避が強いこと、回避行動が強いことが複雑性悲嘆症状の重症度と関連していた。

暴力的な死別の場合についての研究では、性別と故人の関係についての結果はまちまちであった。自死で家族を失った遺族のコホート研究[32]では、8～19年後の複雑性悲嘆の予測因子としては、性別は関係なかったが、子どもを失っていることは有意な関連がみられた。米国の同時多発テロ事件による遺族の調査では、女性であることと子どもを失ったことの両方が複雑性悲嘆に関連していた[28]。犯罪被害者遺族の研究[33]では、女性であることが複雑性悲嘆に関連していたが、子どもを失ったことは関連していなかった。

これらの結果をみると、死別の要因や、対象者の偏りなどの死別の状況や研究デザインによる差はあるが、故人との関係性と女性であることはそれぞれ独立して複雑性悲嘆に関連していると考えられるのではないかと思われる。

悲嘆はアタッチメント対象の喪失であることを考えると、故人との関係（アタッチメン

ト関係)が悲嘆の反応に強く影響するといえる。アタッチメントは、危険を感じるような状況で活性化され、アタッチメント対象と接触することによって、不安が軽減する。アタッチメント対象はこのように安全基地として作用するが、情緒面の調整だけでなく、生理的調節(ストレスホルモンの緩和)や社会的活動にも影響している。子どもである場合には、アタッチメント対象の中心は親(養育者)だが、成人するにつれて配偶者や子どもがむしろ重要なアタッチメント対象になる。したがって、親や配偶者、子どものようなアタッチメント対象を失った場合には、悲嘆は強いものになる。

また、成人の場合には、養育(caregiving)関係も悲嘆に大きく影響する。養育システムは、アタッチメントシステムの影響を受けるが、別個のものだと考えられている。Shear[34]は、養育は成人の生物行動学的な調整に大きくかかわっており、悲嘆においても重要な意味をもっているが、養育者であることの悲嘆への影響については、十分に実証されていないと述べている。養育システムもアタッチメントシステムと同様にその対象者に対して強く近接と保護を求めるが、養育の場合には、それを提供する側になることで、保護者としての強い責任感が生まれると考えられる。したがって、親にとって、子どもを失うことはアタッチメント対象を失うことでもあるが、養育対象者を失うことの意味が大きく、その際には、保護者としての役割を果たせなかったことに対する罪悪感が強くなると考えられる。Zetumerら[35]は、子どもを失った親は、他の関係者を失った遺族より複雑性悲嘆症状が強く、養育者としての自責感が強いことを報告している。自責感や罪悪感は複雑性悲嘆のリスク要因であることから、子どもを失った親において複雑性悲嘆が高い割合でみられることの1つの説明になるかと思われる。

女性であることは、複雑性悲嘆にどのように関連しているのだろうか？　PTSDのように生物学的な要因は関連していると考えられるが、複雑性悲嘆ではまだ生物学的な研究が乏しいため、その関連性は明らかにされていない。しかし、PTSDと同様にオキシトシンなど女性に特有のホルモンの影響が存在している可能性があると思われる。大切な人を失うという体験をしたときにはアタッチメント対象をなくしているので、よりアタッチメントシステムが活性化し、安全や安心を提供できる人を求めると思われる。オキシトシンは、「いたわって仲間になる」反応によってストレス反応を軽減させるが、いわば養育的行動をとることによって対応するため、養育対象者を失うことはストレス反応を軽減することを困難にすると考えられる。このようなときに、親密な関係者から慰めを得ることができたり、ソーシャルサポートが得られることは、悲嘆に対応するレジリエンスを高めるが、もし得られない場合、孤立しているような状況や周囲のサポートが得られない状況ではむしろ、ストレス反応がなかなか軽減しない状況を招き、悲嘆の遷延化につながると考えられ

る。ソーシャルサポートはPTSDにおいても重要な防御因子だが[13]、特にアタッチメント対象、養育対象を失っている遺族においては極めて重要であるといえるだろう。実際に、ソーシャルサポートが複雑性悲嘆の予防因子であることが報告されている[2)36]。

　また、死産のような場合では、女性(母親)に比べ男性(父親)の悲嘆の程度が軽度であることが報告されている[36]。これは、女性が胎児である子どもとかかわりをもっており、既に養育者としての意識をもっているのに比べ、生まれるまでは男性にはその意識が比較的乏しいということが関係しているかも知れない。

　女性の社会的な役割も、悲嘆に影響していると考えられる。女性は、親やその他の家族の介護をすることが男性より多くみられる。認知症の家族の介護者では20%に複雑性悲嘆がみられているという報告もある[37]。介護は、養育者としてのかかわりだけでなく、さまざまな物理的、心理的負担があり、精神的な疲労や消耗も大きいため、長期の介護は複雑性悲嘆やうつ病のリスクを高めるとされている[38]。

3 複雑性悲嘆への介入・治療

　複雑性悲嘆の介入・治療についてのシステマティック・レヴューやメタアナリシス[39]では、大切な人の死を経験したすべての遺族に対しての心理的な介入は複雑性悲嘆の予防に有効な実証された介入はないとしている。しかし、このことは、遺族に対するケアや支援が不要であるということを意味しているわけではない。アタッチメント対象を失っている遺族に対しては、保護や慰めを提供する周囲のサポートが重要である。災害やテロ、犯罪被害などの暴力的死別では、PTSDと同様にPFAが勧められる。しかし、病死や自死などでは、支援機関からの直後のケアを受けることは難しく、家族や友人、コミュニティーからのサポートが重要であるが、自死などでは周囲に知らせることが困難であり、なかなか支援が受けにくい現状があると考えられる。Stroebeら[40]は、自然な悲嘆の経過には、喪失に向き合うことと、回復(故人のいない生活への適応)に向き合うことの2つのプロセスが現実の生活の中で揺れ動きながら行われることが必要だと述べている(二重過程モデル；dual process model)が、このようなプロセスが進むためにも、周囲のサポートが重要であるといえる。

　複雑性悲嘆に対しては、いつくかの認知行動療法で有効性が示されている。Shearら[41]の開発した複雑性悲嘆治療(complicated grief treatment)は、死の状況や回避状況への曝露や故人の思い出を振り返るなど喪失に向き合う視点と、楽しみや喜びをもたらすような活動の促進という二重過程モデルに基づいたプログラムであるが、対人関係療法と比較しても有意な改善を示していた。Wagnerら[42]は、インターネットを用いた認知行動療法で

の効果を報告している。Bryantら[43]は、個人療法と集団療法を組み合わせた認知行動療法が有効であったとしている。いずれの治療技法においても、死別に向き合うこと（曝露）と、非適応的な認知（罪悪感、無力感など）の再構成の要素が含まれていることが特徴として挙げられる。

● おわりに

　女性におけるPTSDおよび複雑性悲嘆の特徴とその治療について概括した。PTSDと複雑性悲嘆の両者共に、女性の有病率が男性より高いことから、女性においてより発症のリスクがあるといえる。PTSDが女性に多い理由として、より発症リスクの高い対人暴力や性的被害などの心的外傷的出来事が女性に多いこと、女性ホルモンやオキシトシンなどのストレスに対する反応性に影響する生物学的な要素が関連していると考えられる。複雑性悲嘆については、故人とのアタッチメントの強さや養育者としての役割を果たすことが多いことが女性のリスクとして挙げられる。

　PTSDや複雑性悲嘆の介入・治療として、現段階では、急性期にPFAを提供することと、それらの疾患にデザインされた認知行動療法が有効であるとされているが、性差への配慮が行われているわけではない。しかし、女性では、対人交流によるサポートがストレス軽減に影響することを踏まえると、これらの疾患の治療や介入において、より早期に家族や地域の支援を活性化し、治療のセッティングにおいてもソーシャルネットワークを強めていくようなアプローチを取り入れることが今後の課題であると考えられる。

（中島聡美）

■文献

1) Brewin CR, Andrews B, Valentine JD：Meta-analysis of risk factors for posttraumatic stress disorder in trauma-exposed adults. J Consult Clin Psychol 68(5)：748-766, 2000.
2) Simon NM：Treating complicated grief. JAMA 310(4)：416-423, 2013.
3) American Psychiatric Association：Diagnostic and Statistical Manual of Mental Disorders. 5th ed, American Pscyhiatric Publicatioin, Washington DC, 2013.
4) Kessler RC, Sonnega A, Bromet E, et al：Posttraumatic stress disorder in the National Comorbidity Survey. Arch Gen Psychiatry 52(12)：1048-1060, 1995.
5) Iverson KM, McLaughlin KA, Gerber MR, et al：Exposure to interpersonal violence and its associations with psychiatric morbidity in a U. S. National Sample；A gender comparison. Psychol Violence 3(3)：273-287, 2013.
6) Garcia-Moreno C, Jansen HA, Ellsberg M, et al：Prevalence of intimate partner violence；findings from the WHO multi-country study on women's health and domestic violence. Lancet 368(9543)：1260-1269, 2006.
7) World Health Organization, Department of Reproductive Health and Research, London School of Hygiene and Tropical Medicine, et al：Global and regional estimates of violence against women；Prevalence and health effects of intimate partner violence and non-partner sexual violence. World

Health Organization, Genova, 2013.
8) World Health Organization : Violence against women ; Intimate partner and sexual violence against women. World Health Organization, Geneva, 2011.
9) 内閣府男女共同参画局：男女間における暴力に関する調査報告書．内閣府男女共同参画局，東京，2015.
10) 塩入俊樹：Fear circuit モデル．最新医学別冊 新しい診断と治療の ABC 70；心的外傷後ストレス障害（PTSD），飛鳥井望（編），pp60-70，最新医学社，東京，2011.
11) Sareen J, Cox BJ, Stein MB, et al : Physical and mental comorbidity, disability, and suicidal behavior associated with posttraumatic stress disorder in a large community sample. Psychosom Med 69(3) : 242-248, 2007.
12) ミランダ・オルフ：PTSD における性差．トラウマ・ストレス 6(2)：157-171，2008.
13) Ozer EJ, Best SR, Lipsey TL, et al : Predictors of posttraumatic stress disorder and symptoms in adults ; a meta-analysis. Psychol Bull 129(1) : 52-73, 2003.
14) Ullman SE, Filipas HH, Townsend SM, et al : Psychosocial correlates of PTSD symptom severity in sexual assault survivors. J Trauma Stress 20(5) : 821-831, 2007.
15) Meewisse ML, Reitsma JB, de Vries GJ, et al : Cortisol and post-traumatic stress disorder in adults ; systematic review and meta-analysis. Br J Psychiatry 191 : 387-392, 2007.
16) Bremner JD, Vythilingam M, Vermetten E, et al : Cortisol response to a cognitive stress challenge in posttraumatic stress disorder (PTSD) related to childhood abuse. Psychoneuroendocrinology 28(6) : 733-750, 2003.
17) National Institute for Health and Clinical Excellence : Post-traumatic stress disorder The management of PTSD in adults and children in primary and secondary care. Gaslell and British Psychological Society, London/Leicester, 2005.
18) Foa EB, Keane TM, Friedman MJ, et al : Effective treatment of PTSD. 2nd ed, Guilford Press, New York, 2009.
19) Foa EB, Hembree, EA, Rothbaum BO : Prolonged exposure therapy for PTSD ; Emotional processing of traumatic experiences, therapist guide (treatment that work). Oxford University Press, New York, 2007.
20) Resick PA, Schnicke MK : Cognitive processing therapy for sexual assault victims. J Consult Clin Psychol 60(5) : 748-756, 1992.
21) Shear MK, Simon N, Wall M, et al : Complicated grief and related bereavement issues for DSM-5. Depress Anxiety 28(2) : 103-117, 2011.
22) Prigerson HG, Horowitz MJ, Jacobs SC, et al : Prolonged grief disorder ; Psychometric validation of criteria proposed for DSM-V and ICD-11. PLoS Med 6(8) : e1000121, 2009.
23) Prigerson HG, Bierhals AJ, Kasl SV, et al : Traumatic grief as a risk factor for mental and physical morbidity. Am J Psychiatry 154(5) : 616-623, 1997.
24) Boelen PA, Prigerson HG : The influence of symptoms of prolonged grief disorder, depression, and anxiety on quality of life among bereaved adults ; a prospective study. Eur Arch Psychiatry Clin Neurosci 257(8) : 444-452, 2007.
25) Fujisawa D, Miyashita M, Nakajima S, et al : Prevalence and determinants of complicated grief in general population. J Affect Disord 127(1-3) : 352-358, 2010.
26) Kersting A, Brahler E, Glaesmer H, et al : Prevalence of complicated grief in a representative population-based sample. J Affect Disord 131(1-3) : 339-343, 2011.
27) Dyregrov K, Nordanger D, Dyregrov A : Predictors of psychosocial distress after suicide, SIDS and accidents. Death Stud 27(2) : 143-165, 2003.
28) Neria Y, Gross R, Litz B, et al : Prevalence and psychological correlates of complicated grief among bereaved adults 2.5-3.5 years after September 11th attacks. J Trauma Stress 20(3) : 251-262, 2007.
29) 中島聡美，白井明美，真木佐知子，ほか：トラウマの心理的影響に関する実態調査から犯罪被害者遺族の精神健康とその回復に関連する因子の検討．精神誌 111：423-429，2009.
30) Kristensen P, Weisaeth L, Heir T : Psychiatric disorders among disaster bereaved ; an interview study of individuals directly or not directly exposed to the 2004 tsunami. Depress Anxiety 26(12) : 1127-1133, 2009.
31) Meert KL, Donaldson AE, Newth CJ, et al : Complicated grief and associated risk factors among parents

following a child's death in the pediatric intensive care unit. Arch Pediatr Adolesc Med 164(11)：1045-1051, 2010.
32) de Groot M, Kollen BJ：Course of bereavement over 8-10 years in first degree relatives and spouses of people who committed suicide；longitudinal community based cohort study. BMJ 347：f5519, 2013.
33) 白井明美，中島聡美，真木佐知子，ほか：犯罪被害者遺族における複雑性悲嘆及びPTSDに関連する要因の分析．臨床精神医学 39：1053-1062, 2010.
34) Shear K, Shair H：Attachment, loss, and complicated grief. Dev Psychobiol 47(3)：253-267, 2005.
35) Zetumer S, Young I, Shear MK, et al：The impact of losing a child on the clinical presentation of complicated grief. J Affect Disord 170：15-21, 2015.
36) Kersting A, Wagner B：Complicated grief after perinatal loss. Dialogues Clin Neurosci 14(2)：187-194, 2012.
37) Chan D, Livingston G, Jones L, et al：Grief reactions in dementia carers；a systematic review. Int J Geriatr Psychiatry 28(1)：1-17, 2013.
38) Chiu YW, Huang CT, Yin SM, et al：Determinants of complicated grief in caregivers who cared for terminal cancer patients. Support Care Cancer 18(10)：1321-1327, 2010.
39) Wittouck C, Van Autreve S, De Jaegere E, et al：The prevention and treatment of complicated grief；a meta-analysis. Clin Psychol Rev 31(1)：69-78, 2011.
40) Stroebe M, Schut H：The dual process model of coping with bereavement；Rationale and description. Death Stud 23(3)：197-224, 1999.
41) Shear K, Frank E, Houck PR, et al：Treatment of complicated grief；a randomized controlled trial. JAMA 293(21)：2601-2608, 2005.
42) Wagner B, Knaevelsrud C, Maercker A：Internet-based cognitive-behavioral therapy for complicated grief；a randomized controlled trial. Death Stud 30(5)：429-453, 2006.
43) Bryant RA, Kenny L, Joscelyne A, et al：Treating prolonged grief disorder；A randomized clinical trial. JAMA Psychiatry 17(12)：1332-1339, 2014.

21 女性と依存症

●はじめに

　昨今では「依存」あるいは「乱用」という用語がよく聞かれるようになった。ここでいう「依存症」とは、何かしらの「行為」、あるいは「もの」が「なくてはいられない」状態で問題行動を伴う状態を指す。例えばよく聞くものでは、行為でいえば女性に多い買い物(買い物依存症)やギャンブル(ギャンブル依存症＝病的博打)、恋愛(恋愛依存症)などであり、物でいえばアルコール(アルコール依存症)や薬物(薬物依存症)などがある。依存症は問題行動を伴い、その人の人生の生活範囲を縮めたり、仕事に行けず経済状況をかなり悪化させたり、あるいは精神症状をも併発させてさまざまな障害を引き起こす。また、最近の報告では、逆に感情障害(特に躁うつ病)や発達障害の症状として依存症が併発するとの指摘もある。

I 依存症の概要

1 依存症の特徴

　依存症は「アディクション」の同意語で、特に「もの」「こと」に依存する場合、「嗜癖」とも呼ばれる場合がある。ある特定の「もの」や「こと」を特別に好み執着し、習慣化してしまう癖の意味である。

　依存症の特徴には主に表1の4つの事項が重要である。

表1●依存症の特徴

①貪欲性(執着性)
　貪欲にそのことばかりにこだわり、追求する。
②反復性(わかっちゃいるけど止められない)
　自分の意志では止められないので、結局繰り返してしまう。
③強迫性(依存するものがなくてはいられない)
　「やらずにはいられない」状態である。
④衝動性(ブレーキが利かない)
　思いついたらすぐ行動してしまう。止めようと思ってもぱっと飛びついてしまう。

2 依存症の種類と分類

　わが国において依存症が注目されるようになったのは、1964年の東京オリンピック以

表2 ● 依存対象の分類

物質依存	ニコチン（タバコ）、カフェイン（コーヒー）、一般の薬物＝臨床医薬品（抗不安薬、睡眠薬、鎮咳薬など）、麻薬などのドラッグ[覚醒剤（アンフェタミン）、大麻＝マリファナ（アサの葉）、アヘン＝ケシの実（モルヒネ、ヘロイン、コデイン）、コカイン＝コカノキに含まれるアルカロイド、脱法ハーブなど]、食べ物（過食）、シュガー（砂糖）、香辛料など
行為（過程）依存	ショッピング（買い物）、パチンコ・競馬など（ギャンブル）、ゲーム・パソコン・スマホ（インターネット）、ダイエット、過食、自傷行為（リストカットなど）、フィットネス、セックス・風俗・盗撮・痴漢など（セクシャルアディクション）、放火、カルト宗教、クレームなど
人間関係依存	異性（恋愛依存）、家族（引きこもり）、虐待・暴力、いじめ、共依存（イネーブラー）、苦情（クレーマー）など

降、高度経済成長期の頃からといわれている。この頃からアルコール依存症が増加したことがきっかけとされている。この当時「アルコール中毒」という言葉が流行ったが、もともと中毒とは食中毒のように「毒性にあたる」という意味合いが強いため、現在では依存症、またはアディクションなどと呼ばれている[1]。

　依存症の対象となるものや行為について表2に示したが、即座には病気と断定できにくいものも含めて依存する対象が現代社会では多種多様であり、依存症の患者は年々増加してきている。依存症の対象は大きく分けて「もの」「行為」「人間関係」に分類される。

1 ■「もの」（物質依存）

　ある物質を食したり飲んだりして引き起こされる快楽によって、その物質に執着し依存していく。

　この物質依存で代表的なものはアルコール、薬物である。ここでいう薬物にはアルコール、ニコチン以外で、覚醒剤を代表とする「麻薬などのドラッグ」、抗不安薬や睡眠薬を含む向精神薬などの「臨床医薬品」を指す。その他では一般の食べ物、コーヒー、砂糖や香辛料も依存症の対象になりうる。ICD-10（国際疾病分類）では、物質依存については「精神作用物質使用による精神および行動の障害：F1」の項に入れられており、「アルコール、アヘン類、大麻、鎮静剤・睡眠薬、コカイン、カフェインを含む精神刺激剤やタバコ、揮発性溶剤（シンナー）、幻覚剤などによるもの」と記述されている。

2 ■「行為」（行為依存）

　行為依存とは、ある行為によって得られる快感に執着し、その行為を繰り返すことで、代表的なものがギャンブル依存症や女性に多いとされる買い物依存症である。競馬やパチンコにのめり込み大金をつぎ込んだり、カードなどを使って衝動的に買い物をし、いずれ

も多大(十万、百万単位)な借金を背負うことになる。

　この他、最近の若い女性で多くみられる行為依存でリストカット(手首自傷症候群)や摂食障害(拒食・過食・食べ吐き)がある。但し、過食の場合「食べ物」という「もの」に依存しているとみれば物質依存ともいえる。また、「スマートフォン、ゲーム、パソコンのネットサーフィン」に夢中になったりすることや、かつて「仕事中毒」といわれた「ワーカホリック」も行為依存といえる場合がある。その他では「窃盗」「痴漢・盗撮」「フィットネス」「カルト宗教」なども行為依存の対象となる。

　なお、ICD-10では「成人の人格および行動の障害：F6」の項にある「習慣および行動の障害」に病的賭博(F63.0)や窃盗癖(F63.2)が分類されている。

3 ■「人間関係」(関係依存)

　ある特定人物との間での人間関係に依存するものである。その典型例が「共依存」の関係で、例えばアルコール依存症の夫と、その世話を焼く(晩酌の用意をしたりつまみをつくる)妻の関係がそうであるように、「アルコール依存症になる夫とそれをつくる妻」の関係である。この場合この妻をイネーブラー(enabler：陰の助長者、協力者)と呼ぶ。

　その他の深刻なケースとして、「児童虐待」や「ドメスティック・バイオレンス(DV)」、「引きこもりのような家族依存(引きこもる子と世話を焼く親)」などがある。

　また、行為依存と関係依存の違いは明確であるとはいえず、児童虐待やDVは繰り返されるという面でいえば行為依存ともいえ、さらにアルコール依存症においては「アルコールという物質依存」と「イネーブラーの妻との関係依存」の両方が存在するケースがある。

3 依存症の病気と正常範囲の境界線および問題行動

　依存症はどこまでが正常範囲内で、どこからが病気かという点については、境界線を引くときに判断が難しい場合がある。しかしながらはっきりしているのは、その人の経済状況を含めて生活範囲を明らかに縮めたり、就労が困難になったり、家族や周囲の人たちを巻き込んでトラブルを起こすようになれば、これは趣味・嗜好の範囲を超えて病気と診断されて然るべきである。

　精神科の疾患は一般に、病気と健常の境界線は目にはっきり見えるものではない。身体疾患の場合は、例えば数mmの非常に小さな癌病巣が見つかればその人は「がん患者」であるが、精神科の場合は、本人の異常性が強くても、家族や職場など周囲の寛容性が深ければ、問題化せずに健常範囲にみなされることがある。つまり、特にこの依存症においては、本人の異常性と周囲の寛容性とのバランスで病気か否かの判断が下される場合が多い。

例えば、ある酒好きの夫がいて、その妻が酒が嫌いな人であった場合、その夫は他人から見てさほど「アルコール依存」とは見えないが、妻にとっては「ひどい飲酒に見える」かも知れない。逆に自身が酒の好きな妻なら、夫が毎日、しかもかなりの量を飲んでいても、夫をアルコール依存症と思わないこともある。

したがって、依存症の診断については、本人の異常性のみではなく、周囲の人たち、特に家族を巻き込んで問題を起こしてしまう場合に、依存症と診断されることになる。ここでいう問題行動とは、依存症故に、家族に無断で借金をつくったり、暴力沙汰を起こしたり、無断で仕事を休んだりすることである。このような問題行動が繰り返されると、やがてその患者は仕事を失い、家族を失い、社会的にも孤立していくことになる。

4 依存症の治療には家族の協力が必要

依存症は生活する地域・社会や国の歴史、文化と、精神的にも肉体的にも関連が強く、そこで起こる諸問題が依存を形成する要因の1つとなっている。依存症がさまざまなものや行為を対象にして増えてきているのは、依存症が「現代病」といわれる所以である。

こうした依存症患者には、自分が依存症であるという自覚がない、すなわち「病識がない」ことが多い。そのため自分から専門医に相談に来るケースは少ない。さらに問題となるのは、この依存症の人が周囲の人間、特に家族を巻き込んでしまうことである。酒で暴力を振るったり、ギャンブルや買い物で多額の借金をつくり、その結果家族に尻拭いをさせてしまうので、家族は困り果て、疲労していく。困り果てた家族が専門医を訪ねてくるのは依存症患者がかなり重症になってからであるケースがほとんどである。こういった症状が重症の依存症の患者の特徴は、①身体にも異常が出てきている（アルコール依存なら重度の肝障害、自傷行為ならリストカットなどで身体に多くの傷、DVなら家族に打撲や骨折）、②心の問題（病識なし→治療の拒否・反省の欠如、混乱して不平不満や攻撃性が増す）、といった点である。

ただこのような依存症に対して、患者自身も家族も自分1人で病気に立ち向かうのはかなり苦戦し消耗することになる。そしてその対応策として、例えばアルコール依存症の場合、患者の夫（アルコール依存症）をつくるイネーブラーの家族（依存を促進する家族）がいることを自覚し、家族の面倒見のよさが依存症を増悪させていることに気が付くべきである。とりあえず受診を拒否する本人を放っておいてでも家族が「家族相談」「家族教室」に通うことが解決の第一歩となる。そして依存症の患者がもつ「攻撃性」に耐えてでも、敢えて患者を突き放して、自分ではどうすることもできないというように患者に現実を思い知らせ、渋々にでも家族付き添いで専門医を受診するよう仕向ける荒治療も時には必要ではな

いか。「本人に病気であること(どん底の現状)を気づかせる」→「自覚して専門医の治療を受けるよう説得」＝「(愛をもって)援助しないで突き放すことが真の援助」。この際には家族の「自分も少し具合が悪いから病院に行くので一緒に行きましょう」という演技も加味されると患者も受診しやすくなるケースが多い。いずれにせよ、家族の協力で患者をなんとか治療の土俵に乗せることが依存症の回復に向けた第一歩である。さらにカウンセリングなどの精神療法や、薬物療法(アルコールでいうと断酒薬)のみならず、デイケアや自助グループのミーティング(断酒会)にも参加し、同じような病気で苦しんでいるメンバーの話を聞き(聞きっぱなしが原則)、自分の話もし(言いっぱなしが原則)、その中で互いに共感しながら自覚を深め回復していくことも有益である。

Ⅱ　依存症と発達障害・気分障害

1　発達障害の合併症としての依存症

　発達障害とは生まれつき、あるいは周産期のなんらかの要因(遺伝、妊娠や周産期の異常、新生児期の病気)で脳の発達が遅れ、あるいは損なわれ、それに育成(家庭)環境も影響して、本来であれば成長するとともに身に付くはずの言葉、感情のコントロールや社会性などが未成熟、あるいはアンバランスになるものである[2]。

　発達障害というと子どもの病気と思われがちであるが、実は発達障害は大人になっても大部分の症状が残ることがわかっている。発達障害は珍しい病気ではなく、ある報告によると軽度のものを含めると人口の5(〜10)％前後はいるといわれている(1クラスに1〜2人)。そのうち最も多いのは注意欠如・多動性障害(attention deficit hyperactivity disorder；ADHD)である。ADHDは脳の機能性の障害で脳のシナプスの発達の遅れがあり、特に前頭葉の集中力、衝動や欲望のコントロール、認知機能、意欲に関与する機能が低下しているとされる。また、脳内のドパミン、セロトニン、ノルアドレナリンといった神経伝達物質が不足し、その要因に遺伝性が強いこともわかっている(ニューロンの樹状突起の未発達とそれによる受容体数が少ない状態)。ADHDは以前は「微細脳機能障害」と呼ばれていたことがあり、脳機能の発達の偏り(アンバランス)があるものをいい、躾や教育の不備が原因で発症するものではないともいわれている。その特性は端的にいうと「不注意」「多動性」「衝動性」の3つである。これらの症状は軽度であれば、往々にして性格や個性とみなされて本人も周囲もADHDであると気づかない場合が多い。日常で目立つ具体的な症状といえば「おっちょこちょいで慌てんぼう」「忘れ物が多い」「そわそわして、じっとし

ていられない」「人の話をじっくり聞けない」「急にキレる、パニックになる」「衝動的に何かをしてしまう(→欲望のコントロールができない)」「特定のこだわり(儀式)」「融通が利かない」「片づけられない(家事が苦手)」「空気が読めない」といったところである。

　これらの症状が重度であったり、周囲が症状に対して寛容でないといった環境に置かれると、学校や職場に適応できず、「生きづらい」と感じながら不登校・引きこもりや失業・ニートに発展し社会活動に影響する問題となる。いったん引きこもると容易に改善されず長期化するため、引きこもりがちになった場合、多少の無理をしても外に出すことが重要である[就労支援(キャリアガイダンス)の必要性あり：仕事は薬、暇は毒]。

　さらに発達障害の児童は、いじめや虐待の問題においても不適切な養育環境や学校環境で、非行・反社会的行動型(ジャイアン型＝いじめっ子、もともと外向的で虐待や育児放棄を受けたものに多い)と、不登校・引きこもり・うつ状態型(のび太型＝いじめられっ子、もともと内向的でメランコリータイプ)に分かれていくことが多い。自閉傾向がある場合では、「みんな仲良く」という教義のもと団体行動を強いられると不安や緊張からパニックになりやすく、周囲の特別の配慮(愛のある無関心)により独りで気楽に過ごせる環境に置かれると落ち着くことが多い。また遺伝性の問題もあり、その保護者も発達障害をもちモンスターペアレント化するケースもあるといわれている。

　いずれにせよ発達障害では、「生きづらい」と感じながらもさまざまな嗜癖行動や依存症に走る傾向が強い。因みに女性のADHDはのび太タイプが多く、メソメソ(泣く)しやすく、うつ・不安障害が合併しやすく、性的問題を抱えやすいといわれている。

　この発達障害の主な合併症が表3に示すものである。ADHDの患者のうち80％以上にこれらの合併症があるという報告もいくつかあり、実際にかなりの高率でADHDが成人後も気分(感情)障害や依存症を合併していると推測される。なお、この合併症は「重ね着症候群」、あるいは「二次障害」とも呼ばれ、本来の発達障害が「重ね着」しているうつ・躁うつ状態、依存症に隠れて、見逃されている場合が多い。依存症の患者の中に、かなりの高率で発達障害がみられるという指摘もある。

表3● ADHDの主な合併症

①気分(感情)障害 　うつ病、躁うつ病(双極性II型など)
②依存症 　買い物依存症、ギャンブル依存症、アルコール依存症、ニコチン依存症、薬物依存症、恋愛依存症、仕事依存症(ワーカホリック)
③その他 　不安障害、強迫性障害、パーソナリティ障害、睡眠障害、チック・トゥレット障害(無意識に瞬き、首や肩を振る・回す、腕をパタパタするなど)など

2 発達障害の男女比

　子どもの発達障害の男女比は1:3〜4で男児に多いといわれているが、この点については神経細胞の発達の過程で神経鞘ができる際に男性ホルモンが抑制的に働き、女性ホルモンが促進的に働くためだという指摘がある。

　ただ、発達障害は成長(発達)していくにつれ目立たなくなる人も多い一方、大人になっても軽度の発達障害の症状が残遺する、あるいは大人になってから表面化していく人もいる。その点では大人の発達障害では男女比がほぼ1:1となるといわれる。

　発達障害は親、姉妹兄弟にもみられることが多く、遺伝は「発達障害になりやすい体質、素因」として重要な要因である。妊娠中の母体の飲酒や喫煙、さまざまな環境ホルモンなども発達障害を起こす要因であり、それに加えて生まれてからの養育環境(親の育児放棄や過干渉、テレビ、パソコン、ゲーム)や睡眠や食事に影響するライフスタイルの変化(特に女性の家事と仕事の両立)などが発達障害の悪化や、依存症やうつ状態などの二次障害促進の要因になると考えられている。

3 発達障害の女性が抱える問題 ― 発達障害における月経前不快気分障害

　ADHDやアスペルガー症候群といった発達障害の女性は、月経が始まる前頃になるとイライラやうつ状態といった症状が出やすいといわれている。それを「月経前(不快気分)障害(premenstrual dysphoric disorder；PMDD)」とも呼ぶ。その症状が顕著になると、うつ病や躁うつ病などの気分(感情)障害を合併した状態になる。また、女性の犯罪がPMDDと関係があるという指摘もある。現代社会においては女性は家庭内ばかりでなく職場でも細々した仕事を任されることが多く、特に発達障害をもつ女性は、もともと段取りよく常に集中して仕事をこなすのが苦手なため、目前にやらなくてはならない仕事が増えると、混乱してしまいパニック障害となる場合もある。このような状況で併発しやすいのが依存症である。この場合の依存症で多いとされるのは過食(甘いものが食べたくなる)・食べ吐き、買い物依存症(気分転換に大量に衝動買い)、性欲減退によるセックスレス・不感症、性欲亢進によるセックス依存症などである。

4 「発達障害＝発達がアンバランス」という考え

　発達障害の著名な専門家の星野仁彦先生が自らの著書[2])で示しているように、知的障害のない発達障害は、ADHD、アスペルガー症候群、自閉症、学習障害などで、これらの患者の脳は定型発達児と比べると、発揮される能力がアンバランスで、飛び抜けてよくでき

表4 ● 発達障害であったであろう有名人

①発明家
　エジソン（ADHD）…小学校から不登校になったが、母親の援助もあり自宅で興味のあることのみをとことん追求し偉大な発明家になった。

②音楽家
　モーツアルト（ADHD）…3歳で楽器を弾き5歳で作曲家となる。成人後も落ち着きがなく、躁うつの波が激しく、下品な言葉を吐き、アルコール依存と浪費癖は死ぬまで続いたといわれている偉大な作曲家。

③プリンセス
　ダイアナ妃（ADHD）…少女時代に学業成績の得手不得手が著しく、英王室の皇太子と結婚するも、王室内での人間関係がうまく築けず、感情の不安定さからか皇太子との喧嘩も絶えず、また、夫との不仲中、過食や不倫騒動も起こす。離婚後パリで事故死。

る能力（分野）と、まったくできない能力が極端だということである。特にADHDの長所としては、気に入った仕事（特定の分野）では（ミスが多いが）とっかかりが早く、アイデアが豊富で、新奇追求性が強くとことん追求（マニアック化）し、独創性に富む、といった点である。だが、治療を受けるほど深刻でない軽度の発達障害の患者でも、ある分野だけは「どうもうまくやれない」と感じることはあると推測される。特に社会性やコミュニケーション能力に問題があると、仕事の遂行や同僚など周囲との人間関係の構築に支障が出る。そこで「生きづらい」と感じながら適応障害となりうつ症状や依存症を併発し、苦しむパターンが多い。その時点でも自分が発達障害とは気が付かないケースもかなり多いと思われる。参考までに過去の人物で発達障害であったであろうと指摘されている代表的人物を表4に示す。

5 気分（感情）障害 ― 特に躁うつ病は依存症を引き起こしやすい

　うつ病と躁病（いずれも単極相＝単極性）および躁うつ病（うつ状態と躁状態の2相＝双極性）を総じて気分（感情）障害と呼ぶ。現在、この気分（感情）障害の病名が付いている患者は日本国内で少なくとも100万人以上いるといわれている。未治療も合わせるとその数倍はいるという指摘もある[3]。うつ病は女性の罹病率が高いが躁うつ病は性差がないといわれている。また一卵性双生児の研究では、一方がうつになった場合もう一方がうつになる率は30％以下なのに対し、躁うつ病では80％以上であり、明らかに躁うつ病はうつ病より遺伝性が強いことがわかっている。

　この躁うつ病（双極性障害）のうち、うつの状態が長く躁状態は軽微で、本人も周囲も躁状態とは気づきにくい特殊なタイプの躁うつ病を双極性Ⅱ型障害という。この双極性Ⅱ型は、①若年発症（10代～20代前半）、②遺伝性（家族歴で3代遡ると親類で数人似たような気質や症状の人がいる）、③もともと気分屋的な気質（その日によって気分が変わりやす

い)、が特徴で、夜型人間が多いとされる。双極性Ⅱ型はそもそも1つの形にはめられたり、内省することが苦手で、例えば一定の職場で一定のノルマを課せられると煮詰まり発症しやすく、むしろ同時進行でいくつかのことを"ながら族"的にこなすとうまくいくタイプである。例えばピカソは朝、昼、晩にそれぞれ別のキャンバスに描いてなんとか気分転換しながら多くの作品を残し得たとされる。また、双極性Ⅱ型患者は、うつ病などで行われる内省精神療法(自己認識を深め、症状や問題行動以外の対処法や自己治療法を模索する)など自分の状態を顧みて不安を取り除くといった療法は苦手とされる。

双極性Ⅱ型では深刻なうつ状態が長く続き、たまに出る躁状態が期間が短く、しかもハッピーな気分(多幸感)ではなく不機嫌な高揚感(イライラ、些細なことでキレる、突き上げるような焦燥感など)として現れることが多いため、うつ病とよく間違えられる。仮にハッピーな気分としての躁状態が現れても軽微で短時間のため、本人も周囲も、さらには治療者もあまり気づかないか、「ちょっとうつ症状が一時よくなった」程度にしか感じないことがほとんどである。

このような双極性Ⅱ型の患者を「うつ病」と診断し、大量の抗うつ薬および抗不安薬を投与すると、躁うつの波が余計に大きくなりうつと躁が入り乱れた不安定な状態となる(混合状態)。このときに依存症状が併発しやすくなり、若い女性ならリストカット(自傷行為)や拒食などの境界性パーソナリティ障害に似た症状や買い物依存などを起こしやすく、男女共不機嫌な高揚感から衝動性が強まって事件・事故を起こしたり、急激にうつに転じて自殺に至るケースも多い[4]。

うつ病と診断された患者で、抗うつ薬での薬物治療経過中に依存症の症状、すなわち買い物やギャンブルで多額の借金をつくった、リストカットが止められなくなったり飲酒が止められなくなったというようなエピソードが見つかれば積極的に極性診断変更を行い、うつ病から躁うつ病に診断名を変え、抗うつ薬や抗不安薬は中止し、気分安定薬に切り替えるべきである。

また、本来のうつ病は「新型うつ病」とは違い、真面目で責任感が強く、人からものを頼まれても断れない病前性格の人が、その疲れから脳にもダメージが蓄積して40代前後で発病するパターンが多かった。「新型うつ病」はこれにあてはまらず、若年発症や、自分の都合のいいときには元気になるケースや依存症を併発しやすいケース、病前性格も従来のうつ病(メランコリー親和型)とは違うケースが指摘されているため、発達障害の二次障害、双極性Ⅱ型障害あるいは自己愛性パーソナリティ構造(等身大の自分が見えず自他共に愛せない、繊細で傷つきやすいため傷つかないためには引きこもるしかない)も交じっている可能性があると考えられる。

6 発達障害、気分障害と依存症の併発

　発達障害の人に、よく気分(感情)障害が起きやすい。ある学説では「気分障害、特に双極性障害(躁うつ病；そのうち主に双極性Ⅱ型など)や新型うつ病の大部分は発達障害ではないか」と指摘するが、その一方ではそれをあまり肯定しない立場もある。しかしながら発達障害に気分障害や、その気分障害にもよく併発してみられる依存症が高頻度にみられることは事実である。双極性障害の素因(遺伝子)をもった人に発達障害がある場合にはかなり高頻度で気分障害を発症すること、依存症にもなりやすいこと、逆に双極性障害の患者の中に相当高率に発達障害の人がいることや、依存症においてもおそらく高率に発達障害の人がいることは容易に推測できる。

　以下では女性に多い、あるいは女性に急増している依存症、それぞれ買い物依存症とアルコール依存症について解説する。

Ⅲ　買い物依存

　現代はストレス社会といわれて久しいが、仕事や人間関係でストレスを抱えて、「イライラ(むしゃくしゃ)したときに買い物をするとスッキリする」というのが買い物依存の入り口である。買い物依存はきっかけとしてはギャンブル依存に通じるところがあるが、アルコール依存やギャンブル依存が男性に多いのに対し、買い物依存は圧倒的に女性に多いとされている。買い物依存においてよく指摘されるのは、心の背景に「虚無感」があるということで、その虚無感は価値観の多様化に伴って選択肢が広がり過ぎ、自分のあるべき姿を見失いやすくなることにも関係があると考えられる。

　買い物依存の対象となる品物は、本人が「どうしても必要だ」と思っているものに限らず、漠然と「気に入った」と感じて衝動的に買ってしまうことが多い。すなわち「買う」という行為そのものが快感になるのであって、品物に対する執着はむしろ薄い場合が多く、そのまま放置されていることも稀ではない。そしてこの買うという行為が自分で抑制できなくなっている。

　買い物という行為で得られた快感は長くは続かず、その場限りのことが多いため、気分が不機嫌に高揚してくると再び衝動的に買い物に走ってしまう。似たような現象では、躁病の躁状態では常に気分が高揚して気が大きくなり、極端に高価な物を買ってしまうことが多い。このように買い物依存を続けてしまうといつかは資金が尽きてしまい、家族に隠れて買い続けた場合、ギャンブル依存と同様に膨大な借金が残ることになる。しかも、現

代社会では買い物にクレジットカードが使われ、簡単にかつ短時間に何度でも買い物ができるので、歯止めが利かずにすぐに借金が重なっていく。しかも依存症であるがため、借金返済のことはかなり後になって気づくことが多い。

　こうしたケースで家族ができることは、借金の肩代わりを容易にしないことである。本人が病気と気づかないうちに過保護的に支払いを代弁しても、根本的な解決にならず、しかもまた繰り返し買い物を続けてしまう。まずは借金の把握とクレジットカードや金銭の管理を徹底し、本人にも直接現状に向き合わせる必要がある。

Ⅳ　タバコおよびアルコール依存

　女性の社会進出に伴い女性の飲酒人口が増えてきている(飲酒率でいうと地域差、若い年齢層によっては男女差はほとんどない場合が多い)。そのため女性にもアルコール依存症は増加しているといわれている。女性の場合、アルコールに走るきっかけは仕事をもつ女性なら仕事上のストレス以外に、親族との死別、夫との不仲や夫の浮気、近隣や友人との人間関係でのストレス、家の中での孤独といったもので、男性と比べると依存化する期間が短く一気にアルコール依存症になりやすいといわれている。また、女性の場合は家族に隠れて飲む、いわゆる「隠れ飲み(キッチン・ドリンカー)」も多い。また女性では摂食障害(過食・拒食・食べ吐き)や生理前の性行動異常などを伴うケースもあるが、暴力行為や反社会的行動に出ることは少ない。時に自殺を企図するケースもある。

1　アダルトチルドレン

　アルコール依存症に関連して一般に知られているアダルトチルドレン(AC)という呼び名は adult children of alcoholism (ACOA) の略であり、もともとは「アルコール依存症の親のもとで育ち大人になった人」を指す。アルコール依存症の父親に対し母親はイネーブラーとして夫を支える(共依存)ケースが多く、酒を飲んで暴れる父親とオドオドしながらも尽くす母親、あるいは両親が常に喧嘩ばかりしている家庭、そういう両親の間で育った場合、その子どもは父親から暴力や虐待を受けたり、母親は父親の代わりに子どもにより強い結びつきを求めてくることから逃げられず我慢して受け入れるしかない。こうした環境下で育つ子どもは、①両親の調整役となり間を取りもとうと無理に努力するあまり却って無気力になる。あるいは、②こういった両親に反発・反抗して家出をしたり反社会的な行動をとるようになる、または、③「反動形成」し、親を反面教師として真面目な生活態度をとる、といったいくつかの成長パターンがみられる。ただいずれの場合もこういった親

からの影響で、自由な感情表現ができず情緒不安定になりやすく、不安感や孤独感にもとらわれやすくなるといわれている。男女共親のようになりたくはないと思いつつも親と同じくアルコール依存に走るケースも多い。

　ACという概念は昨今アルコール依存症のみならず、いわば「機能不全家族の子ども(adult children of dysfunction family；ACOD)」を意味する捉え方となってきている。すなわちアルコールや覚醒剤だけでなく、父親がワーカホリックで母親が過剰な教育ママといった場合や、その他のあらゆる嗜癖・依存問題を含め、親が親としての適度な役割が果たせず、既に両親がいなくなったり離婚して片親になったりして成長過程で家庭が崩壊し、健全な家庭を知らないままに育ち、親と同じような依存症になってしまったり、さらには犯罪に走るケースがある。ACは依存症の親から生まれはしたが、当初は病気ではなく、しかしながら生きていくうえで「生きにくい」と感じながら悩み、自分を責めたりして不安になっていく。近年依存症のこういった傾向に関しては、親の発達障害が依存症と関与していて、その発達障害が遺伝してその子どもにも伝わり、子どもにも症状(生きにくいと感じ不安が強く、欲望に対するコントロールが効きにくく、その結果依存症になりやすい)が出やすいのではないかという推測もなされている。

2　ニコチン依存症

　厚生労働省(JT 全国喫煙者率調査)の近年の統計(2013年)結果では、男性の喫煙率は減少傾向を示す(成人男性の喫煙率は1989年では61.1％、2013年では32.2％)一方で、女性の喫煙率はもともと男性と比べると低く、減少傾向にはあるもののその減少幅は少なく(成人女性の喫煙率は1989年では12.7％、2013年では10.5％)、2012～2013年にかけては微増傾向(10.4％→10.5％)にあることが示された。女性の社会進出増加に伴い、アルコール依存症同様にストレスがきっかけでニコチン依存症も減少率低下があることは予想できるが、ある専門家の指摘ではいわゆる「できちゃった婚」における、妊娠に気が付かない妊娠期間中の胎児の脳へのニコチン、アルコール(実際はこれ以外にもダイオキシンやポリ塩化ビフェニルなどさまざまな環境ホルモンの汚染もある)の曝露が、発達障害の子ども出産の増加の一因として関与しているのではないかと考えられている。

　但し、ニコチンに関しては他のアルコールなどの嗜好品や覚醒剤のような薬物の依存症と違い、唯一惰性を形成しにくい、すなわち「仕事をしなくなり反社会的行動を起こし仕事・財産・家庭を壊す」といった現象が起きにくい依存症である。喫煙者の多くは仕事はきっちり行い、そのストレス故に喫煙量が増える傾向が強いといえる。喫煙は大量飲酒とともに消化器官のがんのリスクファクターとして、また、肺や咽頭のがん、および慢性閉塞性

肺疾患(chronic obstructive pulmonary disease；COPD)などの呼吸器疾患のリスクファクターとしての危険性が指摘されている。

3 治療薬および薬物間相互作用

　アルコール(エタノール)の代謝の主要な経路では、まずアルコール脱水素酵素(alcohol dehydrogenase；ADH)という肝臓の酵素によってエタノールがアセトアルデヒド(有害で、顔が赤くなったり頭痛や気分が悪くなる原因物質)になり、さらにアルデヒド脱水素酵素(aldehyde dehydrogenase type 2；ALDH2)という肝臓の酵素でアセトアルデヒドは酢酸を経て最終的には水と二酸化炭素になる。日本人の約半数近くがこのALDH2が酵素欠損か低活性で、少量の飲酒後でもすぐにアセトアルデヒドが体中に溜まり、顔が赤くなり気分が悪くなるといったフラッシング反応が起きるため大量飲酒は不可能となる。ヨーロッパで白人(Caucasian)はこのALDH2が酵素欠損または低活性の人がほとんどいない(正常活性者)ため、ビール程度のアルコール飲料をある程度飲んでもフラッシング反応が出ることはごく稀にしかみられない。この日本人の半数にみられるフラッシング現象が、逆にいえば欧米と比較して日本人にアルコール依存症が有意に少ない理由である。実際日本人のアルコール依存症患者では約9割がALDH2の正常活性者である。抗酒薬(シアナミド)は、ALDH2の酵素活性を阻害して、このフラッシング反応を起こさせて飲酒しても不快感を起こさせることでそれ以上飲酒できなくするという機序で効果を発揮する。但し、ALDH2活性が正常でないフラッシャーでも飲酒を続けるとある程度の酒量を飲めるようになる。これはアルコール代謝にCYP2E1(cytochrome P-450 2E1)という別の酵素が関与するためで、CYP2E1はアルコールを代謝するにもかかわらずアルコールによって誘導もされる(酵素量が増え活性が高まる)。もともとコップ1杯のビールでフラッシング反応が出てそれ以上飲めない人でも、毎日寝酒などで飲み続けるとフラッシング反応は出るものの、CYP2E1の誘導によりある程度の酒量は飲めるようになる。

　最近では抗酒薬以外で、断酒補助剤として　中枢神経系に作用しアルコール依存により亢進したグルタミン酸作動性神経活動を抑制することで、飲酒に対する欲求を抑制するという作用機序をもつアカンプロサートカルシウムが処方されることが多くなった。

　一方、ニコチン依存の治療薬に関しては、従前の禁煙補助剤であるニコチンガム、ブプロピオン、ニコチンアンタゴニストなどとは薬理学的に異なる経口禁煙補助薬で、世界初のニコチン受容体パーシャルアゴニストの酒石酸塩(チャンピックス®)が処方されるようになった。これはニコチン受容体を軽く刺激することで少量のドパミンを放出させ、禁煙に伴う離脱症状やタバコに対する欲求を軽減するという作用機序をもつ。

ニコチンはCYP1A2という酵素を誘導し、この酵素で代謝されるカフェインなどの代謝を亢進する。すなわち喫煙者はコーヒー(カフェイン)を大量に飲んでもその代謝が早いため、カフェインの覚醒効果が得られにくいという現象がある。

●おわりに

　以上のように最近の知見から、依存症は発達障害や感情障害との関連が強く指摘されている。発達障害の多くになんらかの依存症がみられること、そして発達障害の二次障害の、特に躁うつ症状が依存症を引き起こす可能性が高いことがわかってきている。それらの依存は、例えば女性なら買い物、リストカットや拒食・過食などの行為依存として出やすい傾向があると思われる。

〔岩橋和彦〕

■文献
1) 榎本　稔：依存性がよくわかる本．主婦の友社，東京，2007．
2) 星野仁彦(監)：大人の発達障害を的確にサポートする！　日東書院本社，東京，2012．
3) 神田橋條治：発達障害はなおりますか？　家風社，東京，2010．
4) 岩橋和彦：隠れ躁うつ病が増えている．法研，東京，2010．

和文索引

郷久鉞二　6
玉田太朗　7
堀口文　6
松本寛　6

あ

アクセプタンス＆コミットメントセラピー　58,64
アタッチメント　334,336,337
アダルトチルドレン　352
アディクション　342
アトピー性皮膚炎　58,63
アルコール依存症　248,345,352
アロプレグナノロン　174
朝型化　284

い

医療面接　11
　　――法　186
依存(症)　342
　　――，アルコール　248,345,352
　　――，買い物　351
　　――，関係　344
　　――，行為　343
　　――，ニコチン　353
　　――，物質　343
遺伝カウンセリング　206,210,294
遺伝子検査　211,295
遺伝性腫瘍　293
遺伝性乳がん・卵巣がん症候群　212,293
一時預かり事業の子育て支援事業　242
一般心理療法　44

う

うつ状態　250
うつ病　56,64,81,121,218,247,283
　　――の疫学　124
　　――の治療　123
　　――，産後　81,247,251
　　――，遷延性　62
　　――，躁　349
　　――，退行期　284
　　――，妊娠　247
　　――，閉経移行期　81
　　――，老年期　285

え

エゴグラム　47
エジンバラ産後うつ病質問票　223,252,300
エストラジオール　264
エストロゲン　174,222,252,264,269,270,271

お

オキシトシン　332,334,337
オペラント条件づけ　54
オルガズム障害　193,196
　　――，女性　192,195
オレキシン　137
大人の発達障害　348
親子相互交流療法　321

か

がん・生殖医療　205
カイロプラクティック　74
カウンセリング　185
　　――，遺伝　206,210,294
　　――，不妊　200
カロリー制限　289
ガラスの天井　81,84,310
下行性疼痛抑制系　180
加味逍遥散　72,272
家族性腫瘍　293
買い物依存　351
介護拒否　282
介護負担感　283
介護抑うつ　282
絵画統覚検査　28

絵画欲求不満テスト　28
外陰痛　179
外来森田療法　61
概日リズム　132,283
合併症妊娠　216
空の巣症候群　81,83
感情障害　349
　　――，季節性　125,284
感情調整と対人関係調整スキルトレーニング／ナラティヴ・ストーリー・テリング　321
漢方薬　66,168,184,268,271
関係依存　344
緩和ケア　296
観察学習　55
眼球運動による脱感作と再処理法　321,333

き

気血水　69
気分安定薬　227
気分障害　81,349
　　――，月経前不快　81,120,159,170,284,348
気持ちのつらさと支障の寒暖計　299
奇形発現率　227
季節性感情障害　125,284
基本的生活行動　233
機能性月経困難症　71
機能不全家族の子ども　353
虐待　257,282
　　――の世代間連鎖　257
　　――，高齢者　282
　　――，児童　241,257,323
急性ストレス障害　330
急性ストレス反応　222
共感　45
恐怖的回避　253
強迫性障害　253
境界型パーソナリティ構造　24
境界性パーソナリティ障害　24,350
局所麻酔薬　184

筋・筋膜性骨盤痛 179
緊急避妊 113

く

グランディング 325
グリーフケア 301
グリーフプロセス 204

け

形態的催奇形性 226
系統的脱感作 53
桂枝茯苓丸 72, 272
経口避妊薬 112
血管運動神経症状 262
月経関連片頭痛 147
月経困難症 149
——, 機能性 71
月経前症候群 71, 81, 158, 170
月経前不快気分障害 81, 120, 159, 170, 284, 348
健康寿命 278
健康生活評価 233
検査バッテリー 28
幻覚・妄想状態 286
原発無月経 104

こ

こんにちは赤ちゃん訪問事業 240
コルチゾール 252, 284, 332
古典的条件づけ 53
五臓 70
牛車腎気丸 184
口腔内セネストパチー 286
交流分析 46
向精神薬 226, 268
行為依存 343
行動的催奇形性 227
行動療法 53
抗うつ薬 184, 226, 268, 270
——, 三環系 137, 184, 247
抗精神病薬 226, 249
抗てんかん薬 227
抗不安薬 227, 269
更年期 259, 284

——症状 259
——障害 71, 259, 267, 284
高照度光療法 285
高齢者虐待 282
国際女性心身医学会 4
——, 第15回 4, 8
骨粗鬆症 279
骨盤うっ血症候群 180
骨盤痛 178, 179
——, 筋・筋膜性 179
——, 慢性 178

さ

サイコオンコロジー 301
サイコロジカル・ファーストエイド 333
催奇形性 226, 227
——, 形態的 226
——, 行動的 227
催眠鎮静薬 269, 271
作為症 144
三環系抗うつ薬 137, 184, 247
産後うつ病 81, 247, 251
産後の母親のストレス状態の評価 232
産後の疲労感尺度 232
産後のマイナートラブル 236
産後のメンタルケア 231
産褥精神病 254
産褥メランコリア 251
産前精神病 248
産婦人科心身症研究会 6

し

子宮筋腫 156
子宮頸がん 292
子宮全摘術 291
子宮内膜症 155
支持的精神療法 46
死産 222, 223, 224
死別反応 250
自己愛性パーソナリティ構造 350
自己評定式抑うつ尺度 28
自律訓練法 50
自律神経失調症 139
児童虐待 257

——防止対策 241
——防止法 323
持続エクスポージャー療法 321, 325, 333, 334
持続性身体表現性疼痛障害 178
持続性複雑死別障害 334
社会恐怖 81
社会的生活行動 233
社交不安障害 128
寿命性差 276
受容 45
——, 出産の 235
周期性四肢運動障害 135
周閉経期 261
修正型電気けいれん療法 247
絨毛・羊水検査 209
出産 113, 235
——育児行動 234
——後のボディイメージ 235
——の受容 235
——, 10代の 113
出生前診断 206, 213
女性アスリートの三主徴 107
女性オルガズム障害 192, 195
女性心身医学 3, 8
——の方向性 3
——の歴史 3
女性性 41
女性の三大処方 71, 272
女性の性的関心・興奮障害 192, 193
少子化対策基本法 243
消炎鎮痛薬 183
状態不安 28, 36
——・特性不安尺度 28, 36, 267
褥婦の情緒 234
心気症 142
心血管疾患 277
心身医学 3
——, 女性 3, 8
心身一元論 3, 5
心身症 3
心身二元論 3
心的外傷後ストレス障害 81, 185, 186, 250, 316, 324, 327, 329, 330, 331, 332, 337

ii

索　引

——の治療　333
——，複雑性　316, 324
心的外傷の出来事　327, 329, 331
心拍変動パワースペクトル解析　165
心理検査　26
心理社会的ストレス　81
心理的応急処置　333
心理的再婚　82
心理反応　223
身体・心理・社会的モデル　3
身体化　140
身体症状症　63, 139, 141
侵害受容痛　178
神経症的性格傾向　175
神経障害痛　178
神経性過食症/神経性大食症　57, 86
神経性やせ症/神経性無食欲症　86, 104, 248
新生児遷延性肺高血圧症　228
新生児の喪失　250
新生児不適応症候群　218, 228
鍼灸治療　74
人格検査　27
　　——（作業検査法）　27
　　——（質問紙法）　27, 181
　　——（投影法）　27
人格特性　34
人工妊娠中絶　111, 211, 214
人物描画法　28

スーパーウーマン・シンドローム（症候群）　81, 84, 310
スーパーセンテナリアン　289
スクリーニング　252
　　——・テスト　29
睡眠時無呼吸症候群　135
睡眠障害　284
睡眠発作　136
睡眠麻痺　136
睡眠薬　227
健やか親子21　243

セクシュアリティ　188
セクシュアル・ハラスメント　85, 309
セロトニン・ノルアドレナリン再取込み阻害薬　124, 137, 184, 247, 268
センテナリアン　289
　　——，スーパー　289
セントジョンズワート　74
生育歴　17
生殖医療心理カウンセラー　199, 201
生殖補助医療　198
性感染症　114
　　——，10代の　114
性器-骨盤痛・挿入障害　192, 194
性器クラミジア感染症　115
性機能障害　188, 190
性交経験　109
性交痛　194, 196
性差　81, 186
　　——，寿命　276
性障害　190
性的疼痛障害　194
性的暴力　314, 323, 327, 328, 331
性の健康　188
性反応　189, 191
性被害　116
性欲・性的興奮障害　193, 195, 196
精神疾患合併妊娠　224
精神心理的生活行動　233
精神療法　44
　　——，支持的　46
接触欠損パラノイド　286
摂食障害　63, 86, 248
選択的セロトニン再取込み阻害薬　124, 137, 164, 175, 247, 268, 333
遷延性うつ病　62
遷延性悲嘆障害　334
全人的医療　3
全般性不安障害　81, 127

双極性障害　125, 221, 254, 349
早朝覚醒　284
挿入障害　194, 195
　　——，性器-骨盤痛・　192, 194
躁うつ病　349
続発無月経　105

体重減少性無月経　106
体内時計　284
胎児異常　209
胎児性アルコール・スペクトラム障害　248
胎児毒性　227
退行期うつ病　284
大うつ病性障害　283
第15回国際女性心身医学会　4, 8
炭酸リチウム　254
男女共同参画基本法　303
男女雇用機会均等法　303
男性性　41
男性優位社会　81
断眠療法　285

ち

チーム医療　199
地域子育て支援拠点事業　242
治療的自己　186
知能検査　26
遅発性パラフレニー　286
腟けいれん　194, 195
中途覚醒　284
中年危機　82
注意欠如・多動性障害　24, 346
超高齢社会　275
鎮痛薬　184

て

テイラー顕在性不安尺度　28
テロメア　289
デートDV　118, 314

iii

ディオゲネス症候群　282
低用量エストロゲン・プロゲスチン配合薬　153
転換性障害　143
電気けいれん療法　285
　　　——，修正型　247

と

トラウマ　327
　　　——フォーカスト認知行動療法　325,333
トリプタン　147
ドメスティック・バイオレンス　85,118,186,314,328,329,331
　　　——，デート　118,314
当帰芍薬散　72,272
東大式エゴグラム　28
統合失調症　219
特性不安　28,36,267

な

ナルコレプシー　136

に

ニコチン依存症　353
二重過程モデル　338
日本産婦人科心身医学研究会　6
日本女性心身医学会　5,7,8
日本版 BSRI　41
日本版 CMI　32
日本版 GHQ　29
日本版 NEO-FFI　34
日本版 SDS　39
日本版 STAI　36
入院森田療法　60
入眠障害　285
乳児家庭全戸訪問事業　240
妊娠　226
　　　——うつ病　247
　　　——，10代の　113
　　　——，合併症　216
　　　——，精神疾患合併　224
認知行動療法　59,185,268,285,296,325,338
認知処理療法　321,333,334

認知症　280
　　　——の行動・心理症状　283
認知予備能　281
認知療法　56
　　　——，マインドフルネス　58,64

ね

ネグレクト　248,321

は

ハーブ　74
ハミルトン他者評定式抑うつ尺度　28
ハラスメント　309
　　　——，セクシュアル・　85,309
　　　——，パワー・　309
バウム・テスト　28
パニック　253
　　　——障害　81,126,220
パワー・ハラスメント　309
配偶者からの暴力の防止及び被害者の保護に関する法律　314
配偶者間暴力　85,118,186,314,328,329,331
曝露反応妨害法　59
発達障害　24,346
　　　——，大人の　348
母親のストレス状態　232

ひ

ヒトパピローマウイルス　292
皮膚寄生虫妄想　286
非ステロイド抗炎症薬　153
非配偶者間生殖医療　204
避妊　112
　　　——，緊急　113
百寿者　289
病気不安症　142
病態仮説　20

ふ

ファミリーサポートセンター　242

プレガバリン　183
プロゲステロン　174,252
プロゲストーゲン　222,269,270,271
不安　125,247,253,264
　　　——への対処行動　235
　　　——，状態　28,36,267
　　　——，特性　28,36,267
不安障害　125,253
　　　——，社交　128
　　　——，全般性　81,127
不規則性睡眠　284
不定愁訴　139
不妊カウンセリング　200
不妊コーディネーター　199
不眠（症）　130,265
　　　——障害　130
婦人科三大処方　71,272
婦人科良性腫瘍　291
風景構成法　28
複雑性心的外傷後ストレス障害　316,324
複雑性悲嘆　327,334,335,337,338
　　　——治療　338
物質依存　343
文章完成法テスト　28

へ

ベンゾジアゼピン　133,135,136,164
閉経　259
　　　——期ホルモン療法　268
閉経移行期　261
　　　——うつ病　81

ほ

ホメオパシー　75
ホルモン補充療法　277
ポジティブ・アクション　85,310
ポジティブ・シンキング　240
母子関係障害　255
母子にかかわる支援の方向　244
母体血清マーカー検査　207
他に特定されない極度のストレス障害　316,324

ま

マインドフルネス認知療法　58, 64
マタニティーブルーズ　81, 218, 231, 250
慢性骨盤痛　178
慢性頭痛　147
慢性痛　178
慢性難治性疼痛　178

み

ミネソタ多面的人格目録　28

む

むずむず脚症候群　135
無月経　104
　──, 原発　104
　──, 続発　105
　──, 体重減少性　106

め

メラトニン　284
　──受容体アゴニスト　285

も

モデリング　55
モノアミン　270
燃え尽き　83
妄想性障害　286
森田療法　59
　──, 外来　61
　──, 入院　60
問題行動調査票　94

や

矢田部・ギルフォード性格検査　28

よ

養育　337
　──医療　243
　──支援訪問事業　241
抑うつ　223
　──, 介護　282

ら

ライフコース　79, 307

ライフサイクル　79
ラポール　12
卵巣がん　293
卵胞刺激ホルモン　264

り

両側卵巣摘出術　284
療養の給付　242

れ

レストレスレッグス症候群　135
レスパイトケア　283

ろ

ロールシャッハ・テスト　28
老化　72
老年期　275
　──うつ病　285
労働力率　79, 304, 305

わ

ワギニスムス　194, 195
ワセリン軟膏　185
ワンストップセンター　118, 326

欧文索引

10代の出産　113
10代の性感染症　114
10代の妊娠　113

George L. Engel　3
Johnson V　189
Kaplan HS　190
Masters W　189
M. H. シェイヴィッツ　84
Michael Balint　3
René Descartes　3
Sigmund Freud　3, 190
Willi J　82

A

AC (adult children of alcoholism)　352
ACOD (adult children of dysfunction family)　353
ACT (acceptance and commitment therapy)　58, 64
ADHD (attention deficit hyperactivity disorder)　24, 346
AN (anorexia nervosa)　86, 104, 248
ART (assisted reproductive technology)　198
ASD (acute stress disorder)　330

B

BITE (Bulimic Investigatory Test, Edinburgh)　94
BN (bulimia nervosa)　57, 86
BPD (borderline personality disorder)　24
BPO (borderline personality organization)　24
BPSD (behavioral and psychological symptoms of dementia)　283

BRCA1 212, 293
BRCA2 293
BSRI（Bem Sex Role Inventory） 29
──, 日本版 41

C

CBT（cognitive behavioural therapy） 59, 185, 268, 285, 296, 325, 338
centenarian 289
Charles-Bonnet 症候群 286
chronic pelvic pain syndrome 178
CMI（Cornell Medical Index） 27
──, 日本版 32
CPT（cognitive processing therapy） 321, 333, 334

D

DAP（Draw a Person Test） 28
DESNOS（disorders of extreme stress not otherwise specified） 316, 324
DSM-Ⅲ-TR 190
DSM-Ⅳ 140, 171, 190
DSM-5 86, 121, 127, 130, 140, 141, 159, 172, 190
DV（domestic violence） 85, 118, 186, 314, 328, 329, 331
──防止法 314

E

EAT（Eating Attitudes Test） 94
Ebstein 奇形 227
ECT（electroconvulsive therapy） 285
ED（eating disorder） 63, 86, 248
EDI（Eating Disorder Inventory） 94
EMDR（eye movement desensitization and reprocessing） 321, 333

EPDS（Edinburgh Postnatal Depression Scale） 223, 252, 300
ERP（exposure/response prevention） 59

F

Face Scale 181
FASD（fetal alcohol spectrum disorders） 248
fetal toxicity 227
floppy infant syndrome 228
functional or behavioral teratogenicity 227

G

GHQ（The General Health Questionnaire） 28
──, 日本版 29

H

HADS（The Hospital Anxiety and Depression Scale） 267, 300
HBOC（hereditary breast and ovarian cancer） 212, 293
HPA 系（hypothalamic-pituitary-adrenal axis） 332
HRSD（Hamilton Rating Scale for Depression） 28
HRT（hormone replacement therapy） 277
HTP（The House-Tree-Person Test） 28

I

ICD-10 158, 170, 178
intergenerational cycle of abuse 257
ISPOG（The International Society of Psychosomatic Obstetrics and Gynecology） 4
ISWR（irregular sleep wake rhythm） 284

J

Japanese Society of Psychosomatic Obstetrics and Gynecology 5, 7, 8
Journal of Japanese Society of Psychosomatic Obstetrics and Gynecology 8
JPOG（Journal of Psychosomatic Obstetrics & Gynecology） 4

L

LEP（low-dose estrogen progestin） 153

M

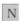字カーブ 79, 304
m-ECT（modified electroconvulsive therapy） 247
major depressive disorder 283
MAS（Manifest Anxiety Scale） 28
MBCT（mindfulness-based cognitive therapy） 58, 64
MHT（menopausal hormone therapy） 268, 269, 270, 271
MMPI（Minnesota Multiphasic Personality Inventory） 28
morphological teratogenicity 226
myofascial pelvic pain 179

N

NEO-FFI（NEO Five Factor Inventory） 28
──, 日本版 34
NIPT（non invasive prenatal testing） 207
NSAIDs（non-steroidal anti-inflammatory drugs） 153

O

oncofertility 205

P

PCIT(parent child interaction therapy) 321
PE(prolonged exposure therapy) 321,325,333,334
persistent somatoform pain disorder 178
PFA(psychological first aid) 333,334,338
PF(Picture-Frustration) Study 28
PGD(prolonged grief disorder) 334
PMDD(premenstrual dysphoric disorder) 81,120,159,170,284,348
PMS(premenstrual syndrome) 71,81,158,170
PNAS(poor neonatal adaptation syndrome) 218,228
psychosomatic disease 3
psychosomatic medicine 3
psychosomatic obstetrics and gynecology 3
PTSD(posttraumatic stress disorder) 81,185,186,250,316,324,327,329,330,331,332,337
——の治療 333
——, 複雑性 316,324

S

SAD(seasonal affective disorder) 125,284
SCT(Sentence Completion Test) 28
SDS(Self-rating Depression Scale) 28,266
——, 日本版 39
SHBG(sex hormone binding protein) 222
SNRI(serotonin noradrenaline reuptake inhibitor) 124,137,184,247,268
SRSE(Symptom Rating Scale for Eating Disorders) 94
SSRI(selective serotonin reuptake inhibitor) 124,137,164,175,247,268,333
STAIR/NST(skills training in affective and interpersonal regulation/narrative story telling) 321
STAI(State-Trait Anxiety Inventory) 28,267
——, 日本版 36
Stauber M 5,10
supercentenarian 289

T

TAT(Thematic Apperception Test) 28
TEG(Tokyo University Egogram) 28
TF-CBT(trauma-focused cognitive behavior therapy) 325,333

V

Visual Analog Scale 181
VMS(vasomotor symptoms) 262
vulvodynia 179

W

WAIS(Wechsler Intelligence Scale)-Ⅲ 26
WHO方式癌性疼痛治療法 298
WISC(Wechsler Intelligence Scale for Children)-Ⅳ 26

Y

Y-G(Yatabe-Guilford)性格検査 28

最新 女性心身医学

ISBN978-4-907095-24-6 C3047

平成 27 年 8 月 1 日　第 1 版発行

監　修	──	本　庄　英　雄
編　集	──	日本女性心身医学会
発行者	──	山　本　美　惠　子
印刷所	──	三　報　社　印　刷 株式会社
発行所	──	株式会社 ぱーそん書房

〒101-0062 東京都千代田区神田駿河台 2-4-4 (5 F)
電話 (03) 5283-7009 (代表) /Fax (03) 5283-7010

Printed in Japan
Ⓒ Japanese Society of Psychosomatic Obstetrics and Gynecology, 2015

・本書の複製権・翻訳権・上映権・譲渡権・公衆送信権（送信可能化権を含む）は株式会社ぱーそん書房が保有します．

・JCOPY ＜(社)出版者著作権管理機構　委託出版物＞
本書の無断複写は著作権法上での例外を除き禁じられています．複写される場合には，その都度事前に(社)出版者著作権管理機構(電話 03-3513-6969，FAX 03-3513-6979，e-mail：info@jcopy.or.jp)の許諾を得て下さい．